TECOM

シリーズ
こあかり
Plus ＋

主要症候・医療面接がわかる

CORE CURRICULUM Plus

安田幸雄 編集

テコム

＊正誤情報，発行後の法令改正，最新統計，診療ガイドライン関連の情報につきましては，弊社ウェブサイト（http://www.tecomgroup.jp/books/）にてお知らせいたします。

＊本書の内容の一部あるいは全部を，無断で（複写機などいかなる方法によっても）複写・複製・転載すると，著作権および出版権侵害となることがありますので，ご注意ください。

序　文

　医学生が臨床能力を習得する最も効果的な方法は，医療チームの一員として実際の医療に参加し，医療を実践するのに必要であるが今の自身には欠けているものを発見し，それを身につけていくこと，すなわち診療参加型臨床実習である。共用試験（CBT）はその実習を開始するにあたって必要な知識，技能，態度を担保するために実施されている。

　医学知識の領域で特に重要視されるのは臨床推論能力と臨床決断能力で，これは言いかえると診断能力と治療法の選択能力のことである。

　科学的医学は診断のためのツールを持っている。病態生理学的推論と臨床疫学である。病態生理学的推論によって症候から可能性ある診断を網羅的に列挙する。他の症候や重要な検査データからそれらの多くを除外したり，臨床疫学のデータを使って優先順位をつけたりすることで，臨床の場では通常1つまたはせいぜい数個の鑑別診断にまで絞り込むことができる。

　これらの思考過程は，経験豊富な医師の専門分野では無意識的，直観的に進められるが，初学者，経験の浅い医師，非専門分野では一人ひとりの患者について，医療面接と身体診察から得られた症候について，病態生理によって根拠づけられたフローチャートなどを用いて除外診断を繰り返し，診断を絞り込んでいく「多分岐法」をとるのが確実で，見逃しがない。

　本書は医学教育モデル・コア・カリキュラムに記された36の症候・病態について，症候の認知から初期治療にいたるまでの推論・決断過程を，1．症候の定義，2．症候の病態生理，3．症候の見方・考え方，4．確定診断までのプロセス，5．医療面接のポイント，6．身体診察のポイント，7．検査のポイント，8．初期対応のポイント，の共通の項立てで解説し，それに続いてその知識を応用できるようになるための練習問題とその解説を加えたものである。4．で図示されている確定診断までのフローチャートは，臨床医が臨床の場で利用している多分岐型思考手順を再現して作成されたものである。

　本書が臨床実習前の医学生の診断・初期治療能力習得のための強力な理論的支柱となるだけでなく，臨床実習の場で臨床能力を高め，国試問題を臨床の文脈で合理的に解答するために役立つことを確信している。

平成22年7月

著者を代表して
安田幸雄

執筆者一覧
50音順/敬称略

青木	達哉	東京医科大学外科学第三講座教授
朝倉	英策	金沢大学附属病院高密度無菌治療部准教授
井出	冬章	帝京大学ちば総合医療センター脳神経外科
伊藤	昭彦	北里大学医学部耳鼻咽喉科学講師
冲永	功太	帝京大学医学部外科学客員教授
奥仲	哲弥	国際医療福祉大学教授/山王病院副院長
勝	健一	大阪医科大学名誉教授
亀谷	学	川崎市立多摩病院病院長/指定管理者聖マリアンナ医科大学内科（総合診療内科）教授
川杉	和夫	帝京大学医学部内科学准教授
川田	暁	近畿大学医学部皮膚科学教授
川田	忠典	医療法人育成会鹿島田病院病院長/昭和大学医学部客員教授
洪	定男	コウ整形外科クリニック院長
後藤	守孝	東京医科大学内科学第一講座講師
近藤	信和	近藤整形外科院長
佐藤	浩昭	筑波大学附属病院水戸地域医療教育センター教授
佐野	元規	千葉西総合病院副院長/内科部長
島本	史夫	大阪医科大学教育機構/消化器内科准教授
庄司	進一	城西医療財団城西病院院長/筑波大学名誉教授
須藤	英一	国際医療福祉大学准教授/山王病院呼吸器センター内科副部長
副島	昭典	杏林大学保健学部教授
高木	融	戸田中央総合病院副院長/外科部長
多田	紀夫	東京慈恵会医科大学附属柏病院内科総合診療部教授
堤	将輝	東京医科大学脳神経外科学
中野	弘一	東邦大学学長補佐（研究支援担当）
中村	博幸	東京医科大学茨城医療センター呼吸器内科教授
野口	純男	横須賀共済病院泌尿器科部長/横浜市立大学医学部臨床教授
塙	篤雄	群馬パース大学客員教授/日本赤十字社東京都血液センター
馬場	俊吉	日本医科大学耳鼻咽喉科学教授（千葉北総病院）
藤岡	治人	順天堂大学医学部循環器内科学准教授
松田	重三	帝京短期大学ライフケア学科教授
松本	博	東京医科大学腎臓内科学准教授
三木	保	東京医科大学脳神経外科学教授
安田	幸雄	金沢医科大学医学教育学教授
柳内	秀勝	国立国際医療研究センター国府台病院第3内科医長
山内	俊一	帝京大学北東京寿栄園併任医学部教授
横井	茂夫	横井こどもクリニック院長

目 次

CHAPTER 1　ショック　3
CHAPTER 2　発　熱　10
CHAPTER 3　けいれん　22
CHAPTER 4　意識障害・失神　32
CHAPTER 5　チアノーゼ　45
CHAPTER 6　脱　水　52
CHAPTER 7　全身倦怠感　64
CHAPTER 8　肥満・やせ　70
CHAPTER 9　黄　疸　81
CHAPTER 10　発　疹　90
CHAPTER 11　貧　血　99
CHAPTER 12　出血傾向　107
CHAPTER 13　リンパ節腫脹　114
CHAPTER 14　浮　腫　120
CHAPTER 15　動　悸　127
CHAPTER 16　胸　水　134
CHAPTER 17　胸　痛　139
CHAPTER 18　呼吸困難　149
CHAPTER 19　咳・痰　158
CHAPTER 20　血痰・喀血　164
CHAPTER 21　めまい　173
CHAPTER 22　頭　痛　183
CHAPTER 23　運動麻痺・筋力低下　191
CHAPTER 24　腹　痛　199
CHAPTER 25　悪心・嘔吐　207
CHAPTER 26　嚥下困難・障害　219
CHAPTER 27　食思（欲）不振　224
CHAPTER 28　便秘・下痢　231
CHAPTER 29　吐血・下血　250
CHAPTER 30　腹部膨隆（腹水を含む）・腫瘤　257
CHAPTER 31　タンパク尿　271
CHAPTER 32　血　尿　276
CHAPTER 33　尿量・排尿の異常　281
CHAPTER 34　月経異常　286
CHAPTER 35　関節痛・関節腫脹　296
CHAPTER 36　腰背部痛　302

■「医学教育モデル・コア・カリキュラム」E-1 項目一覧　313
■ 索　引　317

本書の構成

CBT 連問対策から国試へ ── 鑑別診断のテクニック

　本書はシリーズ『こあかり Plus』の 1 巻として,「医学教育モデル・コア・カリキュラム」の「主要症候」の内容を丁寧に解説し,具体的な例題を多数収載した.

　CBT(共用試験)の連問形式の問題は「コア・カリキュラム」の「E-1　症候・病態からのアプローチ」に沿って出題されている.本書の構成もこれに沿って組み立てられているが,その内容が医師国家試験へ,さらに実際の臨床の現場へとつながっていることはいうまでもない.

　本書は CBT 連問対策の決定版であるとともに,国試に向けて,主要症候・医療面接の「学習のポイント」をプライマリケアの視点から理解し,「症候から鑑別診断へ」プロセスを進めることを目指して編集されている.

　臨床医学の最前線を担う執筆陣による詳細な診断学講義は,臨床実習,そして近年とみに「臨床的アプローチ」の視点が重要視される国試の対策にも欠かせない「生きた学問」であるといえよう.

　以下に本書の具体的な構成を示す.

■解説編
1. 定義(○○とは)
　各症候の輪郭を示すべく,シンプルな定義づけを行った.
2. 病態生理
　各症候が発生するメカニズムを具体的に分かりやすく解説した(CBT 順次解答 4 連問の第 4 設問に対応).
3. 症候の見方,考え方
　各症候の意味するところ,およぼす影響,分類方法などについてまとめた.
4. 確定診断までのプロセス
　医療面接・身体診察・検査によって診断が確定するまでの流れを,順を追って示した.また,「鑑別診断の対象疾患」,「確定診断までのフローチャート」を示す図表を適宜掲載した.
5. 医療面接のポイント
6. 身体診察のポイント
7. 検査のポイント
8. 初期対応のポイント
　医療面接/身体診察/検査/初期対応のキーポイントをそれぞれ,原則として箇条書きでまとめた(CBT 順次解答 4 連問の第 1〜3 設問に対応).

■演習編(Case Study)
　各章末尾に,順次解答 4 連問形式あるいは単純 5 肢択一形式のオリジナル問題を掲載し,それぞれに詳細な解説を付した.問題を解く過程を通して,解説編で学んだ知識の再確認や,実戦での対応力を養う構成とした.

■WEB TEST PLUS
　本書綴込みの読者アクセスナンバーで登録すると,本書掲載問題をパソコン画面上(CBT 形式)で受験できる.

本書の構成

- 『医学教育モデル・コア・カリキュラム』E-1 掲載の全症候，36 項目を克明に解説！
- 重要箇所はカラー表示！理解のさらなる定着に！
- 図表を多用し，視覚的要素で記憶の定着を助ける紙面構成
- フローチャートで確定診断までの流れを再現！
- 『医学教育モデル・コア・カリキュラム』に準拠した本書の分類番号（弊社刊『こあかり 1．オリエンテーション』に詳しいガイドがあります）
- オリジナル問題を多数収録。CBT 連問対策に著効！
- 写真ページから切り取ってお貼りください

CHAPTER 5 チアノーゼ

1 チアノーゼとは
皮膚や粘膜が暗い青紫色を呈する状態をいう。

2 病態生理
皮膚・粘膜の色調は表皮のメラニン量のほか，真皮や皮下の血管内血流量，その血液の色調などによって変化する。チアノーゼは皮膚・粘膜の血液中のヘモグロビンの色調を反映したものである。

毛細血管レベルで還元ヘモグロビン濃度が 5 g/dL 以上になると，その領域の皮膚や粘膜がチアノーゼを呈する。口唇粘膜，舌下粘膜，頬，耳介（耳朶），爪床，などで観察しやすい。

通常は観察部位のヘモグロビンの酸素飽和度の著しい低下を反映したもの（Hb 15.0 g/dL では酸素飽和度 66.7% 以下）であるが，貧血では総ヘモグロビンの濃度が低いので酸素飽和度がかなり低くてもチアノーゼを示さず，逆に赤血球増加症では比較的軽度の酸素飽和度低下でもチアノーゼが観察される。一酸化炭素中毒でも酸素飽和度は低下するが，一酸化炭素ヘモグロビンが鮮紅色を呈するため，チアノーゼは観察されない。

表 5-1 チアノーゼの鑑別診断の対象疾患

中心性	呼吸器疾患	気道閉塞・狭窄：気道異物，甲状腺腫瘍，肺門部腫瘍，大動脈瘤
		肺疾患：COPD，気管支喘息，肺炎，気胸
		肺塞栓症
	循環器疾患	先天性心疾患（右→左シャント）：Fallot 四徴症，完全大血管転位，三尖弁閉鎖症，肺動脈閉鎖症，総肺静脈還流異常症，Eisenmenger 症候群
		左心不全：冠不全症候群，大動脈弁狭窄症，僧帽弁閉鎖不全症
	血液疾患	異常ヘモグロビン血症：メトヘモグロビン血症
		赤血球増加症
末梢性	動脈閉塞	Raynaud 症候群，ASO，糖尿病，急性大動脈解離
	静脈閉塞	下肢深部静脈血栓症
	血液うっ滞	右心不全，寒冷刺激，オムツカバーなどによる下肢の締めつけ

図 5-1 チアノーゼの確定診断までのフローチャート

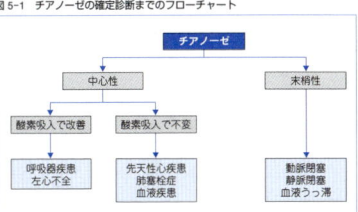

CaseStudy

問題 10-1   E-25

医療面接

18 歳の女子。出生時から全身に小型の皮下結節と，大小の褐色の色素斑が多発している。皮疹の写真を示す。重要な質問はどれか。

A 熱はありますか。
B 家族に同じ症状の人はいますか。
C 現在薬を飲んでいますか。
D 妊娠していますか。
E 痛みはありますか

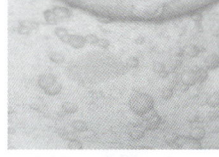

（☞ p. 1 カラー写真 No. 1）

選択肢考察
×A，○B，×C，×D，×E

出生時からの多発する皮下結節（神経線維腫）とカフェオレ斑がみられることから，神経線維腫症 1 型：von Recklinghausen（フォン・レックリングハウゼン）病と診断できる。神経線維腫症 1 型は常染色体性優性遺伝であり，家族内発症がしばしばみられる。発熱，薬剤，妊娠，疼痛は関連がみられない。

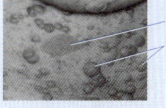

カフェオレ斑
神経線維腫

正解 B

基準値一覧

《基準値を省略できる検査項目》

◆血液学検査

赤沈	男	2〜10 mm/時間
	女	3〜15 mm/時間
赤血球数	男	410万〜530万/μL
	女	380万〜480万/μL
ヘモグロビン（Hb）	男	14〜18 g/dL
	女	12〜16 g/dL
ヘマトクリット（Ht）	男	40〜48%
	女	36〜42%
網赤血球（Ret）		0.2〜2.0%
白血球数		4,000〜9,000/μL
桿状核球		2〜13%
分葉核球		38〜58%
好酸球		0.2〜6.8%
好塩基球		0.0〜1.0%
リンパ球		26.2〜46.6%
単球		2.3〜7.7%
血小板数		12万〜41万/μL

◆生体機能検査

動脈血ガス分析	
pH	7.40±0.04
PaO_2	約100 Torr
$PaCO_2$	40±5 Torr
HCO_3^-	24±2 mEq/L

◆免疫学検査

C反応性蛋白（CRP）	0.3 mg/dL以下

◆血清生化学検査

空腹時血糖		70〜110 mg/dL
総蛋白（TP）		6.5〜8.0 g/dL
アルブミン（Alb）		3.8〜4.9 g/dL
蛋白分画　アルブミン		60〜70%
$α_1$-グロブリン		5〜7%
$α_2$-グロブリン		6〜8%
$β$-グロブリン		8〜10%
$γ$-グロブリン		12〜17%
総コレステロール（TC）		150〜219 mg/dL
トリグリセリド（TG）		50〜149 mg/dL
AST		10〜40 IU/L
ALT		5〜40 IU/L
総ビリルビン（T-Bil）		0.3〜1.2 mg/dL
直接ビリルビン（D-Bil）		0.1〜0.3 mg/dL
尿素窒素（BUN, UN）		6〜20 mg/dL
クレアチニン（Cr）	男	0.7〜1.1 mg/dL
	女	0.5〜0.8 mg/dL
尿酸（UA）	男	3.0〜7.0 mg/dL
	女	2.5〜5.6 mg/dL
ナトリウム（Na）		136〜145 mEq/L
カリウム（K）		3.6〜5.0 mEq/L
クロール（Cl）		98〜109 mEq/L
カルシウム（Ca）		7.8〜10.1 mg/dL
リン（P）		3.5〜4.5 mg/dL
鉄	男	54〜200 μg/dL
	女	48〜154 μg/dL

カラー写真

No. 1（問題 10-1, p. 96）

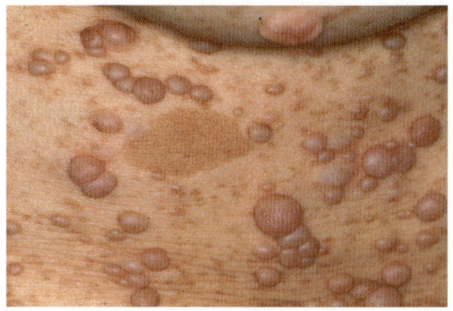

No. 2（問題 10-3, p. 97）

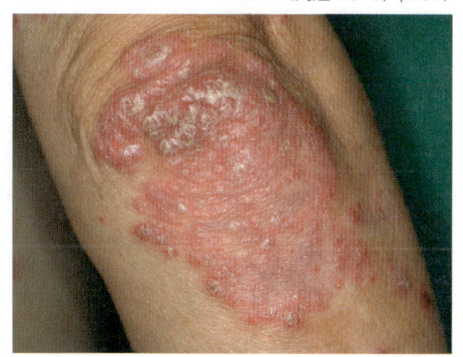

No. 3（問題 10-4, p. 98）

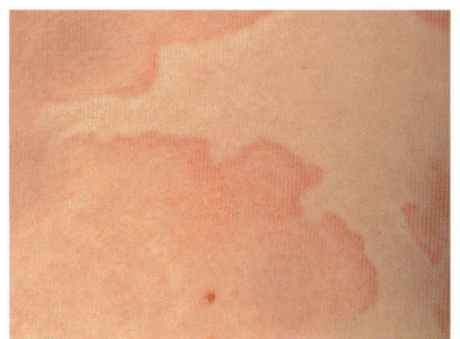

No. 4（問題 11-3, p. 105）

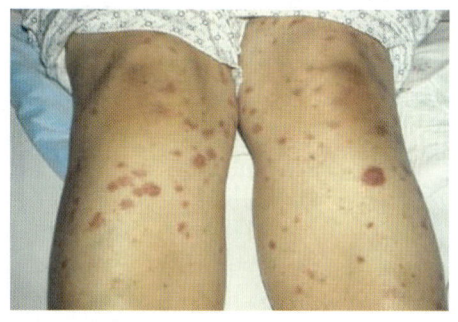

No. 5（問題 18-2, p. 155）

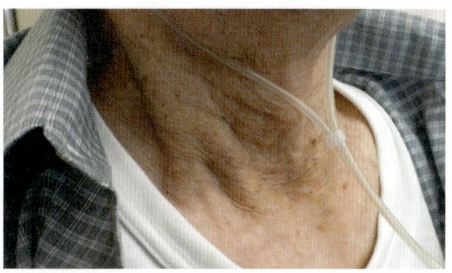

切り取って設問部にお貼りください

CHAPTER 1 ショック

1 ショックとは

急性かつ全身性の循環不全によって起こる重要臓器の機能異常。

2 病態生理

全身の血液循環は心拍出量と血管抵抗によって決まる。心拍出量は心拍数と一回拍出量で決まり，その一回拍出量は前負荷，心筋収縮力，後負荷の関数である。血管抵抗は血管の長さ・血液粘度・血管径によって決まる。心拍出量と血管抵抗のいずれかが減少すると循環不全となり，重要臓器の機能が障害される。つまりショックとなる。

ショックの病態は次の4つに分類される（鑑別疾患を表1-1にまとめた）。

①循環血液量減少性ショック

出血，脱水，熱傷による毛細血管透過性亢進，などの血管内の血液成分喪失で前負荷が低下し，その結果，心拍出量が減少する。通常は心拍数と血管抵抗を増して代償しようとする。

②心原性ショック

急性心筋梗塞などの心臓のポンプ機能自体の低下によって，心拍出量が減少する。この場合も通常は心拍数と血管抵抗を増して代償しようとする。

③心外閉塞・拘束性ショック

②と同じ心臓のポンプ機能の低下によるショックであるが，その原因が心タンポナーデや肺塞栓症など心臓外にあるものを②と区別して分類している。

④血液分布異常性ショック

血管の拡張によって血管抵抗が著しく減少する。通常は心拍出量を増して代償しようとする。アナフィラキシー性，神経原性などが含まれる。

ショックの原因によっては①〜④の病態のうち複数が同時にみられる。例えば，感染性ショックでは

表1-1 ショックの鑑別診断の対象疾患

循環血液量減少性ショック	消化管出血（食道静脈瘤，胃・十二指腸潰瘍），外傷（血胸，肝破裂，脾破裂，骨盤骨骨折，多発骨折），大動脈瘤破裂，肝癌破裂，子宮外妊娠，脱水症，嘔吐，下痢，熱中症，広範囲熱傷，膵炎，手術など
心原性ショック	急性心筋梗塞（左室心筋の40%以上の壊死，心破裂，心室中隔穿孔，乳頭筋断裂による急性僧帽弁閉鎖不全），心筋炎，拡張型心筋症，僧帽弁閉鎖不全症，大動脈弁狭窄症，重症の不整脈（頻脈性，徐脈性），衝心脚気など
心外閉塞・拘束性ショック	心タンポナーデ（大動脈解離，外傷，心破裂，心膜炎），緊張性気胸，肺血栓塞栓症，収縮性心膜炎など
血液分布異常性ショック	神経原性ショック（脳幹損傷，脊髄損傷，脳血管障害），外傷性ショック，アナフィラキシーショック（麻酔薬，抗菌薬，造影剤，昆虫刺傷，食物などによる），感染性ショック（敗血症性ショック）など

①②④の病態が混在する。

　ショックと診断された患者の死亡率は高い。いずれの病態でも，初期には適切な治療により回復可能であるが，ショックが遷延すると治療に反応しなくなり，急速に細胞の壊死から多臓器障害を引き起こし，死に至る。

3　ショックの見方，考え方

　ショックの症候はショックの原因によって様々であるが，共通している主要症候は血圧低下，乏尿，皮膚の冷汗（冷感と湿潤）である。しかし細菌性ショックやアナフィラキシーショックの初期では皮膚は温かい。また，ショックが進行するとせん妄などの意識障害を伴う。

　ショックはその原疾患によってそれぞれ特徴ある所見がある。ショックに陥る可能性のある原疾患が診断されていたり，あるいはその原疾患が疑われている状態では，「すでにショックになっているかもしれない」との疑いをもった注意深い診察によって，可逆的な，治療に反応する時期にショックを発見できる。逆に，ショックが最初に気づかれた症状である場合には，その時点で不可逆的変化が始まっているかもしれない危険な状態であり，直ちに人手を集めて救命処置を開始するとともに，発症の状況，現病歴・既往歴，身体所見，検査所見など，その場で得られる情報から迅速にショックの原因を追究して，その治療に向かう。

①循環血液量減少性ショック

　多量の出血が外観から確認できる場合には，皮膚の蒼白・冷汗・微弱な頻脈・浅い頻呼吸と表在静脈の虚脱（ショックの5P）で容易に出血性ショックと診断できる。胸腔・腹腔・消化管内出血は直接視認できないので，出血性ショックが否定できない場合には積極的に出血の有無と出血源を確認する必要がある。

　脱水によるショックは乾燥皮膚や皮膚の弾性低下を伴うが，下痢・嘔吐・高温環境・水分補給停止などの状況でも推測可能である。熱傷，外傷，イレウス，膵炎，手術などの侵襲による細胞外液の移動も循環血液量減少性ショックの原因になる。

②心原性ショック

　虚血性心疾患では突然の胸痛など，発症の状況が特徴的である。心筋の壊死や心筋症のほか，頻脈性・徐脈性不整脈でも心臓のポンプ機能は低下し，ショックに陥る。

③心外閉塞・拘束性ショック

　原因不明のショックのうち，直ちに診断・救命可能な緊張性気胸と心タンポナーデは最優先して検討すべきである。肺塞栓症は常にショックの鑑別診断のリストに入れる。

④血液分布異常性ショック

　アナフィラキシーショックはハチ刺傷，食物アレルギーなどの病歴と皮疹などから推定できる。神経原性ショックは脳脊髄損傷に伴う。感染性ショックは感染源の存在と皮膚の温感（初期）で推測する。

4　確定診断までのプロセス

　ショックは危機的な状態を表す症候群と呼ぶべき臨床的概念であって，統一された基準はない。血圧低下が共通の所見となる。ショックの確定診断とはショックの診断と，そのショックをきたした原因の

診断とを合わせたものである。

　ショックをきたす可能性がある疾患が存在する場合，ショックの存在を疑って，まず血圧を測定することが重要である。収縮期圧 90 mmHg 以下ではショックと診断する。収縮期圧 90 mmHg 以上であっても，出血に対する頻脈など，その疾患に特徴的なショックの所見があれば，プレショックと診断して，繰り返し血圧を測定して経過を観察する。高血圧症患者では収縮期圧が 90 mmHg より高くてもショックに陥る。

　原因は不明であるが患者の様子がどうもおかしく（いつもと違っている），四肢が冷たく湿潤で，脈が微弱であればバイタルサインを測定し，収縮期圧 90 mmHg 以下ではショックと診断する。直ちに一般的なショックの治療を開始しながら，ショックの原因を検索して，原因疾患を突き止める。

5 医療面接のポイント

　ショックに陥るまで患者自身の訴えに特徴的なものはない。呼びかけに対する遅延，立ちくらみ，手足の冷感，乏尿，全身倦怠感，不眠など，ショックで説明できる症状を聞き出すことができる。

　血圧測定などでショックが診断されるとすぐに検査と治療が同時に進行するが，それと同時に，患者の意識があるうちに，ショックの原因を推定できる情報を簡潔に聞き出すことが重要である。

　出血性ショックを疑う場合には外傷の種類，部位，経過時間，吐血・喀血・下血・タール便の有無，妊娠の有無，抗凝固薬の内服の有無を聞く。

　脱水を疑う場合には水分の摂取状況，最近の排尿状態，住環境を聞く。

　心原性ショックを疑う場合には心筋梗塞，弁膜症，不整脈の診断に必要な情報，特に既往歴，治療歴を聞く。

　心外閉塞・拘束性ショックを疑う場合には，特に肺血栓塞栓症の鑑別診断のために航空機での旅行，長期臥床，下肢の外傷などを聞く。

　血液分布異常性ショックではアナフィラキシーショックの鑑別のために内服，アレルギー歴，発熱などの感染症の有無を聞く。

6 身体診察のポイント

　まず血圧を測定する。収縮期圧 90 mmHg 以下でショックと診断する（表 1-2）。血圧低下と乏尿と精神症状が最も重要で，これらの症候とその程度は重症度も同時に示す。その他の身体所見は原因によって異なる。ショックが進展すると循環，呼吸など，全身の重要臓器の機能障害が不可逆的に進行する。

　すべてのショックで，血圧の持続的測定と膀胱カテーテル留置による時間尿量測定を行う。その他のバイタルサインも繰り返し測定し，変化を記録する。

　出血性ショックを疑う場合には体表面の視診，触診によって骨折，血腫の存在を確認する。脱水では舌の乾燥，皮膚弾性（ツルゴール）の低下を観察する。

　心原性ショックを疑う場合には心，肺の聴診で雑音，水泡音の有無を聴く。また頸静脈怒張の有無を観察する。

　心外閉塞・拘束性ショックを疑う場合には，胸郭の呼吸運動，呼吸音，頸静脈怒張の有無を観察する。

　血液分布異常性ショックでは皮疹，皮膚の紅潮（アナフィラキシーショック），皮膚の温感（感染性

表 1-2　ショックの診断基準

1．大項目：血圧低下
　①収縮期血圧 90 mmHg 以下
　②平時の収縮期血圧が 150 mmHg 以上の場合：平時より 60 mmHg 以上の血圧低下
　③平時の収縮期血圧が 110 mmHg 以下の場合：平時より 20 mmHg 以上の血圧低下
2．小項目（3 項目以上を満たせばよい）
　●心拍数 100/分以上
　●脈拍微弱
　●爪床毛細血管の refilling 遅延（圧迫解除後 2 秒以上）
　●意識障害（JCS 2 桁以上または GCS 10 点以下），または不穏・興奮
　●乏尿・無尿（0.5 mL/kg/時以下）
　●皮膚の蒼白と冷汗，または 39℃以上の発熱（感染性ショックの場合）

ショック），気道狭窄の有無（アナフィラキシーショック），徐脈の有無（神経原性ショック）を観察する。

7　検査のポイント

　医療面接と身体診察でショックの原因が推定できたら，確定診断のためにその疾患の鑑別に有用な検査を選んで実施する。検査は重症度も明らかにする。

　組織酸素分圧（SpO_2）測定（パルスオキシメーター）はバイタルサイン測定と同時に実施すべき検査である。

　ショックの原因究明のために，直ちに採血と検尿を実施する。原因が同定されていないすべての症例で以下の検査は不可欠である。

　　簡易血糖測定，血球算定，血清電解質，腎機能，肝機能，アミラーゼ，プロトロンビン時間，フィブリノーゲン，FDP，心筋逸脱酵素，動脈血ガス分析，尿比重など尿のテストテープによる簡易検査

　また，超音波検査は胸腔・腹腔内出血や心タンポナーデの迅速診断に不可欠である。

　その他，ベッドサイドで迅速にできる検査に 12 誘導心電図記録，ポータブルエックス線撮影がある。CT は頭部，胸部，腹部，骨盤部などで多くの情報を得ることができるが，ショックの状態によっては移動や撮影が困難な場合がある。まず初期治療によってショックの進行を止め，少なくとも安定した状態が得られてから移動すべきである。

　検査は繰り返すことによって重症度の変化や治療の効果が判定できる。

8　初期対応のポイント

　ショック（あるいはショックの疑い）の患者に遭遇したら，直ちに人手を集めて，医療面接，身体診察，血液・尿検査，静脈路確保・輸液，酸素吸入，心電図記録，画像検査などを分担して開始し，ショックの重症度判定，ショックの原因検索，ショックの治療およびその効果の判定を迅速，統合的，かつ継続的に行う。ショックが遷延すると救命が困難となるため，治療は時間との戦いになるからである。

　直ちに治療・回復が可能なショックの原因として，緊張性気胸と心タンポナーデがある。いずれも診

断さえつけば直ちに症状を軽減できるので，最優先して鑑別すべき疾患である．

次いで治療可能なショックに循環血液量減少性ショックがある．出血性ショックの診断がつけば，止血操作が完了するまで，大量の輸血・輸液によって時間を稼ぐことができる．脱水は適切な組成の適量の輸液によって回復の可能性がある．

ショックの原因が明らかになることによって治療方針が大きく変わるものに，脳幹障害，脊髄損傷，心筋梗塞，肺血栓塞栓症，薬物中毒などがある．これらの疾患では診断がついた時点で，ショックの一般的治療から疾患特有の治療法に変更がなされる．

ショックの原因が特定されるまでは，ショックの進行を防ぐために，酸素吸入などの呼吸管理と，細胞外液に類似した組成の輸液とカテコラミンの精密輸液で血圧を維持する．

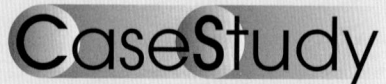

問題 1-1　　　　　　　　　　　　　　　　　　　　　　　　　　　　　　　　　　　　　E-2

医療面接

23 歳の女性。昨日からの頭痛，発熱と強い全身倦怠感を訴えて受診した。血圧 86/40 mmHg，脈拍 110/分，整。体温 38.3℃。皮膚に紅潮と落屑を認める。

診断を進めるうえで<u>重要でない</u>質問はどれか。

A　タンポンを使用していますか。　　　　　B　下痢や嘔吐はありますか。
C　最近手術を受けましたか。　　　　　　　D　そばアレルギーはありませんか。
E　以前にも同じような症状がありませんでしたか。

選択肢考察

○A，○B，○C，○E　収縮期圧が 90 mmHg 以下であり，ショック状態である。頻脈，発熱，皮膚の紅斑と落屑があることから，感染性ショック（血液分布異常性ショックの一つ），なかでもトキシックショックシンドローム（TSS）が疑われる。A は TSS の原因の一つとして知られる。E は生理ごとの間欠的発症を確かめる質問である。B は TSS の症状，C は TSS の原因の一つである。

×D　低血圧と皮膚の紅潮でアナフィラキシー反応の可能性も考慮してよいが，そばの摂取を確認しておらず，また症状出現と食物摂取の時間的関係も明らかでない。またアナフィラキシーショックでは体温は上昇しない。したがって，ここでは D は診断仮説の絞り込みのためには重要な質問ではない。しかし，一般に薬物アレルギー歴，食物アレルギー歴は医療上重要であり，診療録に記載されるべき情報である。

正解　D

問題 1-2　　　　　　　　　　　　　　　　　　　　　　　　　　　　　　　　　　　　　E-2

身体診察

33 歳の男性。バイクの運転中，電柱に激突し，救急車で搬送された。意識清明。後頸部に強い疼痛があり，両下肢は自身で動かすことができない。血圧 88/52 mmHg。

身体診察で<u>行うべきでない</u>のはどれか。

A　脈拍測定　　　　　　　　　　　　　　　B　皮膚の視診
C　皮膚の触診　　　　　　　　　　　　　　D　痛覚テスト
E　腹臥位での疼痛部位の触診と打診

選択肢考察

○A，○B，○C，○D，×E

頸椎または胸椎レベルでの脊髄損傷が疑われる。収縮期圧が 90 mmHg 以下であるので，ショックに陥っており，神経原性ショックの可能性が高い。身体診察としては，徐脈の確認，損傷部より末梢側の運動麻痺と知覚麻痺，特に痛覚の消失の確認，直腸指診による肛門括約筋の弛緩の確認が必要である。他のショックとの鑑別のために冷汗，皮膚の冷感，紅斑，皮疹，頸静脈怒張，呼吸音の異常がそれぞれないことを確認する。脊髄損傷疑いの際の身体診察では損傷部動揺は**禁忌**であるので，頭部・脊柱部をしっかり固定して行う必要がある。この症例では脊柱支持のない腹臥位は**禁忌**であり，損傷の確認は画像診断による。

正解　E

問題 1-3　　　　　　　　　　　　　　　　　　　　　　　　　　　　　　　　　　　　E-2

検　査

　　66 歳の女性。30 分以上持続する突然の前胸部痛を主訴として救急車で搬送された。喘鳴，顔面蒼白，冷汗，四肢冷感を認める。血圧 92/54 mmHg。脈拍 120/分，整。呼吸数 24/分。SpO_2＝89％。既往歴に狭心症と高血圧症があり，カルシウム拮抗薬と抗血小板薬を内服していた。普段の血圧は 148/96 mmHg。

　　重要でない検査はどれか。

A　胸部エックス線撮影　　　B　心エコー検査
C　胸部造影 CT　　　　　　D　心電図
E　動脈血ガス分析

選択肢考察
○A，○B，×C，○D，○E

　急性心筋梗塞によるショックが疑われる。頻呼吸，喘鳴，組織酸素分圧の低下から左心不全を伴っているものと推測される。心電図と心エコーでは心筋梗塞の存在とその局在を推定する情報が得られる。胸部エックス線は肺水腫の診断に有用である。動脈血ガス分析は肺の酸素化障害，代謝性アシドーシスなど，ショックの原因，ショックの進行度，治療の効果を知るうえで有用である。胸部造影 CT は急性大動脈解離の診断，時に肺塞栓症の診断には有益であるが，現時点でそれらの疾患を示唆する所見はないので，適応があるとはいえない。設備が整っている病院では冠動脈造影，治療に抵抗するショックに対する肺動脈カテーテル検査も有用である。

正解　C

問題 1-4　　　　　　　　　　　　　　　　　　　　　　　　　　　　　　　　　　　　E-1

病態生理

　　ショックの説明で正しいのはどれか。

A　出血性ショックでみられる頻脈は，脳虚血によって引き起こされる不安に起因する。
B　心原性ショックでは心臓のポンプ機能の低下がみられるので，治療には心筋収縮力を増す薬剤を用いる。
C　拘束性ショックでは心臓の拡張が制限されて心室腔の容量が小さくなり，その結果心拍出量が減少する。
D　高位の脊髄損傷では心臓を支配する副交感神経が刺激されるために，徐脈と血圧低下が起こる。
E　アナフィラキシーショックでは全身に蕁麻疹が出現することによって，循環血液量が減少する。

選択肢考察
×A　出血性ショックでは循環血液量減少による心拍出量の減少を代償するためにカテコラミンが放出され，その反応の結果頻脈となる。
×B　心原性ショックのうち，心筋梗塞では昇圧目的でドパミンなどが使用されるが，心筋症，頻脈性不整脈，徐脈性不整脈による心原性ショックではそれぞれ治療法が異なる。
○C　正しい。緊張性気胸や心タンポナーデは心臓の拡張性を強く抑制する。
×D　高位の脊髄損傷では交感神経系の障害もしくは交感神経の調節障害によって，徐脈や血圧低下が起こると考えられている。
×E　アナフィラキシーショックでは全身の血管拡張と毛細血管透過性亢進によって，血液分布異常が起こる。

正解　C

CHAPTER 2 発熱

1 発熱とは

体温が正常より高いレベルに維持されている状態。

2 病態生理

(1) 体温調節機序

発熱は体温中枢のセットポイントが高温にシフトした状態である。ただし，悪性症候群や熱射病による発熱はそれとは異なり，体温調節不全による。

体温は，視床下部などの体温調節中枢で調節されている。感染症，悪性腫瘍，膠原病，薬剤などにより免疫系細胞（マクロファージ，単球，リンパ球）が活性化されると，インターロイキン-1（IL-1），腫瘍壊死因子（TNF），インターフェロン-γやインターロイキン-6（IL-6）などの発熱性サイトカインが生成される。その作用により，脳内グリア細胞や第三脳室前腹壁にある終板器官の血管内皮細胞はプロスタグランジン E_2 を産生し，EP3 受容体を介して視床下部のグリア細胞から cAMP 放出を上昇させ，体温中枢を刺激し体温を上昇させる。それとは別に脳腫瘍，脳出血，頭蓋骨骨折などでは，直接，視床下部が機械的に刺激されて発熱が起きる。

体温中枢のセットポイントのシフトは，熱産生の増加（例：身震い）や熱喪失の減少（例：末梢血管の収縮）を介して深部体温を上昇させる。体温調整中枢が正常に機能している際は，体温は 41.1℃を超えないとされている。

深部体温の上昇は，体内に侵入した細菌類の増殖至適温度より高温にすることで細菌増殖を抑制するためと，体温上昇が免疫活性化に作用するために起こると考えられている。

(2) 体温の生理的変化

体温は日内変動があり，早朝（2時～4時）に最も低く，夕方（16時～18時）に最も高くなる。通常は変動幅が 0.5℃で，1℃以上は異常と考える。

健常成人は，早朝 37.2℃以上，夕方 37.7℃以上を発熱とする。女性は性周期で変動し，排卵後から月経までが 0.6℃高くなる。小児は成人より約 0.5℃高く，高齢者は成人より体温は低い。

(3) 摂氏と華氏

華氏（°F：Fahrenheit）と摂氏（℃：Celcius）の変換式は次のとおりである。

$$°F = (9/5 × ℃) + 32℃$$

(4) 体温の分類

体温の分類を図 2-1 に示す。

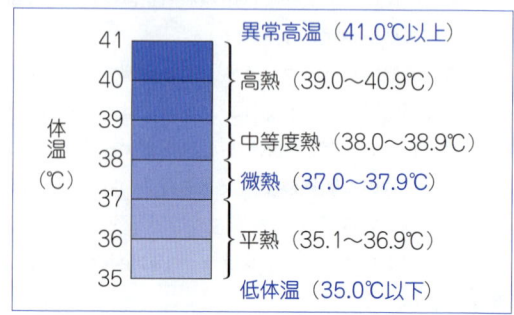

図 2-1 体温の分類

(5) 発熱の期間と解熱速度

急性の発熱は通常 2 週間以内に解熱する。それ以上続くものは慢性の発熱である。

熱の下がり方には，急に下がる分利性解熱（crisis：36 時間以内，典型例は大葉性肺炎）と徐々に下がる渙散性解熱（lysis：2〜3 日以上）がある。

(6) 体温測定の部位による温度差

体温は測定部位により異なる。口腔温と直腸温は体内中核温で高く安定しているが，腋窩温は体表温で季節や環境の影響を受け測定時間は中核温より長くなる。

体温は，口腔温を基準に，腋窩温（−1℃）＜口腔温（通常 37℃）＜直腸温（＋0.4〜0.5℃）＜鼓膜温（＋0.8℃）の順に高くなる。

3 発熱の見方，考え方

発熱をきたす疾患としては，感染症，悪性腫瘍，膠原病，薬剤熱などが多い。発熱の原因が明らかな場合は原疾患を治療する。原因不明のときは，可能なかぎり薬剤を中止し，身体を冷やすこと（クーリング）だけで 2〜3 日間熱型を観察し，血液・尿・胸水・腹水などの培養検査を行う。時にはそれらを繰り返す。

診断が確定しない状況で非ステロイド性抗炎症薬（NSAID），副腎皮質ステロイド薬，抗菌薬などを使用すると，かえって診断が遅れる場合がある。

(1) 熱型による鑑別診断

昔から，発熱をきたす疾患は特有の熱型を示すとされ，熱型が診断根拠として用いられてきた（表 2-1）。しかし最近は，熱型から特別な診断に至ることは少ないとされている。

表 2-1 熱型による発熱疾患の鑑別

熱型	稽留熱	弛張熱	間欠熱	波状熱
特徴	日内変動 1℃以内 持続する高熱 （通常 38℃以上）	日内変動 1℃以上 37℃以下にならない	日内変動 1℃以上 平熱のこともある	有熱期と無熱期を不規則に繰り返す
疾患	化膿性髄膜炎，大葉性肺炎極期，悪性腫瘍，薬剤熱，腸チフス，粟粒結核，Weil 病など	多くのウイルス感染症，マイコプラズマ肺炎，化膿性疾患，敗血症，悪性腫瘍，膠原病など	悪性リンパ腫，敗血症，ウイルス感染症，胆道感染症，マラリアなど	Hodgkin リンパ腫（Pel-Ebstein 熱）など

(2) 不明熱 (fever of unknown origin : FUO)

不明熱は，古典的には Petersdorf の定義（1961 年）がある。① 3 週間以上続く，② 38.3℃以上の発熱，③ 1 週間の検査でも原因不明，を満たすものが不明熱とされていた。しかし最近は，① 38℃以上の発熱が数回みられ，② 3 日間の検査で診断がつかないものを，不明熱としている。

不明熱の 70～80％は検査で診断がつく。不明熱の 3 大原因は，慢性感染症（約 40％），腫瘍（約 20％），膠原病（約 20％弱）で，慢性疾患としては，結核，膿瘍，感染性心内膜炎，骨髄炎が重要である。また，薬剤熱も見逃してはいけない。

原因疾患として重要なものを表 2-2 に示し，頻度の高いものに下線をつけた。

表 2-2 不明熱の鑑別診断の対象疾患

疾患群	病名（頻度の高い疾患に下線をつけた）
感染症	結核（粟粒結核，肺外結核など） 感染性心内膜炎 肝膿瘍，骨盤内膿瘍，その他の腹腔内膿瘍，膿胸 腎盂腎炎，前立腺炎 骨髄炎 EB・CMV・HIV 感染症 単純ヘルペス脳炎 歯根膿瘍 偽膜性腸炎 クリプトコッカス症
非感染性炎症性疾患（膠原病・血管炎症候群など）	成人 Still 病 リウマチ性多発筋痛症，側頭動脈炎 大動脈炎症候群，多発動脈炎 クリオグロブリン血症 Wegener 肉芽腫症 アレルギー性肉芽腫性血管炎 過敏性血管炎 Sjögren 症候群 全身性エリテマトーデス 関節リウマチ 皮膚筋炎・多発性筋炎 Behçet 病 抗リン脂質抗体症候群 Crohn 病 サルコイドーシス
悪性腫瘍	非 Hodgkin リンパ腫，Hodgkin リンパ腫 骨髄異形成症候群 肺癌，乳癌，肝癌，胃癌，膵癌，腎癌，卵巣癌，大腸癌 原発不明腺癌
その他	薬剤熱 factitious fever（詐病熱，虚偽性発熱） 深部静脈血栓症・肺塞栓 亜急性壊死性リンパ節炎 亜急性甲状腺炎 特発性好酸球増多症

（日本臨床検査医学会編：臨床検査のガイドライン 2005/2006．より引用，一部改変）

4 確定診断までのプロセス

　発熱患者は，通常は尿，赤沈，末梢血液（CBC），生化学スクリーニング，CRP，胸部エックス線写真，心電図などの検査で判断がつく。不明熱の場合はさらに，陽性の可能性が高くかつ侵襲の少ない検査から始め，徐々に高度な，侵襲度の高い検査などを行い確定診断に導く。

(1) 不明熱の検査

　不明熱の検査のフローチャートを図 2-2（次頁）に示す。

　感染症を疑うときは血液培養を行う。抗菌薬が投与されていない状況で数時間以内に 3 回以上，違う部位から採血して培養する。前医で抗菌薬が処方されているときは偽陰性がある。可能なかぎり抗菌薬を中止し薬効が消失した時点で採血する。感染症では，EBV 抗体，CMV 抗体，HIV 抗体を調べる。HIV については，最近に感染機会があった患者は初感染を疑い HIV 遺伝子まで調べる。結核が疑われる場合はツベルクリン反応を調べる。

　非感染性炎症性疾患を疑うときは抗核抗体，リウマトイド因子，ASO，ACE，ANCA，クリオグロブリン，補体などを調べる。

　悪性腫瘍を疑うときは侵襲の少ない超音波検査から行う。甲状腺・心臓・腹部・泌尿器科・婦人科の腫瘤・膿瘍などを，また下肢動静脈などの血栓などを検出する。血流障害を疑うときは超音波ドプラ法で検査する。腫瘍・膿瘍・リンパ節腫脹などを疑うときは造影 CT を行う。以上でも診断がつかないときはガリウム全身シンチを施行する。

　骨髄検査は，穿刺吸引だけでなく骨髄生検も実施する。骨髄生検は比較的安全な検査で，出血傾向があるときでも通常は施行できる。

　肝生検では AST・ALT などが正常でも肉芽腫性病変が診断されることがある。肉芽腫性病変は非特異的所見で，原因は感染症（結核，非定型抗酸菌症，CMV，EBV など），非感染性炎症性疾患（サルコイドーシス，原発性胆汁性肝硬変），悪性腫瘍（非 Hodgkin（ホジキン）リンパ腫，Hodgkin リンパ腫），薬剤性など多岐にわたる。

　消化管癌や炎症性腸疾患が疑われるときは，上部・下部消化管内視鏡検査を行う。

(2) 不明熱の確定診断の進め方

　不明熱の確定診断までのフローチャートを図 2-3（次頁）に示す。

　神経所見が異常のときは，頭部 CT や腰椎穿刺（髄液検査）を行う。

　胸部エックス線写真に異常があれば痰の培養や細胞診を行う。気管支鏡や気管支肺胞洗浄，high resolution CT も有用である。

　体液や穿刺液を採取するときは，生化学検査，微生物学的検査，細胞診などを行う。結核菌では塗抹，培養，核酸同定を調べる。

　リンパ節腫脹があればリンパ節を生検する。

　血管造影は大動脈炎症候群や結節性多発動脈炎の診断に有用である。

　診断がつかず患者が消耗していくときは，抗菌薬（抗結核薬を含む）や抗炎症薬（NSAID，副腎皮質ステロイド薬）を診断的治療として用いたくなるが，薬剤の反応性により原疾患を診断することは困難であり安易に行うべきではない。

図 2-2 不明熱の検査のフローチャート

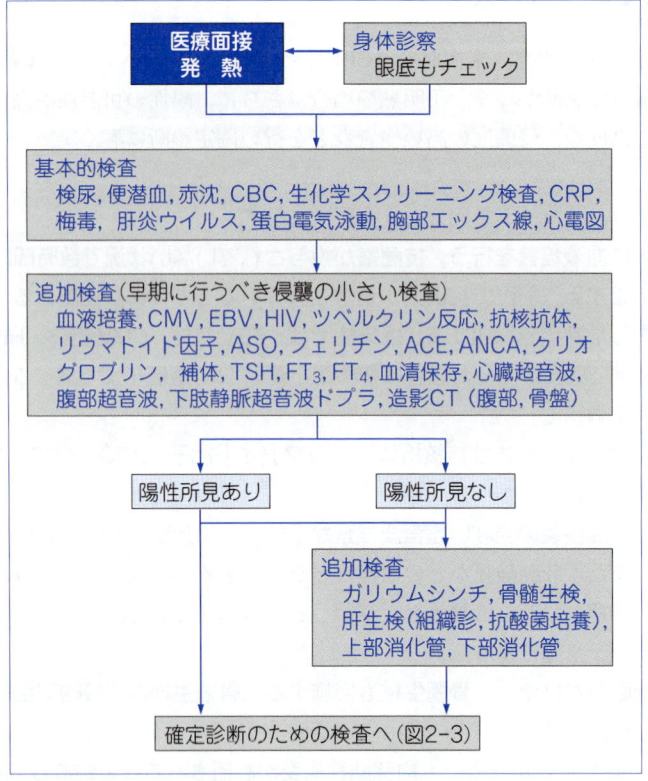

（日本臨床検査医学会編：臨床検査のガイドライン 2005/2006. より引用，一部改変）

図 2-3 不明熱の確定診断までのフローチャート

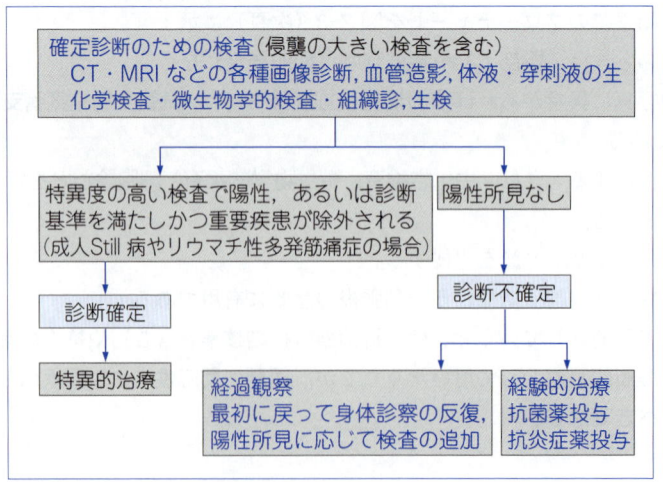

（日本臨床検査医学会編：臨床検査のガイドライン 2005/2006. より引用，一部改変）

5　医療面接のポイント

　発熱患者の医療面接は，可能性のある疾患を念頭に聴取する。
- 原因不明のときは繰り返し病歴を取ることが重要である。診断がつかないまま発熱が継続し，患者が消耗し，検査ばかりが続くと，患者および家族と医師の関係が危機的状況に陥ることがある。時間と回数をかけて医療面接することでお互いの考えや思いを共有することができる。
- 現病歴では，発熱に関連する内容を聞く。
  ①発熱前の状況（風邪罹患，性的接触，転職・引越しなど）
  ②発熱時期，その後の経過（上昇，下降，不変）
  ③最高体温，最低体温
  ④熱型（表2-1）
  ⑤発熱の随伴症状（咽頭痛，鼻汁，嘔吐，下痢，皮疹など）
  ⑥生活の変化（食事，排便，睡眠など）
- 原疾患がわかりにくいときはシステムレビューで，全身状態，皮膚，頭頸部，胸部，腹部，泌尿生殖器，筋骨格関節，神経系などの症状を系統的に聴取する。
- 既往歴では，慢性発熱疾患や他疾患の随伴症状としての発熱に注意する。
- 職業歴では薬物・毒物の被曝などを含めて聞く。
- 個人歴では，旅行歴，服用した薬物，ペット，性的接触，詐病熱などを念頭に聞く。
  ①旅行歴では海外渡航で感染する疾患（腸チフス，マラリア，アメーバ性肝膿瘍など）の可能性を探る。
  ②服薬歴では医療機関で処方される薬以外にも，健康食品，漢方薬，麻薬，薬品以外の服用も聞く。発熱時に使用する薬も確認する。
  ③ペットを介する感染症などを念頭に聞く。
  ④性的接触は，性病感染を念頭に聴取する。
  ⑤詐病熱は，疾病利得があるか，また背景にある心理的問題などを探る。
- 家族歴では，悪性腫瘍や非感染性炎症性疾患（膠原病，血管炎症候群など）の家族内発生を聞く。

6　身体診察のポイント

- ガラス体温計は，体温計を振って35℃以下まで下げてから舌下に挿入し，口唇を閉じて3～5分間待つ。その後，体温計を読み，さらに1分間口腔内に挿入し，もう一度読む。通常は腋窩温を測る。
- 電子体温計は，使い捨てのカバーを探針に装着し，舌下に探針を挿入し，約10秒後に取り出して数値を読む。鼓膜温は，外耳道に耳垢がないことを確認し，探針を外耳道に2～3秒間置き，取り出して数値を読む。鼓膜温は正しく測れば，速く，安全で，信頼性が高い。
- 発熱時は生理的に頻脈になる。発熱時に脈拍が増えないのを比較的徐脈といい，腸チフス，オウム病，レジオネラ症，ブルセラ症，マイコプラズマ肺炎でみられる。
- 微熱のわりに頻脈のときは甲状腺機能亢進症を疑う。
- 不明熱の身体診察はスクリーニング的に全身を診察する。経過中に新たに陽性所見が出現することがあるので，全身の診察を反復する。

不明熱の原因としてよくみられる疾患の身体診察のポイントを次の「7. 検査のポイント」に併記する。

7　検査のポイント

　発熱の検査は，図2-2，図2-3に従い，基本的検査から追加検査を行う。ここでは，不明熱の原因として頻度の高い疾患を中心に，疾患の特徴と検査のポイントを略記する。

(1) 結核（粟粒結核，肺外結核など）

　結核を疑うときはツベルクリン反応を調べるが，不明熱で結核と診断された患者のツベルクリン反応陽性率は50％と低い。粟粒結核を疑うときは骨髄培養で結核菌が検出されるかを調べる。腸結核は回盲部に最も多く，約半数は肺に活動性病変がない。大腸検査（バリウム，内視鏡）で潰瘍化した集塊などがみられる。生検または培養検査が陽性，PCR法による結核菌検出で診断する。

(2) 感染性心内膜炎

　弁膜症・先天性心疾患の患者に多い。歯科（抜歯）・耳鼻科・泌尿器科・婦人科的手技などに引き続き発症。発熱・心雑音・塞栓症状で疑う。心内膜に疣贅ができ弁膜症を発症し，心雑音を生じることがある。結膜や皮膚の点状出血，Roth（ロス）斑，Osler（オスラー）結節，Janeway（ジェンウェー）発疹などが出没する。また，敗血症性梗塞や感染性動脈瘤などが出現することがある。血液培養は抗菌薬投与前に24時間以上かけて連続3回行う。抗菌薬未投与では陽性率は95％だが，投与中の血液培養陰性で本症を疑うときは，症状が落ち着いていれば抗菌薬を48時間中止して再検査する。原因菌がHACEX群（数％ある）のときは2週間以上の培養が必要である。疣贅の検出に，経胸壁心エコー検査は感度60％・特異度98％，経食道心エコー検査は感度76～100％・特異度94～100％と後者が有用。両者が陰性では陰性診断予測率が95％と高い。疣贅が強く疑われるときは1週間前後で再検査する。臨床的に本症と診断されれば血液培養陰性でも治療を開始する。疣贅の塞栓症状に抗凝固薬は無効である。

(3) 肝膿瘍，骨盤内膿瘍，腹腔内膿瘍，膿胸

　肝膿瘍は，発熱（38℃以上が数日間続く。発熱のみのこともある）と右季肋部痛，肝腫大があり，腹部超音波検査で肝内に境界不明瞭な占拠性病変を認めるときに疑う。造影CT（できればdynamic CT）で肝膿瘍を確認する。骨盤内膿瘍，腹腔内膿瘍，膿胸も，穿刺検査や画像検査で診断する。

(4) 腎盂腎炎

　悪寒戦慄を伴う高熱で発症し，腎部の肋骨脊柱角（costovertebral angle：CVA）の叩打痛がある。主に上行性感染のため膀胱炎症状が先行することがある。膿尿・細菌尿・血尿などを認める。抗菌薬未投与で尿培養を行う。超音波検査や腹部CTで尿路結石など二次性尿停滞が証明されることがある。

(5) 単純ヘルペス脳炎

　単純ヘルペスウイルス1型（herpes simplex virus-1：HSV-1）によるものが大部分で，眼，口唇，皮膚に水疱ができる。発熱，頭痛，嘔吐，けいれん発作，意識障害で急激に発症する。頭部CT・MRIで出血や浮腫を伴う病巣を認め，造影剤による増強を確認する。HSV抗体価の血清/髄液比が20以下で本症を疑う。発症1週間以内の髄液PCR法でHSV-1遺伝子を60～80％検出する。

(6) 成人Still病

　診断基準に従う。即時消退性のサーモンピンクの非瘙痒性紅斑が特徴だが，急激な発熱時のみに現れることが多く見逃しやすい。貧血と白血球増加症，フェリチン高値を認めることがある。

(7) リウマチ性多発筋痛症

65歳以上にみられ，肢帯筋・四肢近位筋・腓腹筋の筋痛と朝のこわばり・硬直を主徴とし，発熱・倦怠感・体重減少，時にうつ症状を伴う。赤沈亢進，CRP高値，白血球増加，フェリチン・フィブリノーゲン増加など急性炎症反応を呈するが，リウマトイド因子は陰性で，筋原性酵素の上昇はない。症候診断と除外診断による。側頭動脈炎（巨細胞性動脈炎）との合併がある。側頭動脈炎では，側頭動脈触診が必須で，拍動の減弱・結節を認め，生検で確定する。

(8) 大動脈炎症候群，多発動脈炎

若年女性に多い。上行大動脈瘤による大動脈弁閉鎖不全症を発症する。腎血管性高血圧もよく合併する。めまい，視力障害，微熱などを訴えるが無症状のこともある。上肢の脈拍を触れないことが多く，高血圧，血管雑音（bruit）を認める。拡張期心雑音を聴取することがある。胸部エックス線写真で大動脈石灰化，上行大動脈拡張があれば疑う。血管造影が診断と治療方針決定に重要である。

(9) クリオグロブリン血症

触知される紫斑と末梢神経障害を認め，クリオグロブリン血清検査で診断する。本症の90%にC型肝炎を合併する。

(10) Sjögren症候群

口腔・眼の乾燥，Raynaud（レイノー）現象，関節症状，光線過敏などを認め，他の膠原病合併が多い症候群。年齢相応以上に多数の虫歯や義歯があり舌乾燥を訴えて受診する。中年以降でZTT高値（高ガンマグロブリン血症），赤沈亢進，リウマトイド因子陽性のときに疑い，抗SS-B/La抗体など免疫学的所見を加えた改定基準で診断する。

(11) 全身性エリテマトーデス

膠原病を代表する疾患で，診断基準に従う。若い女性に多く，家族内発症率が高い。全身の諸臓器に多彩な病変をもたらす炎症性疾患で，溶血性貧血・慢性甲状腺炎・自己免疫性肝炎（ルポイド肝炎）など他の自己免疫性疾患の合併が高率にみられる。ANA，抗DNA抗体，補体などの定期的検査が必要である。

(12) 非Hodgkinリンパ腫，Hodgkinリンパ腫

リンパ球組織でのリンパ球腫瘍性増殖疾患で，Reed-Sternberg（リード・シュテルンベルク：RS)細胞の存在により，Hodgkinリンパ腫（HL）と非Hodgkinリンパ腫（NHL）に区別され，新WHO分類で分類する。無痛性リンパ節腫大が特徴である。確定診断は最も腫大したリンパ節の生検で，免疫組織学的検査などを行う。CD20の表面マーカーは治療方針に関わる重要な検査である。病態の評価に胸部エックス線，胸腹部CT，ガリウムシンチグラフィー，PET，骨髄穿刺などを行う。1回の生検で確定できなくても繰り返すことが重要である。

(13) 肺癌

扁平上皮癌は，血痰，喫煙者の一か月以上の慢性咳嗽・痰などの症状，無気肺や繰り返す同一部位の肺炎など二次的異常から発見されることが多い。腺癌は，検診の胸部エックス線写真の異常陰影でみつかることが多い。小細胞癌は進行が速く，早期に発見されることはまれである。

(14) 薬剤熱

服薬により発熱することで，通常は服薬中止後24時間以内，遅くとも72時間以内に解熱する。抗菌薬投与中の発熱では，①耐性熱，②薬剤熱，③その他，を考える。

(15) factitious fever（詐病熱, 虚偽性発熱）
　病人として医師や看護師に大切にされたいという疾病利得を目的に, 原因不明の発熱などの症状を訴える。身体的症状が優勢な虚偽性障害のうち特に重症で慢性のものを Münchhausen（ミュンヒハウゼン）症候群 と呼ぶ。病気を装う手口として, 最も有名なのが発熱であり, 監視者の目を盗んで体温計を擦り, 摩擦熱で発熱を訴える方法をとる。医療者の前で体温を測定させると発熱はみられない。

(16) 深部静脈血栓症・肺塞栓
　入院患者の死因の第3位を占める高頻度の重篤な疾患である。腓腹筋深部静脈血栓症が原因として最も多い。D-ダイマー増加で疑い, 肺血流シンチグラフィーや深部静脈エコー検査, 可能であれば造影 CT で確定診断する。

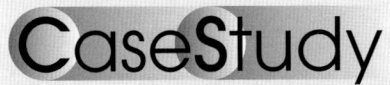

問題 2-1　　　　　　　　　　　　　　　　　　　　　　　　　　　　　　　E-5

医療面接

65歳の男性。3週前に歯科で抜歯治療を受けた。1週前から38℃台の発熱が続いており，今朝から左の腰痛が出現したために来院した。

重要でない質問はどれか。

A　以前に弁膜症と言われたことがありますか。
B　歩くと息苦しいですか。
C　手指の先が痛く赤色に腫れませんでしたか。
D　今朝から尿が赤くないですか。
E　肩こりはありますか。

選択肢考察

○A　感染性心内膜炎は，弁膜症や先天性心疾患をもつ患者に発生しやすいが，必ずしもそれらがなくても発症する。既往歴では両者を聞く。
○B　感染性心内膜炎では弁膜症に伴う心不全症状を確認する。
○C　塞栓症状としてOsler（オスラー）結節が出没するために，現在，認めなくても問診する。
○D　全身性塞栓症の一つとして腎梗塞が疑われるため，肉眼的血尿の有無を聞く。
×E　肩こりは，感染性心内膜炎に関係深い症状とはいえない。

正解　E

問題 2-2　　　　　　　　　　　　　　　　　　　　　　　　　　　　　　　E-5

身体診察

65歳の男性。3週前に歯科で抜歯治療を受けた。1週前から38℃台の発熱が続いており，今朝から左の腰痛が出現したために来院した。歩行時に息苦しさはない。既往に心臓弁膜症があるが放置している。身長155 cm，体重62 kg。体温38.8℃。血圧145/90 mmHg。脈拍115/分，整。意識は清明で，眼球結膜に黄染なく，眼瞼結膜に貧血はない。肺の聴診は正常。心臓の聴診で心尖部に3/6度の全収縮期逆流性雑音を聴取する。腹部は左腎の双手触診法で圧痛を認める。脾腫はない。下腿浮腫はない。

身体診察で得られる所見はどれか。

A　比較的徐脈　　　B　Osler結節
C　肝腫大　　　　　D　頸静脈怒張
E　声音振盪減

選択肢考察

×A　比較的徐脈は発熱時に脈拍が増えないことで，腸チフスなどでみられる。本例では脈拍は115/分と増加している。
○B　感染性心内膜炎では，塞栓症状として指頭部に紫色または赤色の有痛性皮下結節（Osler結節）が出没する。
×C，×D　心雑音から僧帽弁閉鎖不全症が考えられるが，呼吸困難はなく，肺うっ血の所見も顕著でなく，左心不全徴候はないと考える。頸静脈怒張や肝腫大は血行動態から右心不全徴候と解釈されるが，本例では右心不全を

きたす病態はないと考える。また，肝腫大を呈する肝疾患自体は臨床経過から想定しにくい。
- ×E **声音振盪減少**は，肺内に音の伝達を減少させる変化が生じている状態で，**胸水**や**胸膜肥厚**などでみられる。本例の病態からはそのような所見は想定しにくい。

◎ 正解　B

問題 2-3　　　　　　　　　　　　　　　　　　　　　　　　　　　　　　　　　E-5

検　査

65 歳の男性。3 週前に歯科で抜歯治療を受け，1 週前から 38℃台の発熱が続き，今朝から左側に腰痛が出現したために来院した。既往に心臓弁膜症があるが放置している。体温 38.8℃。血圧 145/90 mmHg。脈拍 115/分，整。頸静脈怒張はない。肺の聴診は正常。心臓の聴診で心尖部に 3/6 度の全収縮期逆流性雑音を聴取する。腹部は左腎の双手触診法で圧痛を認める。下腿浮腫はない。神経学的所見に異常はない。尿沈渣に赤血球を多数認める。血液学所見：赤血球 410 万，白血球 16,300。血清生化学所見：AST 20 IU/L，ALT 23 IU/L，CRP 20 mg/dL，赤沈 60 mm/1 時間。血液培養は陰性である。胸部エックス線写真は正常である。心電図に洞性頻脈を認める。

有用でない検査はどれか。

- A　経胸壁心エコー検査
- B　経食道心エコー検査
- C　前立腺超音波検査
- D　腹部造影 CT
- E　頭部単純 MRI

◎ 選択肢考察 ◎

- ○A，○B　心エコー検査は心腔内の疣贅を検出するのに重要である。**経胸壁心エコー検査**より**経食道心エコー検査**が優れている。
- ×C　本例では血尿を認め左腎に圧痛がある。感染性心内膜炎の塞栓症状として腎梗塞が疑われる。尿路系の出血ではあるが臨床経過からは前立腺由来とは考えにくく，前立腺超音波検査は有用ではない。
- ○D　**腎梗塞**を診断するために**腹部造影 CT** が有用である。
- ○E　感染性心内膜炎では**脳動脈**に**感染性動脈瘤**が生じることがある。神経学的所見に異常がなくても，頭部単純 MRI により脳動脈瘤精査を行うことは重要である。

◎ 正解　C

問題 2-4　　　　　　　　　　　　　　　　　　　　　　　E-4

病態生理

　65歳の男性。3週前に歯科で抜歯治療を受け，1週前から38℃台の発熱が続き，今朝から左側に腰痛が出現したために来院した。体温 38.8℃。血圧 145/90 mmHg。脈拍 115/分，整。心臓の聴診で心尖部に 3/6 度の全収縮期逆流性雑音を聴取する。腹部は左腎の双手触診法で圧痛を認める。尿沈渣に赤血球を多数認める。血液学所見：赤血球 410 万，白血球 16,300。血清生化学所見：AST 20 IU/L，ALT 23 IU/L，CRP 20 mg/dL，赤沈 60 mm/1 時間。血液培養は陰性である。経食道心エコー検査で僧帽弁に疣贅を，腹部造影 CT で左腎に楔状の非造影所見を認めた。頭部単純 MRI では脳動脈瘤はみられなかった。

　治療方針で正しいのはどれか。

A　歯科で抜歯後遺症の治療を受ける。
B　非ステロイド性抗炎症薬のみを投与する。
C　血液培養が陰性のため経過をみる。
D　抗菌薬を長期間投与する。
E　今回の治癒後は，抜歯前の抗菌薬投与は不要である。

選択肢考察

×A　感染性心内膜炎は抜歯などで菌血症をきたし心内膜に疣贅が生じるが，本疾患の病態は歯科における抜歯後遺症とは無関係である。

×B　解熱と腰痛に非ステロイド性抗炎症薬は有効だが，感染性心内膜炎は抗菌薬（抗真菌薬なども含む）による菌血症治療を行わないかぎり治癒しない。

×C　血液培養が陰性であっても，感染源と考えられる体内部位を考慮し，頻度の高い原因菌を想定し，抗菌薬を投与する必要がある。

○D　感染性心内膜炎は有効な抗菌薬を長期間投与しなければ完治しない。

×E　抗菌薬が有効で治癒したとしても，次回の抜歯前には抗菌薬を予防投与する必要がある。

正解　D

CHAPTER 3 けいれん

1 けいれんとは

発作的に不随意に骨格筋が収縮する状態をいい，意識障害を伴うことが多く，頻度的にはてんかんが多いが，神経系疾患に限らずその他種々の疾患の部分症状としても出現する。

2 病態生理

けいれんは，てんかんを含む神経疾患，感染症（神経系・非神経系），代謝疾患，内分泌疾患，精神疾患などでみられる（図3-1）。診療にあたっては，疾患の重要度・緊急性から，けいれんに発熱を伴う場合と発熱を伴わない場合に分ける。また，けいれんの原因として脳性（てんかん性・非てんかん性）と脳外性に分ける。さらに，各けいれんには年齢依存性があり，種類により新生児期・乳幼児期・学童〜成人のそれぞれに特異的に好発することも診断のポイントである。

受診時にけいれんをきたしている場合は，発熱の有無，けいれんの形式・持続時間，意識障害の程度などにより，その疾患を直ちに鑑別診断し，救急処置としてけいれんに対応する。

図 3-1 けいれんの確定診断までのフローチャート

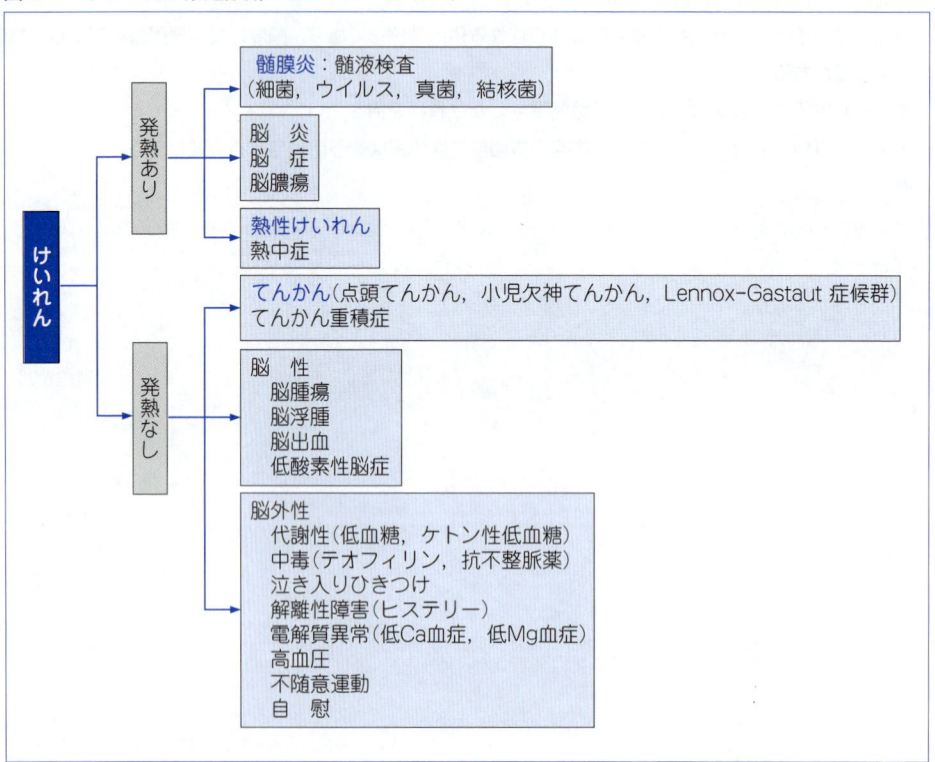

3 けいれんの見方，考え方，確定診断までのプロセス

以下の 3 つの状況を考える．
- 救急外来でのけいれんへの対応（図 3-2）
- 発熱を伴うけいれんへの対応
- 発熱を伴わないけいれんへの対応

(1) 救急外来でのけいれんへの対応（目の前でけいれんしている場合）

1) 救急処置としてのけいれん

　a. 状態の評価：来院時にけいれんしている場合，神経学的所見よりも意識レベル（痛み刺激への反応），呼吸数，呼吸の深さ，心拍数，体温，血圧（四肢冷感）など全身状態の評価をする．救急蘇生のABC（気道，呼吸，循環の確保）とけいれんを止める処置を直ちに行う．

　b. 静脈ラインの確保，抗けいれん薬投与：静脈ラインを確保し，心電図モニターを装着する．確保された静脈から抗けいれん薬・ジアゼパムを投与する．静脈確保時に採血し検査する（血液ガス，血糖，電解質）．

　c. 院内での事故に注意：けいれん時に配慮すべき点は嘔吐，誤嚥，ベッドからの転落の予防である．

2) けいれんに発熱ありの場合

　a. 熱性けいれん：38℃以上の発熱に伴ってけいれん発作を起こすもので，髄膜炎などの中枢神経感染症に伴うものを除く．男子に多く，生後 6 か月〜3 歳に好発する．発熱の原因は上気道炎が最も多く，麻疹，突発性発疹などの発疹性ウイルス性疾患，尿路感染症などが挙げられる．

　b. 髄膜炎：発熱とけいれんを示す疾患の中で最も見落としてはいけない疾患である．髄膜炎の原因には細菌，ウイルス，真菌，結核菌があり，特に細菌性髄膜炎が重要である．症状は 1〜2 日の急性発症で，発熱（38〜40℃の高熱），激しい頭痛，不機嫌，悪心・嘔吐，意識障害，けいれんがある．身体所見では髄膜刺激症状：項部硬直，Kernig（ケルニッヒ）徴候，Brudzinski（ブルジンスキー）徴候，および乳児では大泉門膨隆を認める．新生児・幼小児では髄膜刺激症状が早期に出ないことがあり，注意を要する．

　c. 脳炎：急な発熱とともに，けいれんや意識障害を呈し遷延する．時に行動異常が前駆症状としてみられる．脳波検査では全般性高振幅徐波を認める．脳脊髄液（CSF）検査は，リンパ球や単核球からなる細胞増多，蛋白質上昇を認め，グルコース値は正常である．予後は不良である．

　d. 脳症：脳炎様の症状で原因不明のものをいい，予後は悪い．

3) けいれんに発熱なしの場合

　a. てんかん重積症：てんかんの既往のある患者が短い間隔でてんかん発作を反復するか，1 つの発作が長時間遷延するものである．重篤となり，死亡もまれでない．

　b. 脳出血：突然の意識低下，けいれん，片麻痺で発症する．国試では新生児のビタミン K 欠乏性脳出血が出題される．頭部 CT で脳内出血を認める．

　c. 低血糖：突然のけいれんで発症し，ベッドサイドでの血糖測定で低血糖を確認し，糖の静注で治療する．新生児低血糖症（母体糖尿病児，仮死児など）と幼児期のケトン性低血糖，代謝疾患の糖原病・ガラクトース血症による低血糖，糖尿病治療薬による医原性の低血糖，インスリノーマが出題される．

図 3-2　救急外来でのけいれんへの対応

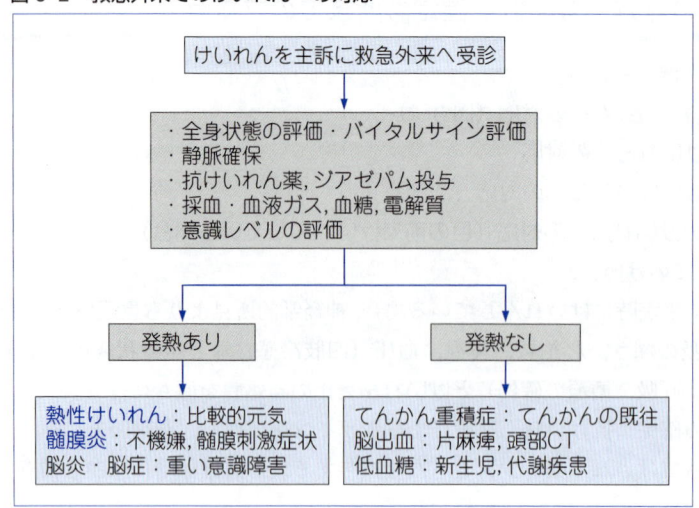

(2) 発熱を伴うけいれんへの対応（来院時にけいれんが治まっている場合）
1) **髄膜炎**

　　最重症感染症で，治療が遅れると，死亡したり重い後遺症を残す。起炎菌は**インフルエンザ菌**，**肺炎球菌**，**髄膜炎菌**が多い。症状は高熱，頭痛，不機嫌，傾眠，けいれん，嘔吐，哺乳不良，項部硬直，髄膜刺激症状（Kernig 徴候，Brudzinski 徴候）と乳児では大泉門膨隆を認める。発熱が 48 時間以前より存在し，けいれんが 15 分以上持続し，焦点性のけいれんの場合は細菌性髄膜炎の可能性が高い。診断は**腰椎穿刺**による髄液検査である。

2) 脳炎・脳症

　　急な発熱とともに，けいれんや意識障害を呈し遷延する。けいれん後も意識障害が持続する。

3) 脳膿瘍

　　症状は強い頭痛を中心とした頭蓋内圧亢進症状や，部位により局所巣症状，けいれん発作があり，診断は臨床所見に加えて CT，MRI の画像診断が有用である。血液検査では，症例の半数の赤沈・CRP は軽度上昇程度である。頭蓋内圧が亢進しているので脳ヘルニアの危険性があり，**腰椎穿刺**は**禁忌**である。

4) **熱性けいれん**

　　各種感染症による発熱に伴って発症するけいれんで，中枢神経感染症や電解質異常がなく，以前に無熱性けいれんやてんかん発作がなく，38℃以上の発熱を伴っているものをいう。発症年齢は 6 か月から 3 歳までが多く，7 歳以降はまれとなる。小児けいれん性疾患の中で最多を占め，全小児の 2〜5％の頻度で発症する。遺伝的素因を伴い，大部分が数分以内で自然に治る。予後は良好で，特別の治療は不要であり，てんかんへの移行はごく少数にすぎない。熱性けいれんは**単純型**と**複合型**に分類され，大部分は単純型（97％）である。左右差や焦点性がみられる症例，10〜15 分以上持続する遷延性の症例，24 時間以内に 2 回以上反復する症例は複合型（3％）に分類される。知的障害や運動障害などの神経学的異常を伴う場合は複合型を呈しやすく，てんかん移行への危険は高くなる。

5) 熱中症

　　高温の環境により発症する。末梢血管拡張，発汗・不感蒸泄増加に伴う相対的循環血液量減少による循環失調を生じる。熱けいれん（不随意性，有痛の筋収縮）は多量の発汗に対しての低張水補充による低Na血症に起因する。

(3) 発熱を伴わないけいれんへの対応（来院時にけいれんが治まっている場合）

けいれんをきたす疾患の多くは，医師がけいれんを実際に見ることはないので，医療面接が診断の根拠になる。重要な疾患はてんかんである。

1) てんかん，てんかん重積症

　　てんかんは，ニューロンの脱分極に起因する発作症状が自生・反復して生じる慢性の臨床症候群である。一般人口中の発現率は約1％と推定され，特発性のものが過半数を占める。発作が起始する脳部位に応じて，部分発作と全般発作に大別される。てんかん症候群は，病因で特発性と症候性に，脳波異常の出現部位から部分性と全般性に分類され，その結果，特発性部分，症候性部分，特発性全般，症候性全般てんかんの4種類の類型に区分され，30近い疾患に分けられる。てんかんは脳の発達過程の小児に好発し，特徴的な臨床発作と脳波所見をもつ小児特有のてんかんがCBTや国試に出題される。特に点頭てんかん（West（ウエスト）症候群），小児欠神てんかん，Lennox-Gastaut（レンノックス・ガストー）症候群が重要である。てんかん重積症については，救急外来での対応で説明した。

2) 脳性（脳腫瘍，脳浮腫，脳出血，低酸素性脳症）

　　てんかんを除く脳の疾患に起因するけいれんである。

a. 脳腫瘍：症状は脳や神経の局所症状（片麻痺，失語，視野欠損など）や下垂体腺腫などで認められる内分泌症状，脳を刺激するために起こるけいれん（てんかん），腫瘍の増大に伴って起こる頭蓋内圧亢進症状（頭痛，悪心，うっ血乳頭）などがある。これらの症状が認められ，進行・悪化する場合は脳腫瘍を疑い，MRIやCTスキャンなどの画像検査を行う。腰椎穿刺は禁忌である。

b. 脳浮腫：脳組織の細胞内，細胞外，または両者に水分が過剰に貯留し，組織容積が増加する病態。発生機序によって①血管原性，②細胞毒性，③間質性に分類される。血管原性浮腫は外傷，腫瘍，膿瘍，梗塞などの病変の近傍で，殊に白質にみられることが多い。細胞毒性浮腫は種々の薬物中毒，低体温，低酸素血症，水中毒，脳虚血急性期に，灰白質と白質の両者にみられる。間質性浮腫は水頭症などの髄液圧の上昇によって起こる。原因疾患の治療と抗浮腫療法が効果的である。

c. 脳出血：脳出血は種々の原因で起こるが，その中で頻度が高く重要なのは高血圧性脳出血である。そのほか，脳動脈瘤破綻，脳動静脈奇形の破綻，外傷，血液疾患（白血病，再生不良性貧血，血小板減少性紫斑病など），動脈炎，老人ではアミロイド血管症なども原因になり得る。小児では虐待による外傷性の脳出血が重要である。

d. 低酸素性脳症：脳への酸素供給が極端に低下した結果生じる脳障害を指す。原因病態は多様で，動脈血の酸素分圧の低下をきたす病態のほか，循環不全，血圧低下，ショック，CO中毒がある。年齢も新生児仮死から，高齢者まで多様である。出産時に生じると脳性麻痺，知的障害の原因となる。急性期の症状は，意識障害，けいれん，麻痺などで，後遺症として遷延性植物状態，認知機能の障害，運動機能障害，てんかんなどを残す。治療は原因による。

3) 脳外性（代謝性，中毒，泣き入りひきつけ，ヒステリー，電解質異常，高血圧，不随意運動，自慰）

　　脳以外に原因のあるけいれんで多彩な疾患がある。臨床では鑑別疾患として重要である。

a. 低血糖：空腹時に出現しやすい。

b. 気管支喘息治療薬（気管支拡張薬）のテオフィリン内服時：発熱を伴う時に出現しやすい。
c. 泣き入りひきつけ：怒り，驚愕などで急に泣きこんで呼吸が止まり，意識消失，けいれんをきたすもので，持続時間は1分以内で短く，原因が必ずあり，その後に一瞬強く泣きこんで呼吸が止まるという一連の経過を詳細に聴取すれば診断は容易である。6か月から4歳まで生理的にみられる。てんかんへの移行はなく，脳波は正常である。
d. 転換性（解離性）障害・ヒステリー：ヒステリーは，精神的葛藤が身体症状や精神症状として現れるものをいう。現在，この用語は使用されなくなり，転換性障害（身体症状として出ているもの）か解離性障害（精神症状で出ているもの）の用語で呼ばれる。身体症状は，神経系の症状を中心とし，麻痺，起立歩行障害，けいれん，感覚障害，疼痛などが代表的なものである。精神症状としては，興奮，健忘，意識障害，多重人格などがみられる。診断は，症状を説明する診察所見や検査所見がないこと，症状の動揺性，症状の性質・程度に見合わない深刻さに欠ける態度などから，それほど困難ではない。
e. 電解質異常：新生児仮死に伴う低Ca血症・低Mg血症や，副甲状腺機能低下症に伴う低Ca血症などでけいれんをきたす。
f. 高血圧：急激な血圧上昇により頭痛，肩こり，けいれんを生じる。
g. 不随意運動：神経疾患に伴う不随意運動である。
h. 自慰：女児で幼児期にみられることがある。小児の自慰は性的な快感ではなく，一時的な問題である。自慰を見かけたら何か別のものに興味をもたせるように指導する。

4　医療面接のポイント

けいれんを生じる疾患は多数あるので，医療面接・身体診察・検査のポイントは臨床上重要である。CBTに頻出される熱性けいれん・髄膜炎・てんかんを中心に述べる。

- 好発年齢（年齢，月齢），発熱の有無，遷延する意識障害の有無が最重要項目である。
- 周産期情報（出生体重・在胎週数・仮死の有無・呼吸障害など）を聞き，異常の存在は点頭てんかんや脳性麻痺，低酸素脳症に合併したてんかんを疑う。
- 発達歴を聞き，発達遅滞の存在は点頭てんかん，Lennox-Gastaut症候群，脳性麻痺，低酸素性脳症，代謝異常を疑う。
- 熱性けいれんの既往の存在は熱性けいれんを疑う。
- 家族歴：熱性けいれんは家族集積性がある。
- けいれんの性状と持続時間，頻度，意識の変化，けいれん直後の状態，麻痺の有無を聞く。けいれんが入眠・覚醒時に起こる傾向はてんかんの可能性が高い。意識の混濁，不機嫌，低下は髄膜炎，脳炎，脳症を疑う。突然のけいれんに左右差があり，片麻痺の場合は脳出血を疑う。
- 薬物の服薬状況：てんかんでは怠薬，処方の変更がけいれん発作を誘発する。

5　身体診察のポイント

- 受診時けいれんあり：神経学的診察よりもバイタルサイン・一般状態を把握して，図3-2の救急対応へ。

- 神経学的所見では，意識障害，けいれん，項部硬直，髄膜刺激症状（Kernig 徴候，Brudzinski 徴候），乳児の大泉門膨隆，麻痺や失語などの神経学的巣症状や左右差の有無が髄膜炎，脳腫瘍，脳膿瘍，脳出血などの鑑別において重要である。
- 項部硬直，大泉門膨隆を認めないからといって髄膜炎を否定してはならない。髄膜炎を疑う根拠があれば腰椎穿刺を行う。
- 小児欠神てんかんでは過呼吸負荷で発作が誘発される。
- 奇形症候群，染色体異常ではてんかんのリスクが高くなる。特徴的顔貌は覚えておく。
- 神経皮膚症候群の結節性硬化症に伴う点頭てんかんでは皮膚の白斑が診断に役立つ。
- 新旧混在した多発性外傷，熱傷痕は虐待のサインで，頭蓋内出血，骨折を疑う。

6　検査のポイント

- 脳脊髄液検査・腰椎穿刺：乳幼児で，けいれんの既往がなく，発熱・けいれんを主訴に受診の場合，髄膜炎・脳炎の診断に腰椎穿刺を行う。
- 頭部 CT・頭部 MRI：左右差のある神経学的所見を認めた場合，病巣診断には画像診断が迅速かつ確実である。
- 意識障害が持続遷延し，髄液検査が必要な場合には，たとえ神経学的巣症状がなくても，脳ヘルニアの危険を避けるため，まず画像診断をしてから腰椎穿刺を行う。
- 血糖（低血糖），血清電解質（脱水，電解質異常），肝機能（代謝異常）所見が有用である。
- 脳波検査：てんかん（表 3-1），脳炎，脳症，薬物中毒の診断に有用で，治療の効果判定にも有用である。

表 3-1　小児の代表的なてんかん

	好発年齢	発作型	脳 波	治 療	予 後	その他
欠神てんかん	5〜8 歳 女児に多い	一瞬ぼんやりする→すぐに回復	全般性 3 Hz 棘徐波結合	エトスクシミド内服	良	過呼吸で誘発される
点頭てんかん（West 症候群）	4〜12 か月	前屈発作 シリーズ形成	ヒプスアリスミア	ACTH 筋注	不良	結節性硬化症に合併
Lennox-Gastaut 症候群	2〜6 歳	いろいろな発作が混在	遅棘徐波結合 多棘波	クロナゼパム内服 ケトン食	不良	点頭てんかんに続発

CaseStudy

問題 3-1　　　　　　　　　　　　　　　　　　　　　　　　　　　　　　　　　　　　　　E-7

医療面接

　10か月の男児．2日前から39℃台の発熱があり，本日，うわごとを言った後，3分間の全身性強直性けいれんと嘔吐を起こしたため来院した．

　<u>重要でない</u>質問はどれか．

A　咳・痰はありますか．
B　最後の排尿時刻は何時ですか．
C　おむつ替えを嫌がりますか．
D　発作は，四肢が硬くなり，顔色不良となり，体全体がガクガクする発作でしたか．
E　過去にひきつけを起こしたことがありますか．

選択肢考察

×A　発熱，けいれん，意識障害より髄膜炎が予測される．呼吸器症状は重要な症状ではない．
○B　発熱，嘔吐があるので脱水の合併の判断で，排尿の確認は必須項目である．
○C　おむつ替えの手技は Kernig 徴候とほぼ同じ姿勢になるので，おむつ替えは髄膜炎による頭痛を誘発し嫌がる．
○D　けいれん発作の状況は必須項目である．
○E　てんかん・熱性けいれんではけいれんの既往がみられるので鑑別に有用である．

正解　A

問題 3-2　　　　　　　　　　　　　　　　　　　　　　　　　　　　　　　　　　　　　　E-7

身体診察

　10か月の男児．2日前から39℃台の発熱があり，本日，うわごとを言った後，3分間の全身性強直性けいれんと嘔吐を起こしたため来院した．傾眠傾向である．

　<u>重要でない</u>診察手技はどれか．

A　体温測定　　B　呼吸音聴診
C　痛み刺激　　D　血圧測定
E　心音聴診

選択肢考察

○A　けいれん直後に熱が上昇することがあるので，バイタルサインのチェックを行う．
○B　けいれん時に吐物を誤飲したりするので呼吸音聴取は必要である．
○C　意識レベルの判定は必須項目である．
○D　けいれん後のバイタルサインのチェックは重要で，特に四肢冷感がある時は必須である．
×E　この中では重要性が最も低い．バイタルサインの心拍数は必須であるが，心音の聴診の必要性は低い．

正解　E

28　●　主要症候・医療面接がわかる

問題 3-3　　　　　　　　　　　　　　　　　　　　　　　　　　　　　　　　　　　　E-7

検　査

6か月の乳児。首はまだ確実にはすわっていない。2週前から眠くなると，頭部を前屈し上下肢を一瞬挙上するけいれんが続けて起こるようになった。発作が始まってから，あやしても笑わない。脳波①〜⑤を示す。

① （波形図）1秒
② （波形図）
③ （波形図）1秒
④ （波形図）
⑤ （波形図）

発作間欠時の脳波はどれか。

A ①　　B ②　　C ③　　D ④　　E ⑤

選択肢考察

× A　小児欠神てんかんの全般性 3 Hz 棘徐波結合である。
○ B　点頭てんかん（West 症候群）のヒプスアリスミアである。
× C　小児難治性てんかんの Lennox-Gastaut 症候群の 2.5 Hz 遅棘徐波結合である。
× D　閉眼覚醒時の正常脳波である。
× E　睡眠時（入眠時）の正常脳波である。

正解　B

問題 3-4　　　　　　　　　　　　　　　　　　　　　　　　　　　　E-7

検　査

　生後 11 時間の新生児。母親に妊娠高血圧症候群があった。在胎 40 週，頭位分娩で出生体重 2,100 g，Apgar（アプガー）score 6 点。生後 11 時間に全身けいれんをきたした。
　まず行うべき検査はどれか。

A　脳脊髄液検査　　　B　血糖検査
C　脳　波　　　　　　D　頭部単純 CT
E　血　算

● 選択肢考察 ●

× A　新生児けいれんには脳脊髄液検査は不要である。
○ B　SFD 児，軽症仮死より低血糖になり，けいれんを生じる。低血糖以外に低 Ca 血症，低 Mg 血症も新生児けいれんの原因になる。ベッドサイドで血糖検査し，低血糖なら糖を静注する。
× C　てんかんの鑑別には有効だが，新生児低血糖ではまず血糖検査，糖の静注での治療を優先する。
× D　新生児けいれんが持続するときに行う。
× E　血算は感染症，貧血に対する検査である。けいれんでは影響を生じない。

● 正解　B

問題 3-5　　　　　　　　　　　　　　　　　　　　　　　　　　　　E-6

病態生理

　1 歳 6 か月の男児。昨日から 38℃ 台の発熱があった。本日，突然の意識の消失とともに全身性強直性けいれんが起こったため来院した。来院時 39℃。現在けいれんはなく，意識があり，元気に動いている。
　けいれんの原因として考えられるのはどれか。

A　中枢神経の感染症　　B　遺伝素因
C　低血糖　　　　　　　D　てんかん
E　脳出血

● 選択肢考察 ●

× A　髄膜炎では不機嫌，けいれん，意識障害がある。一方，熱性けいれんでは比較的元気である。
○ B　熱性けいれんは家族集積性があり，遺伝素因がある。
× C　低血糖は無熱けいれんでみられる。
× D　てんかんの症候は無熱，繰り返すけいれんである。
× E　脳出血は無熱，けいれん，片麻痺である。

● 正解　B

問題 3-6　　　　　　　　　　　　　　　　　　　　　　　　　　　　　　E-9

初期治療

　1歳2か月の男児。39℃の発熱を主訴に外来で待っている時に全身性強直間代けいれんを生じた。定頸4か月，独歩1歳1か月。10か月に突発性発疹の発熱時にけいれんを生じた。全身チアノーゼで眼球は上転している。
　直ちに行うべき処置はどれか。

A　フェノバルビタールの筋注　　　　B　抗菌薬の投与
C　気道の確保　　　　　　　　　　　D　解熱薬の投与
E　AED（自動体外式除細動器）の使用

選択肢考察

×A　フェノバルビタールの筋注は無効で，ジアゼパムの静注が第一選択である。
×B　けいれんの治療には無効である。
○C　まず下顎を挙上して気道を確保し，ジアゼパムをゆっくり静注する。
×D　熱のみ下げることは意味がない。
×E　不整脈，心停止ではないので使用しない。

正解　C

CHAPTER 4 意識障害・失神

意識障害

1 意識障害とは

意識の構成要素には清明度，広がり，質的内容の三要素があり，このうち清明度の低下を指す．

2 病態生理

MoruzziとMagounは上行性網様体賦活系(ascending reticular activating system：ARAS)という概念を提唱した．すなわち下部延髄より橋，中脳，視床下部，視床にまたがる網様体が大脳半球皮質に対して広汎な投射路を有し，覚醒レベルに重大な影響を与える．例えば睡眠中の動物の脳幹網様体を電気刺激すると睡眠脳波から覚醒脳波に変化し覚醒時のような行動をとる．この網様体は軸索を豊富に有し，互いに連結しあい，さらに特殊線維路（感覚，運動路）および周辺部にある脳神経核とも側副路を形成している．大脳皮質は脳幹網様体により刺激されるだけでなく，反対に脳幹網様体を再刺激し，その働きも変えるといわれている．一方Gellhornは視床下部調節系という概念を提唱した．視床下部を介して大脳皮質の活動が調節されており，促進系と抑制系の2つがバランスを取っていると考える．この両者の提唱をまとめたのが時実の説であり，脳幹網様体系は大脳新皮質，視床下部系は大脳辺縁系に作用して大脳皮質全体の活動水準の維持，調節を行っていると考えた．

意識というのは様々な精神活動の背景をなすもので，精神活動をドラマに例えれば，意識は舞台であり，舞台照明の明るさの異常を意識混濁，臨床的には意識障害と同義として扱う．舞台照明の広がりの異常を意識狭窄とする．1つのことのみに熱中し，周囲の状況を認識できずにあとでその時の状況を覚えていない，これは舞台の一部にのみスポットライトが当てられていて舞台全体は暗くなっている状態である．また舞台装置と人物設定の誤認を意識の変容と考えることが可能である．

3 意識障害の見方，考え方

臨床の現場では様々な原因で意識障害を呈する患者が多いのは事実であり，可及的速やかに原因を明らかにして迅速な治療を施すことが必須である．また，意識障害のため患者からの情報収集は期待できず，家族ないし付き添いの人からの情報が重要となる．患者の診察ではまず気道は確保されているかを確認し，呼吸状態はどうか，脈拍はどうか，ショック状態でないかをみるためにバイタルサインを速やかにとる．次に一般内科的診察，神経学的診察を速やかに行い，必要な画像検査，臨床検査に移る．

4 確定診断までのプロセス

既往歴のない人が突然昏睡で発見されたら，頭部外傷がないか，なければ薬物中毒（自殺目的での睡

眠薬過量など）やCO中毒を疑い，発見時の周囲の状況を詳しく聞く．外傷，中毒の可能性のない場合は中高年で多いのは脳卒中であり，脳梗塞，脳出血を考え画像検査を優先させる．若年で以前よりけいれんないし意識障害を繰り返していたのなら，てんかんを考える．全身の基礎疾患の既往も重要である．糖尿病，慢性腎疾患（chronic kidney disease：CKD），肝疾患，慢性閉塞性肺疾患（chronic obstructive pulmonary disease：COPD），ではなんらかの誘因が加わると意識障害をきたす．糖尿病では感染症をきっかけにケトアシドーシスを起こし，意識障害を起こす．COPDの患者に高濃度の酸素を投与するとCO_2ナルコーシスを惹起する．見逃されやすいものでは高齢者では慢性硬膜下血腫があり，軽度の頭部打撲で起こり，外傷そのものを本人が記憶していないことも多く，認知症の発症と間違われることも多い．軽度の片麻痺などの局所神経症状を伴うことが多く，まず本疾患の存在を疑っての画像診断が必須である．脳腫瘍でも劣位半球の前頭葉の眼窩面にあると，サイレントエリアであるため，局所神経症状がなく精神症状を呈しながら意識障害で発見されることがある．したがって性格や人格の変化が最近な

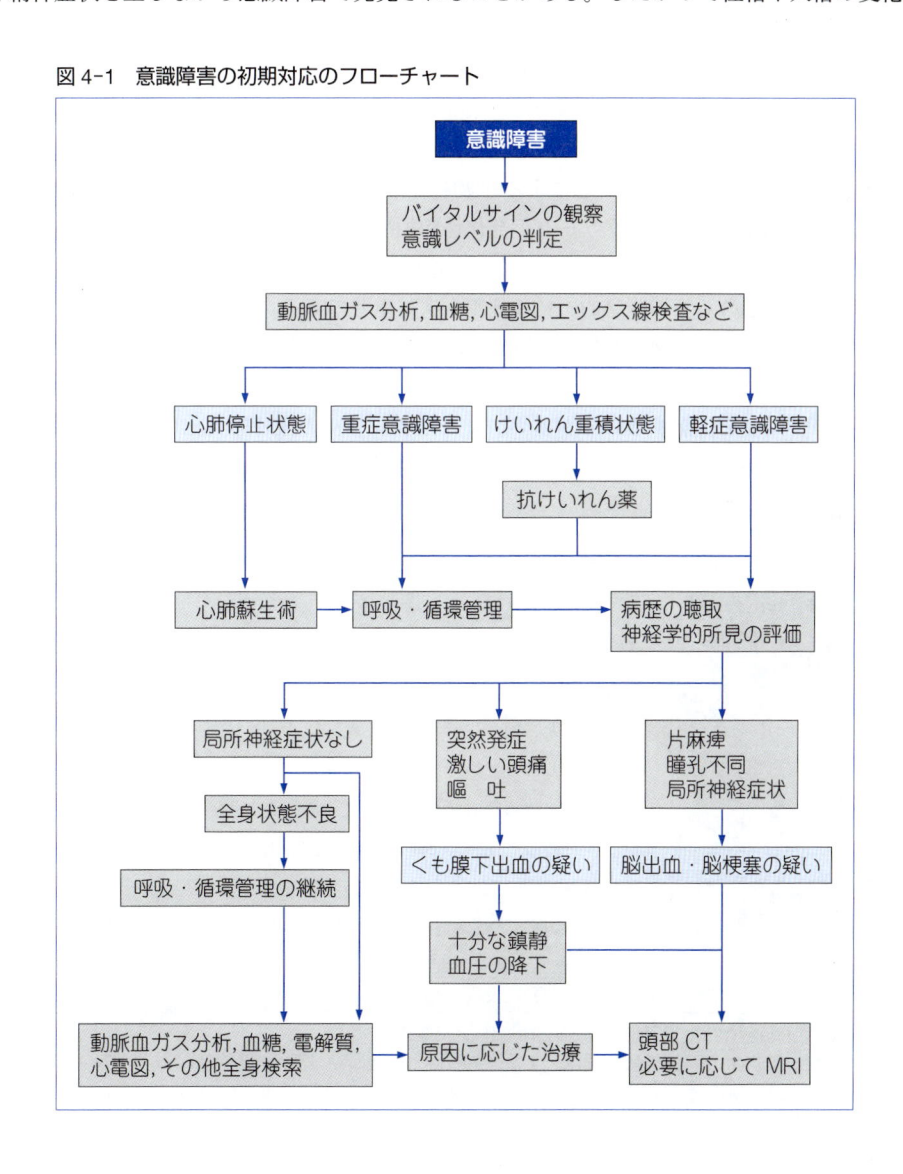

図4-1 意識障害の初期対応のフローチャート

かったか聞く必要がある．バイタルサインの観察，意識レベルの判定を行いながら ABC すなわち気道確保，呼吸管理，循環管理によりまずはバイタルサインの安定化を図りながら検査を進め，診断に到達したら直ちに適切な治療を開始する．フローチャートに診断へのプロセスを示した（図 4-1）．

5 医療面接のポイント

意識障害患者では本人からの病歴聴取は困難なことが多い．周囲の人，家族から基礎疾患の有無，薬物服用歴，既往歴，飲酒量について詳しく聞き出す．最近の認知症の発症，精神状態の変化，行動異常なども参考になる．

6 身体診察のポイント

呼吸，脈拍，血圧，体温に加えて身体所見などをまず観察する．バイタルサインから鑑別診断を行い，さらに必要な検査を加える．頻呼吸状態では感染症による敗血症，呼吸不全，低酸素血症または代謝性アシドーシスによる Kussmaul（クスマウル）呼吸を考える．呼吸抑制が認められる場合は薬物中毒（ベンゾジアゼピン過量など），中枢性疾患による呼吸中枢障害を考える．頻脈がみられる場合には発熱，感染症，ショック，低血糖，甲状腺クリーゼ，発作性頻拍症，心不全などがある．徐脈の場合は頭蓋内圧亢進症，Adams-Stokes（アダムス・ストークス）症候群などの徐拍性不整脈，甲状腺機能低下症などを考えながら検査を進める．神経学的所見の評価も次に重要である．瞳孔異常，対光反射消失の有無，眼球の共同偏視の存在，片麻痺の有無，除脳硬直，除皮質硬直の存在，項部硬直の存在などを見逃さないようにする．意識レベルの判定には Japan Coma Scale（JCS，表 4-1）と Glasgow Coma Scale（GCS，表 4-2）があり，両者を併記することが多い．また意識レベルの経時的変化の確認も重要である．JCS では①覚醒しているか，②閉眼しているが刺激すると覚醒するか③刺激しても覚醒しないか，で 3 群に

表 4-1　Japan Coma Scale（JCS）

I 刺激しないでも覚醒している状態	0	清明である
	1	だいたい清明であるが，今ひとつはっきりしない
	2	見当識障害がある
	3	自分の名前，生年月日が言えない
II 刺激で覚醒するが，刺激をやめると眠り込む状態	10	普通の呼びかけで容易に開眼する
	20	大きな声または揺さぶることにより開眼する
	30	痛み刺激を加えつつ呼びかけを繰り返すことにより開眼する
III 刺激しても覚醒しない状態	100	痛み刺激に対し，払いのける動作をする
	200	痛み刺激に対し，少し手足を動かしたり，顔をしかめる（除皮質硬直あるいは除脳硬直の姿勢をとるものを含む）
	300	痛み刺激に反応しない
注		R：restlessness（不穏），I：incontinence（尿便失禁），A：apallic state（失外套症候群）または akinetic mutism（無動性無言症）（自発性喪失状態）たとえば，30R または 30 不穏，20I または 20 失禁　として表す

表 4-2　Glasgow Coma Scale（GCS）

大分類	小分類	スコア
A．開　眼 （eye opening）	自発的に（spontaneous） 呼びかけにより（to speech） 痛み刺激により（to pain） 開眼しない（nil）	E4 3 2 1
B．言葉による応答 （verbal response）	見当識あり（orientated） 錯乱状態（confused conversation） 不適当な言葉（inappropriate words） 理解できない声（incomprehensible sounds） 発声がみられない（nil）	V5 4 3 2 1
C．運動による最良の応答 （best motor response）	命令に従う（obeys） 痛み刺激部位に手足をもってくる（localises） 四肢を屈曲する（flexes） 　逃避（withdraws） 　異常屈曲（abnormal flexion） 四肢伸展（extends） 全く動かさない（nil）	M6 5 4 3 2 1

分ける。続いて各群を 3 段階に分ける。簡便で覚えやすい。GCS は意識レベルを開眼，言葉による応答，運動による応答で表現しており，JCS との違いは誤解されやすい覚醒という言葉を使っていない。3 が最も悪い意識障害で 15 が意識清明となる。急性頭部外傷患者では 7 以下が予後不良である。

7　検査のポイント

初期の段階での検査は呼吸・循環動態把握のため血液検査，電解質チェック，血糖検査，心電図，胸部エックス線検査などをまず行う。その後神経学的所見などから必要に応じて頭部 CT，MRI を行う。

8　初期対応のポイント

意識障害では ABC を行いながら詳しい病歴聴取を助けとして診断と治療を進める。

失　神

1　失神とは

突然発症し姿勢保持できない一過性の意識障害と定義される．持続時間が短く自然に回復する病態として認識されており，失神を主訴に救急外来を受診する患者は多い．

2　病態生理

脳血流の一時的な全般的低下，あるいは脳循環血組成の一時的変化により引き起こされる急速な脳機能の全般的低下による．脳幹部の網様体賦活系への血流による栄養供給が断たれ，意識低下と全身の骨格筋緊張低下により発症する．脳血流低下による失神が最も多く，著明な低血圧を伴う．脳血流が50％を切ると意識は低下する．このような病態には末梢血管の収縮性低下による起立性低血圧，Adams-Stokes症候群のように心拍出量が低下するものが入る．その他の原因として，脳血流は保たれていても化学組成のなかで脳代謝に直接影響する血糖，酸素分圧あるいは炭酸ガス分圧の著しい変動によっても起こり得る．失神は意識の短時間の消失であり，それを惹起する病態が改善すれば速やかに覚醒し可逆性が保持される．

3　失神の見方，考え方

失神を主訴とする患者は来院時には意識を回復している．意識障害が持続している場合は意識レベルの判定を行う．まずバイタルサインの観察を行い，病歴を聴取する．心原性失神の鑑別を念頭にバイタルサインを取る．不整脈は徐拍性，頻拍性のいずれでも失神の原因になる．両者ともに心電図モニターで鑑別可能である．ショック状態における脳血流低下により失神を起こす場合もあり，血圧観察も重要である．頻呼吸状態では敗血症の初期，心不全を伴う心原性失神の場合があり，特に心原性ショックの初期症状でもあり得る．また頻呼吸はパニック障害，過換気症候群による失神発作でも認め得る．

4　診断確定までのプロセス（図4-2，表4-3）

先に述べた通り，失神の原因としては脳血流の全般的低下によるものと血液化学成分の変化によるものに大きく分けられる．脳血流の全般的低下には心原性のものと非心原性のもの（末梢血管反応性の低下が多い）とがある（図4-2）．心原性失神の中で，心疾患による心拍出量の低下は脳血流の低下をきたすが，大動脈弁狭窄によるものでは失神が労作時に起こりやすい（effort syncope）．それに対して不整脈によるものでは必ずしも労作時に出現するとは限らない．Adams-Stokes症候群では完全房室ブロック，2度の房室ブロック（Mobitz（モービッツ）2型ブロック）で出現する．洞不全症候群（sick sinus syndrome）は洞結節部の機能低下による徐脈により脳血流が低下し失神をきたす．末梢血管反応性低下による失神は起立時に出現することが多い．血管迷走神経性失神は疼痛や恐怖などの精神的動揺により誘発される．これは，筋肉内の血管拡張による血液のpoolingによって有効循環血液量低下が起こるためである．起立性低血圧は機能的病態（脱水，利尿薬過剰）に加えて自律神経系の器質的病変でも出現

図4-2 失神の初期対応のフローチャート

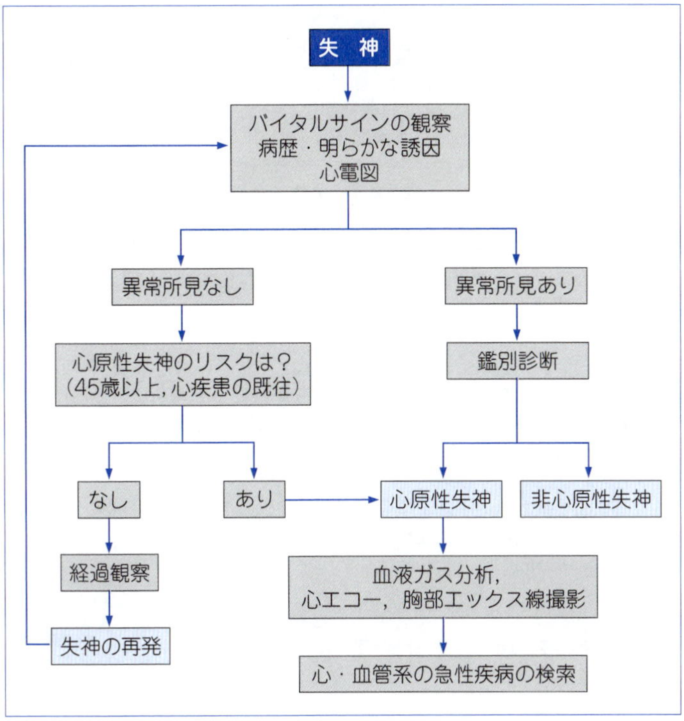

する。糖尿病性多発ニューロパチーなどで認める。脳血流が十分ありながらも血液酸素分圧の低下があると一過性意識障害が起こり得る。高度の貧血患者で何らかの循環動態の低下が合併すると失神をきたし得る。一酸化炭素中毒でも組織への酸素輸送が障害されて失神が起こり得る。低血糖発作では脳エネルギー代謝が解糖系に依存しているので失神をきたす。

5 医療面接のポイント

・病歴の聴取：心疾患の既往があるか？
　心疾患の治療歴，健診の受診歴・結果などを聞く。
・失神発作に何か特定の誘因があるか？
　特定の事象に対する強い心理的な衝撃が誘因なら血管迷走神経反射による失神の可能性が高い。パニック障害，過換気症候群なども精神的動揺が誘因となる。若年者で学校や企業の朝礼で長時間立位をとっていて起これば起立性低血圧による起立性失神である。頸動脈洞症候群や鎖骨下動脈盗血症候群では頸部の回旋や上肢の運動などが誘因となる。咳払い，排尿，排便などの特定の身体刺激に対して自律神経系が過剰に反応して反射性失神が誘発される場合があり，咳嗽失神，排尿失神，排便失神と呼ばれる。
・医薬品の服用歴や嗜好品は？
　降圧薬，抗不整脈薬，向精神薬，抗うつ薬，抗Parkinson（パーキンソン）病薬などの医薬品による

表 4-3　失神の鑑別診断の対象疾患

A．脳血流量の全般的低下
①心血管調整機能の障害（主に末梢血管反応性の低下によるもの）
・血管迷走神経反射：疼痛，精神的激動など
・起立性低血圧（機能的）：降圧薬，自律神経ブロッカーの使用，いわゆる起立性調節障害
・起立性低血圧（器質的）：中枢・末梢神経系の病変によるもの（Parkinson 病，Shy-Drager 症候群，脊髄癆，家族性アミロイドーシス，急性汎自律神経異常，その他）
・頸動脈洞反射亢進：動脈硬化，大動脈炎症候群（高安動脈炎）
・排尿・排便失神
・舌咽神経痛に伴う迷走神経反射徐脈
②心血管調節機能の障害（主に静脈還流障害による循環血液量の低下）
・Valsalva 手技：強度の息ごらえ，腹部圧迫
・咳払い失神
③心拍出量の低下
・左室拍出量の低下：大動脈弁狭窄，肥大性大動脈弁口下狭窄
・右室拍出量の低下：肺動脈弁狭窄，原発性高血圧症，肺栓塞
・心筋梗塞による急激な収縮力の低下
・心タンポナーデ
・不整脈：徐脈性不整脈（2 度，3 度の A-V ブロック，洞不全症候群），頻脈性不整脈（一過性心室細動，心室性頻脈，上室性頻脈）
B．血液組織の変化によるもの
①低酸素血症
・大気中酸素欠乏
・肺換気不全：肺梗塞，慢性閉塞性肺疾患，神経筋疾患
・一酸化炭素中毒
②貧血
③過換気症候群
④低血糖
C．脳血管性
①頭蓋外血管系の障害によるもの
・subclavian steal 症候群：動脈硬化，大動脈炎症候群
・Powers 症候群
②脳血管のびまん性攣縮
・高血圧性脳症
・妊娠高血圧症候群

失神の可能性もあるため既往歴，服薬歴を聞く。アルコール中毒，麻薬，覚せい剤などの乱用も聞く必要がある。家庭内，農作業中，産業現場での発症は一酸化炭素中毒，有機リン中毒などの初期症状のこともあり得るので職業歴，生活背景などを詳しく聞く。

6　身体診察のポイント

・坐位，臥位，立位での血圧の変動と脈拍の変動
・皮膚のチアノーゼ・貧血の有無，心臓の注意深い聴打診と鎖骨下・頸動脈・眼窩での血管雑音（bruit）の有無
・頸動脈分岐部の触診による頸動脈洞過敏性のチェック
・神経学的所見

7 検査のポイント

　副交感神経の機能テストとして頸動脈洞マッサージ，眼球圧迫（Aschner（アシュネル）試験）があるが，この手技は決して両側同時に行ってはいけない．眼球圧迫時には緑内障が否定されていることが必須である．心電図と血圧をモニターしながら高度の徐脈に注意する．Valsalva（ヴァルサルヴァ）手技でも血圧と脈拍を同時に記録する．一般血液生化学検査は貧血の有無，低血糖の否定，電解質異常による不整脈の出現をチェックするため行う．

- 心電図：房室ブロックなどの伝導障害，心筋梗塞所見，急性肺性心（肺梗塞）の所見に注意する．
- 心エコー：大動脈弁・肺動脈弁狭窄による失神発作を診断できる．
- 脳波検査：繰り返す失神はてんかん発作の症状であることがある．焦点性棘波あるいは全般性棘徐波複合などを認める場合はてんかん発作が考えられる．
- 画像検査：MRIによるアンギオグラフィー（MRA）での大動脈，椎骨動脈，頸動脈の狭窄所見の有無の確認は，椎骨脳底動脈領域の血流不全による失神が疑われるときに有効である．

8 初期対応のポイント

　失神の大多数は起立性失神，血管迷走神経反射性失神である．一方で心原性失神の予後は不良で，これを見逃さないことが重要である．心疾患の既往がある場合，もしくは中高年では心原性を疑い検査を進める．そのほか，若年者では薬物乱用，高齢者では治療薬による失神を考慮する．

CaseStudy

問題 4-1　　　　　　　　　　　　　　　　　　　　　　　　　　　　　　　　　　E-11

医療面接

　18 歳の男子。数日前から全身倦怠感，食事摂取不能，嘔吐をきたしていたが，今朝，自宅にて昏睡状態で発見され救急搬送された。

　家人に対する質問で最も<u>重要でない</u>のはどれか。

- A　糖尿病を指摘されたことはありますか。
- B　けいれんを起こしたことがあり，てんかんといわれていますか。
- C　普段よく飲むお薬はありますか。
- D　喉が渇くのでよく水分をとり，トイレに行く回数が多くなかったですか。
- E　おなかの病気は以前からありますか。

◉ 選択肢考察

○A，○B，○C，○D，×E

　若年者にみられる 1 型糖尿病を考える。すでに診断されている場合もあり，全く急速に発症して本例のようにケトアシドーシスで救急搬送される場合もある。てんかん，薬物中毒の鑑別は必要で B，C は聞くべきである。D は高血糖による脱水症状の確認に必要。糖尿病性ケトアシドーシスでは腹部症状が多く認められ腹痛，嘔吐が多いが，消化器系の疾患とは関係が少ないので正解は E である。

◉ 正解　E

問題 4-2　　　　　　　　　　　　　　　　　　　　　　　　　　　　　　　　　　E-11

身体診察

　18 歳の男子。数日前から全身倦怠感，食事摂取不能，嘔吐をきたしていたが，今朝，自宅にて昏睡状態で発見され救急搬送された。

　<u>重要でない</u>身体所見はどれか。

- A　大きく深い呼吸である。
- B　口腔内の乾燥所見がある。
- C　アセトン臭がある。
- D　頻脈，低血圧所見である。
- E　皮膚は冷たく発汗がある。

◉ 選択肢考察

○A，○B，○C，○D，×E

　Kussmaul 呼吸（A）を呈し，高血糖による高度の脱水のため皮膚および口腔内は乾燥（B）している。脱水のため循環不全（D）があり，血中ケトン体が上昇しケトン臭（C）がする。皮膚が冷たく冷汗があるのは低血糖発作のときである。

◉ 正解　E

問題 4-3　　　　　　　　　　　　　　　　　　　　　　　　　　　　　　　　E-11

検　査

　18歳の男子。数日前から全身倦怠感，食事摂取不能，嘔吐をきたしていたが，今朝，自宅にて昏睡状態で発見され救急搬送された。
　直ちに行うべき検査で重要性が低いのはどれか。

A　血　糖　　　　　　B　動脈血ガス分析
C　尿中ケトン体　　　D　血液電解質検査
E　頭部 CT

選択肢考察
○A，○B，○C，○D，×E

　1型糖尿病発症によるケトアシドーシスを疑うので A～D は直ちに行うべきである。頭部 CT は，意識障害をきたす中枢神経疾患を否定できないとき，鑑別診断のために行う。

正解　E

問題 4-4　　　　　　　　　　　　　　　　　　　　　　　　　　　　　　　　E-9

病態生理

　18歳の男子。数日前から全身倦怠感，食事摂取不能，嘔吐をきたしていたが，今朝，自宅にて昏睡状態で発見され救急搬送された。
　病態生理的に合致しないのはどれか。

A　インスリンの絶対不足　　　B　高度の脱水状態
C　高 Na 血症　　　　　　　　D　高血糖
E　高度の電解質不足状態

選択肢考察
○A，○B，×C，○D，○E

　インスリン不足による①肝での糖産生亢進と末梢での利用障害による高血糖，②蛋白分解亢進による糖原アミノ酸とケトン産生，③脂肪分解の亢進，④ケトン体産生の著明な亢進，が糖尿病の主な病態生理である。高浸透圧利尿により体液喪失とともに電解質異常（低 Na 血症，低 K 血症）をもたらす。血清 Na は高血糖により見かけ上さらに低く出るので C は間違い。血清 K は当初高値の場合もあるが，インスリン投与とともに低下するので，不整脈をきたさないためにも必ず補充する。

正解　C

問題 4-5　　　　　　　　　　　　　　　　　　　　　　　　　　　E-12

初期治療

18 歳の男子。数日前から全身倦怠感，食事摂取不能，嘔吐をきたしていたが，今朝，自宅にて昏睡状態で発見され救急搬送された。動脈血ガス分析：pH 7.2，HCO_3 12 mEq/L，PaO_2 95 Torr，$PaCO_2$ 15 Torr。血清生化学所見：空腹時血糖 350 mg/dL，Na 128 mEq/L，K 3.7 mEq/L。

初期治療で誤っているのはどれか。

A　初期のインスリンの経静脈投与
B　その後のインスリンの少量持続投与
C　初期の生理食塩水の補液
D　重炭酸投与
E　血糖 250 mg/dL 以下になった時点での K とブドウ糖の補充

選択肢考察

○A，○B，○C，×D，○E

糖尿病の治療の原則は，
①高血糖とケトーシスの是正のための**インスリン投与**
②体液および陽イオン喪失（Na，K）に対する**電解質の投与と補液**
③感染および心血管系疾患などの**合併症の治療**

である。

高血糖による浸透圧利尿のため Na，K は体内で絶対的に不足している。したがって血糖が 250 mg/dL より下がれば糖とともに K を補う。重炭酸イオンに関しては低カリウム血症をきたして不整脈を起こす原因になるので，pH 7.1 以上では行うべきでない。代謝性アシドーシスはインスリンの不足が軽減してケトーシスが改善すると，自然に補正される。

正解　D

問題 4-6　　　　　　　　　　　　　　　　　　　　　　　　　　　　　　　E-11

医療面接

17歳の女子。朝礼で長時間立っていて倒れて意識がなくなった。すぐに意識は回復し立ち上がった。校医から紹介されて受診した。

最も重要でない質問はどれか。

A　長時間立っていての失神はよく起こりますか。
B　失神および突然死の家族歴はありますか。
C　貧血を指摘されたことはありますか。
D　失神前に胸痛などの前駆症状はありましたか。
E　失神を起こす前に息が速くなりましたか。

● 選択肢考察 ●
○A，○B，○C，○D，×E

思春期に好発する，長時間起立時の立ちくらみを主訴とするものに起立性調節障害がある。失神転倒は脳血流の全般的な低下による。大動脈弁狭窄症などの心疾患の除外，不整脈による突然死の家族歴（QT延長症候群）の除外，鉄欠乏性貧血などの基礎疾患の除外などが重要。過換気症候群では失神に至ることはまれである。

● 正解　E

問題 4-7　　　　　　　　　　　　　　　　　　　　　　　　　　　　　　　E-11

身体診察

17歳の女子。朝礼で長時間立っていて倒れて意識がなくなった。すぐに意識は回復し立ち上がった。校医から紹介されて受診した。

最も重要でない身体所見はどれか。

A　臥位と立位での血圧および脈拍の変動　　B　眼瞼結膜の貧血の有無
C　項部硬直の有無　　　　　　　　　　　　D　心雑音の確認
E　頸動脈の血管雑音の確認

● 選択肢考察 ●
○A，○B，×C，○D，○E

起立性調節障害では立位負荷時の血圧，脈拍の変動の確認が重要。貧血および心疾患の除外，頸動脈病変による脳血流低下の可能性も否定すべきである。項部硬直はくも膜下出血で認めるが，その可能性は本例では極めて少ない。

● 正解　C

問題 4-8　　　　　　　　　　　　　　　　　　　　　　　　　　　　　　　　E-11

検　査

17歳の女子。朝礼で長時間立っていて倒れて意識がなくなった。すぐに意識は回復し立ち上がった。校医から紹介されて受診した。

直ちに行うべき検査で<u>重要性の低い</u>のはどれか。

A　心電図　　　　　B　心エコー検査
C　脳　波　　　　　D　髄液検査
E　血液・生化学検査

選択肢考察

○A　心電図は房室ブロック，徐脈，Adams-Stokes症候群などの鑑別に重要。
○B　心エコーは大動脈弁・肺動脈弁狭窄の除外に必要。
○C　脳波はてんかんの除外に必要。
×D　髄液検査はまずは必要性は低い。
○E　血液学検査は貧血の除外，血清生化学検査は低血糖，電解質異常による不整脈の除外に必要。

正解　D

問題 4-9　　　　　　　　　　　　　　　　　　　　　　　　　　　　　　　　E-9

病態生理

17歳の女子。朝礼で長時間立っていて倒れて意識がなくなった。すぐに意識は回復し立ち上がった。校医から紹介されて受診した。

病態生理として<u>合致しない</u>のはどれか。

A　有効循環血液量の低下がある。　　　　B　顔面蒼白，冷汗，悪心を伴う。
C　末梢血管の反応性低下がある。　　　　D　頭部を下げた臥位により回復する。
E　起立試験で血圧上昇と脈拍の増加を認める。

選択肢考察

○A，○B，○C，○D，×E

末梢血管反応の低下（C）により全身の血管床，特に筋肉内の血管拡張により血液のpoolingが生じ，有効循環血液量の低下（A）が起こる。当初は顔面蒼白，冷汗，悪心などの自律神経症状（B）を認め，さらに欠伸，深呼吸，徐脈傾向となり血圧が低下して意識を失う。頭を下げた臥位（D）で脳血流が改善し意識が回復する。起立試験では有意な血圧低下を認めるが，交感神経興奮による脈拍の上昇を認めない。したがってEは合致しない。

正解　E

CHAPTER 5 チアノーゼ

1 チアノーゼとは

皮膚や粘膜が暗い青紫色を呈する状態である。

2 病態生理

　皮膚・粘膜の色調は表皮のメラニン量のほか，真皮や皮下の血管内血流量，その血液の色調などによって変化する。チアノーゼは皮膚・粘膜の血液中のヘモグロビンの色調を反映したものである。

　毛細血管レベルで還元ヘモグロビン濃度が 5 g/dL 以上になると，その領域の皮膚や粘膜がチアノーゼを呈する。口唇粘膜，舌下粘膜，頬，耳介（耳朶），爪床などで観察しやすい。

　通常は観察部位のヘモグロビンの酸素飽和度の著しい低下を反映したもの（Hb 15.0 g/dL では酸素飽和度 66.7％以下）であるが，貧血では総ヘモグロビンの濃度が低いので酸素飽和度がかなり低くてもチアノーゼを示さず，逆に赤血球増加症では比較的軽度の酸素飽和度低下でもチアノーゼが観察される。また一酸化炭素中毒でも酸素飽和度は低下するが，一酸化炭素ヘモグロビンが鮮紅色を呈するため，チアノーゼは観察されない。

　チアノーゼのもう一つの病態は異常ヘモグロビン血症の存在である。メトヘモグロビン血症では，その濃度が 1.5 g/dL でチアノーゼを呈する。

3 チアノーゼの見方・考え方

　チアノーゼのみを主訴として受診する患者はまれである。ヘモグロビンの酸素飽和度を著しく低下させる疾患には，ショック，気道閉塞や呼吸器疾患，左→右シャントを有する先天性心血管異常，虚血性心疾患，心不全，肺塞栓症など重篤な病態に起因するものが多く，それぞれに特徴ある症候が前面に出る。これらの症候・疾患では，チアノーゼは患者の状態が重篤であることを示している。

　チアノーゼという症候が持つもう一つの特徴は，「観察部位の皮膚・粘膜の毛細血管レベルの酸素飽和度が著しく低下している」ことである。つまり，全身性のチアノーゼ（これを中心性チアノーゼ（central cyanosis）という）と，局所の身体部位に限局したチアノーゼがある。局所的なチアノーゼは，四肢の動脈の閉塞，静脈の閉塞，または血液のうっ滞で起こる（これを末梢性チアノーゼ（peripheral cyanosis）という）。いずれの場合も四肢末梢の毛細血管レベルで血流が停滞し，そこで多量の酸素が消費されるためである。

　チアノーゼが中心性か末梢性かは重症度，治療手段およびその緊急性が異なるので非常に重要であるが，両者は視診で鑑別できることが多い。中心性の場合は口唇，耳介，頬，手足のほか，寒冷の影響を受けにくい舌下の粘膜もチアノーゼを呈する。他方，末梢性チアノーゼは爪床，手足や下腿などにチアノーゼが観察される。チアノーゼの鑑別診断は中心性か，末梢性かを区別することから始まる。

　中心性または末梢性が明らかになったら，上記の可能性ある疾患について，年齢，既往歴，突然の発症など特徴ある病歴，心雑音，浮腫など特徴ある身体所見，胸部エックス線写真など特徴ある検査所見

から診断を絞り込む。

中心性チアノーゼの中にはメトヘモグロビン血症などの異常ヘモグロビン血症，多血症によるチアノーゼが含まれ，これらは検査によって診断できる。

4 確定診断までのプロセス（表5-1，図5-1）

チアノーゼの鑑別診断は①突然の発症か慢性か，出現年齢（出生時，乳児期など），既往歴，出現時の外的環境，職業・化学物質曝露・服薬，などの病歴，②中心性か末梢性かの判定とチアノーゼの原因に特徴的な身体所見，および③チアノーゼの原因に特徴的な検査所見，の3つの方向から，意味ある情報を組み合わせて絞り込む。

まず中心性か末梢性かを判定する。中心性には重篤な疾患が含まれているので迅速に鑑別診断を進める。すぐに酸素吸入を行い，チアノーゼが改善すれば呼吸器疾患か左心不全を，改善しなければ肺塞栓症，先天性心疾患，あるいは血液疾患を考える。

表5-1 チアノーゼの鑑別疾患の対象疾患

中心性	呼吸器疾患	気道閉塞・狭窄：気道異物，甲状腺腫瘍，肺門部腫瘍，大動脈瘤
		肺疾患：COPD，気管支喘息，肺炎，気胸
		肺塞栓症
	循環器疾患	先天性心疾患（右→左シャント）：Fallot四徴症，完全大血管転位，三尖弁閉鎖症，肺動脈閉鎖症，総肺静脈還流異常症，Eisenmenger症候群
		左心不全：冠不全症候群，大動脈弁狭窄症，僧帽弁閉鎖不全症
	血液疾患	異常ヘモグロビン血症：メトヘモグロビン血症
		赤血球増加症
末梢性	動脈閉塞	Raynaud症候群，ASO，糖尿病，急性大動脈解離
	静脈閉塞	下肢深部静脈血栓症
	血液うっ滞	右心不全，寒冷刺激，オムツカバーなどによる下肢の締めつけ

図5-1 チアノーゼの確定診断までのフローチャート

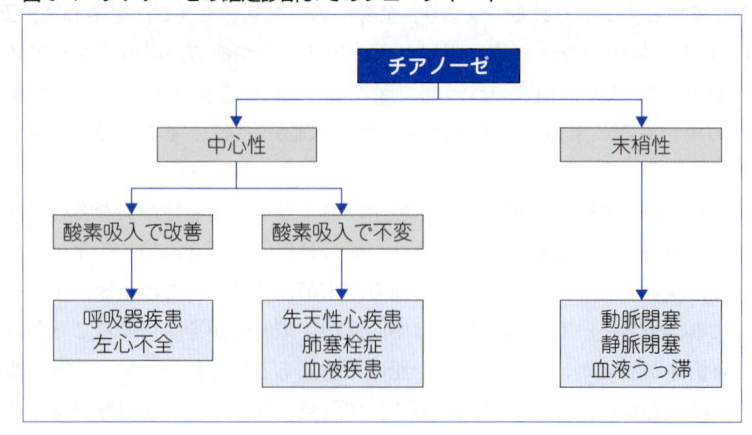

```
                    チアノーゼ
               ┌────────┴────────┐
              中心性              末梢性
         ┌─────┴─────┐              │
    酸素吸入で改善  酸素吸入で不変         │
         │              │              │
     呼吸器疾患    先天性心疾患      動脈閉塞
      左心不全      肺塞栓症        静脈閉塞
                    血液疾患        血液うっ滞
```

末梢性では基礎疾患の有無，環境，病歴が鑑別に役立つことが多い．

5　医療面接のポイント

- 自覚症状：呼吸困難，咳，痰，息切れ，胸痛，胸内苦悶，動悸などの症状では呼吸器疾患，循環器疾患を疑う．
- 既往歴：慢性呼吸器疾患や心不全があれば急性増悪を疑う．出生時から，あるいは乳幼児期・小児期からの心雑音・チアノーゼ出現は先天性心疾患や先天性の異常ヘモグロビン血症を疑う．
- 鎮痛薬や硝酸薬の連用，アニリン染料の使用などでは中毒性のメトヘモグロビン血症を疑う．
- 運動時，労作時出現であれば，先天性心疾患，虚血性心疾患，呼吸器疾患を疑う．
- 寒冷環境での出現であれば，寒冷刺激による皮膚循環障害，Raynaud（レイノー）症候群を疑う．
- 長年の喫煙では呼吸器疾患を疑う．
- 間欠性跛行，糖尿病の存在では動脈閉塞を疑う．
- 長期臥床，出産後，長時間の航空機旅行，あるいは下肢の外傷・手術後の突然の発症であれば肺塞栓症を疑う．
- 新生児のチアノーゼ：中枢性呼吸抑制，呼吸窮迫症候群，先天性心疾患を疑う．
- 乳幼児の激しい啼泣時：一過性の呼吸停止による憤怒けいれんを疑う．本症であればすぐに回復する．
- 家族にもチアノーゼ：遺伝性メトヘモグロビン血症を疑う．

6　身体診察のポイント

- チアノーゼの部位：中心性か末梢性か．舌下粘膜にみられれば中心性．耳朶などマッサージで消失すれば末梢性，しなければ中心性．
- バイタルサイン：ショックの有無の確認，救命処置の指標となる．意識がなければ中枢性の呼吸抑制も疑う．
- 頸静脈の怒張，肝脾腫，下肢の浮腫は右心不全（末梢性チアノーゼ）を疑う．
- 前頸部や気管支分岐部で連続音が聴取されれば気道異物や喘息発作などの気道狭窄を疑う．
- 胸部聴診で coarse crackles があれば左心不全（中心性チアノーゼ），呼吸器疾患を疑う．
- 心雑音があれば先天性心疾患，弁膜症を疑う．
- ばち状指があれば先天性心疾患，慢性呼吸器疾患を疑う．
- 一側下肢の浮腫，静脈瘤の存在では静脈閉塞を疑う．

7　検査のポイント

- 動脈血ガス分析：中心性チアノーゼでは酸素飽和度は低下するが，末梢性チアノーゼでは低下しない．メトヘモグロビンも測定可能な血液ガス分析器がある．
- 胸部エックス線撮影：心肥大，肺血管影の異常から肺うっ血や肺塞栓症，肺の異常陰影から呼吸器疾患診断が可能となる．
- 血球算定：多血症が明らかとなる．

・心電図：左心負荷，右心負荷が明らかとなる。
・心エコー図：シャント，逆流，梗塞に対して特有の所見がある。

8　初期対応のポイント

・ショックでは迅速な救命処置を行いながら，チアノーゼの原因を検索する。
・中心性チアノーゼではまず酸素吸入を実施して，その効果から鑑別診断を絞る。
・Fallot（ファロー）四徴症の低酸素発作では胸膝位で左右の心室圧を上昇させる。
・肺塞栓症は診断が必ずしも容易ではないので，病歴などから疑いを持つことが重要になる。
・中心性チアノーゼで重症感がない場合，メトヘモグロビン血症を疑ってみる。

CaseStudy

問題 5-1　　　　　　　　　　　　　　　　　　　　　　　　　　　　　　E-14

医療面接

16歳の男子。息切れを訴えて受診した。口唇，舌下粘膜にチアノーゼを認める。
<u>重要でない</u>質問はどれか。

A　咳，痰はありますか。
B　心臓の雑音があるといわれていますか。
C　よく飲んでいる薬はありますか。
D　家族に唇の青い人はいますか。
E　寒くないですか。

◎◎ 選択肢考察 ◎◎

○A　肺疾患，特に肺感染症を鑑別。
○B　先天性心疾患，弁膜症→心不全を鑑別。
○C　中毒性メトヘモグロビン血症を鑑別。
○D　遺伝性メトヘモグロビン血症を鑑別。
×E　この中では重要性が最も低い。患者は中心性チアノーゼを呈しており，寒冷刺激によるチアノーゼではない。また感染症などに伴う発熱の有無を問う場合にも「寒気・悪寒」は不適当であり，体温を測定すべきである。

●　正解　E

問題 5-2　　　　　　　　　　　　　　　　　　　　　　　　　　　　　　E-14

身体診察

78歳の女性。糖尿病と高血圧症で治療中。農作業中に急に息苦しさを訴えて救急車で搬送された。口唇，耳介，爪にチアノーゼを認める。
<u>重要でない</u>診察手技はどれか。

A　舌下粘膜の色調観察　　B　心音聴診
C　呼吸音聴診　　　　　　D　肝の触診
E　指の形状の観察

◎◎ 選択肢考察 ◎◎

○A　中心性と末梢性の鑑別。
○B　弁膜症，肺高血圧症の鑑別。
○C　左心不全，気胸，肺炎，肺水腫，気管支喘息，気道異物などの鑑別。
×D　この中では重要性が最も低い。肝の腫大は肝疾患のほか，右心不全などでもみられる。右心不全は末梢性チアノーゼの原因となるが，呼吸困難感を引き起こす直接の原因とはなりにくい。
○E　ばち状指があれば，心血管奇形や慢性肺疾患などの急性増悪を鑑別する必要がある。

●　正解　D

問題 5-3　　　　　　　　　　　　　　　　　　　　　　　　　　　　　　E-14

検　査

　46 歳の女性。海外旅行から帰国した折，空港で急に胸痛を訴えた。口唇にチアノーゼを認める。今まで唇が青いと言われたことはないという。呼吸音と心音に異常はない。

　<u>重要でない</u>検査はどれか。

A　動脈血ガス分析　　　B　メトヘモグロビン濃度測定
C　胸部エックス線撮影　D　心電図
E　心エコー検査

選択肢考察

○A　中心性チアノーゼで酸素飽和度低下をきたす。
×B　病歴から遺伝性メトヘモグロビン血症は考えにくい。
○C　心拡大，肺水腫，肺炎，肺血管陰影異常などがわかる。
○D　虚血性心疾患，左右の心負荷がわかる。
○E　シャント，逆流，壁の運動異常，心嚢液の貯留がわかる。

正解　B

問題 5-4　　　　　　　　　　　　　　　　　　　　　　　　　　　　　　E-13

病態生理

　酸素吸入によってチアノーゼの改善が期待できるのはどれか。

A　Fallot 四徴症　　　　B　肺水腫
C　メトヘモグロビン血症　D　肺塞栓症
E　Raynaud 症候群

選択肢考察

×A，○B，×C，×D，×E

　肺での酸素化障害がチアノーゼの原因となっている疾患では，<u>酸素吸入</u>によるチアノーゼの改善が期待できる。呼吸器疾患では上気道の狭窄，肺炎，COPD，気管支喘息，気胸などであり，心疾患では左心不全（肺水腫）を引き起こした冠不全症候群，大動脈弁狭窄症，僧帽弁閉鎖不全症などである。

　Fallot 四徴症のチアノーゼ増悪発作では，うずくまって膝を胸に押しつける姿勢を取ると改善する（両側心室圧の上昇によって相対的に肺動脈血流量が増加すると考えられている）が，酸素吸入の効果は限定的である。メトヘモグロビンは酸素と結合できないので，酸素吸入によるチアノーゼの改善は期待できない。肺塞栓症の初期では酸素吸入による低酸素血症の改善は明瞭でない（進行して左心不全が加われば，酸素吸入や人工呼吸は有効となる）。Raynaud 症候群でみられるチアノーゼは動脈の攣縮による末梢性チアノーゼであり，酸素吸入での改善は期待できない。

正解　B

問題 5-5　　　　　　　　　　　　　　　　　　　　　　　　　　　　　　E-13

初期治療

　55 歳の男性。6 年前から慢性気管支炎と診断され，通院加療中であった。喫煙歴 25 年。昨夜から 38℃台の発熱と咳，痰があり，今朝意識がもうろうとしたため救急車で搬送された。体温 38.4℃。血圧 172/98 mmHg。脈拍 102/分，整。呼吸数 24/分。呼びかけには応じないが，痛み刺激で開眼する。舌下粘膜，口唇，耳介，爪はチアノーゼを呈する。頸静脈の怒張，下腿浮腫，ばち状指が認められる。呼吸音に左右差はなく，両側肺野で coarse crackles を聴取する。心雑音は聴かれない。

　まず行うべきなのはどれか。

A　酸素吸入　　　B　利尿薬の注射
C　抗菌薬の点滴　D　降圧薬の注射
E　輸　液

選択肢考察
○A，×B，×C，×D，×E

　発熱，咳，痰，と慢性気管支炎の既往から，肺炎などによる慢性気管支炎の急性増悪と考えられる。頸静脈の怒張，下腿浮腫からは右心不全が考えられ，肺性心といえる。チアノーゼが舌下粘膜に認められることから中心性チアノーゼであるが，右心不全による末梢性チアノーゼもあり，両チアノーゼとも存在している。意識障害と高血圧は慢性気管支炎の急性増悪による急性の高度低酸素血症によるものと考えられる。したがって，ただちに行うべき処置は酸素吸入であり，改善が得られない場合には気管挿管＋人工呼吸器の装着も考慮しなければならない。利尿薬は右心不全の治療に有効であるが，低酸素血症の治療としては有効でない。抗菌薬も肺炎の治療として有効であるが，酸素吸入よりも優先順位は低い。高血圧は低酸素血症の改善に伴ってみられなくなるはずであり，低酸素血症のまま血圧を下げることは**禁忌**である。輸液は静脈路確保の目的でなされるが，右心不全のため輸液量はわずかであり，酸素吸入よりも優先度は低い。

正解　A

CHAPTER 6 脱　水

1 脱水とは

体液量が減少した状態である。

2 病態生理

(1) 基礎知識

体内の水分（体重 60 kg の人は 36 L）は，2/3 が細胞内液，1/3 が細胞外液で，細胞外液は 1/4 が血管内の血漿（有効循環血液量），3/4 が組織間液（間質液）である（図 6-1）。細胞外液の主な陽イオンは Na^+（140 mEq/L），細胞内液は主体が K^+ で Na^+（20 mEq/L）は少ない。

抗利尿ホルモン（antidiuretic hormone：ADH。同義語：バソプレッシン（arginine vasopressin：AVP））は，血漿浸透圧 280mOsm/kg 以上（高浸透圧）で，また循環血液量減少・血圧低下などで分泌が増加し，腎集合尿細管の水再吸収を促進することで体内に水を貯留する。

(2) 脱水の病態生理

脱水は，体液のうち水と Na^+ が喪失して起こる。細胞外液に多い水と Na^+ の喪失バランスで 3 つに分類する（表 6-1）。

1) 等張性脱水（混合型）

大量の細胞外液が喪失した状態。細胞外液が減少し細胞内液は維持される。下痢・嘔吐，出血，熱傷などが原因で起こる。循環血液量減少による症候が主体。脱水の多くを占める。

2) 高張性脱水（水分喪失型）

Na^+ より水が多く失われた状態。細胞外液浸透圧（血漿浸透圧）が上昇し，細胞内から細胞外に水が移行し，細胞内液は減少するが細胞外液の減少は軽い。細胞内脱水により口渇が強く，進行すると興奮や昏睡が起こる。血漿浸透圧上昇が口渇中枢を刺激することで飲水が促進されるが，口渇を感じないか，感じても飲水できない意識障害の患者，高齢者，乳幼児などで，水補充が不十分なときに生じる。

3) 低張性脱水（Na^+ 喪失型）

水より Na^+ が多く失われた状態。細胞外液の浸透圧は低下し，細胞外から細胞内に水が移行するため細胞外液は著減，細胞内液が著増する。循環血液量が減少し頻脈，血圧低下，表在性静脈虚脱（頸静脈

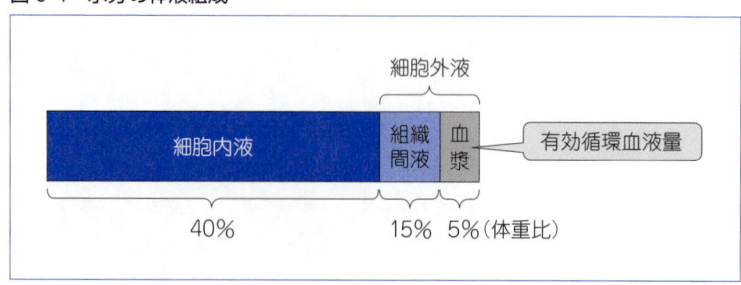

図 6-1　水分の体液組成

表 6-1　水と Na⁺ の喪失バランスによる脱水の分類

	低張性脱水	等張性脱水	高張性脱水
体液喪失の主体	Na⁺ 喪失	両者	水分喪失
細胞内外の水の移動 細胞外液量 細胞内液量	細胞外⇒細胞内 ↓↓↓ ↑↑↑	細胞内⇔細胞外 ↓↓ →	細胞内⇒細胞外 →〜↓ ↓↓↓
循環血漿量	減少が強い	やや減少	減少は軽い
血清 Na 濃度（mEq/L）	135 以下 低ナトリウム血症	135〜145 正常	145 以上 高ナトリウム血症

虚脱）などが起こる。細胞内液の増加は細胞内溢水（いっすい）や水中毒といわれ，頭痛，嘔吐，意識障害などの神経症状を起こす。

　低張性脱水は，尿中への Na⁺ 部分排泄率（fractional excretion of sodium：FE_{Na}，基準値 1〜2%）で腎外性塩分喪失と腎性塩分喪失に分けられる。

$$FE_{Na} = \frac{尿中\ Na^+／血清\ Na^+}{尿中\ Cr／血清\ Cr} \times 100\%$$

a. 腎外性塩分喪失（FE_{Na} は 1% 未満）：発汗，嘔吐・下痢，サードスペースへの流出（腹水・胸水など）などで起こる。

b. 腎性塩分喪失（FE_{Na} は 1% 超）：利尿薬，尿細管障害，アンジオテンシン変換酵素阻害薬，副腎不全（鉱質コルチコイド欠乏），塩分喪失性腎症などで起こる。

3　脱水の見方，考え方

　脱水の見方，考え方は，水・電解質異常への取り組みである。脱水は体液の喪失であり，本態は細胞外液の減少である。まず細胞外液の主体をなす水と Na⁺ 喪失のアンバランスを評価する。具体的には，高ナトリウム血症と低ナトリウム血症の 2 つの病態について，自己調節能による修飾を斟酌し，体内で起きている現象を正確に把握することが適切な診断と治療につながる。

　診療の第一歩は，患者が脱水状態にあることを疑うことである。問診，身体診察，検査結果，臨床経過から，脱水が示唆されるときは，等張性脱水・高張性脱水・低張性脱水の鑑別を試みる。問診では，脱水をきたす各種疾患を想定して聴取する。症候では，①細胞外液の血漿の減少，すなわち有効循環血液量の減少に起因する症状として，頻脈・血圧低下（起立性低血圧）・頸静脈虚脱・尿量減少・末梢循環不全など，②細胞外液の間質液の減少による，皮膚緊張度（ツルゴール）低下・舌の乾燥・腋窩の乾燥・眼球陥凹など，③細胞内液の増加による，頭痛・悪心・嘔吐・けいれん・意識障害など，④細胞内液の減少では，それに至る血漿浸透圧上昇の症状として強い口渇や，ADH 分泌に伴う濃縮尿，不安・易刺激性・傾眠などがあるかを，それぞれ確認する。症状を訴えられない高齢者・乳幼児・重症患者などでは，臨床経過，身体診察，検査所見から推測する。

　脱水は，それ自体が疾患であるとともに，多くは他の疾患に合併する病態である。脱水自体は発症機序から水・電解質異常を評価し，原疾患があるときは脱水の合併を加味した原疾患の診療を行う。後者の典型例は，糖尿病における高血糖発作に重篤な脱水が合併する場合などである。原疾患の治療は，ダ

図 6-2 体液組成の経年変化

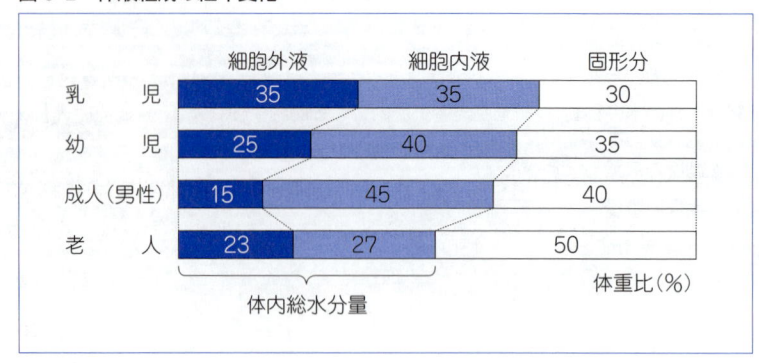

	細胞外液	細胞内液	固形分
乳児	35	35	30
幼児	25	40	35
成人(男性)	15	45	40
老人	23	27	50

体内総水分量　　　　体重比(%)

イナミックな分析のもとに，脱水の補正とともに行うことになる。

　脱水は，患者の年齢により対応が異なる。乳幼児は体重に占める体液量の比率が成人より大きく脱水になりやすい。老人は体液量の割合は成人より少ないが，口渇機序の鈍化により飲水行動が不十分であったり，感染症の発熱や不感蒸泄でも脱水になりやすい。老人は，脱水により意識障害が起きたり，腎機能障害が悪化することがある（図 6-2）。

　脱水は，等張性脱水が多く（小児では 70%），口渇に反応した飲水や ADH 分泌による水貯留で自然に軽快することが多いが，補液で補正を要する場合もある。高張性脱水と低張性脱水は，高ナトリウム血症と低ナトリウム血症の一部の病態をなすことになる。両者の鑑別診断はまれな疾患も含むが，脱水の機序を正しく認識し，診断と治療を行うことが重要である。

4　確定診断までのプロセス

　体液量の喪失は体重減少に反映される。脱水の本態は細胞外液の喪失だが，有効循環血液量の減少だけでなく，サードスペースへの水貯留が起こることもある。また，細胞内外の水の移動が病態を複雑にしている。

　等張性脱水は頻度が高く，問診，症候，検査である程度診断が可能である。高張性脱水と低張性脱水は，それぞれ水分喪失型の高ナトリウム血症と Na^+ 喪失型の低ナトリウム血症（特に低張性低ナトリウム血症）の診断プロセスについてまとめる。

(1) 高ナトリウム血症（図 6-3）

　血清ナトリウム濃度が 145 mEq/L を超えるときに高ナトリウム血症という。水分摂取ができ口渇中枢が正常であれば重症の高ナトリウム血症は発症しにくい。

　高ナトリウム血症は高浸透圧血症を呈する。Na^+ 喪失より大量の水分を喪失することで発症する。通常は多尿と口渇が激しい。脳細胞萎縮から細胞内容量減少が起き，意識障害，せん妄，けいれん，昏睡に至る。筋けいれんから発熱し高体温になる。

　診断のアプローチは尿浸透圧から調べる。

1) 高浸透圧尿（400mOsm/kg 超）：腎の水分維持機構が保たれている。
　a. 全身ナトリウム量増加を反映（例：原発性アルドステロン症など）
　b. 腎性喪失（例：糖尿病性高血糖，マンニトール使用）：浸透圧利尿により体液量が進行性に減少す

図 6-3　高ナトリウム血症の確定診断までのフローチャート

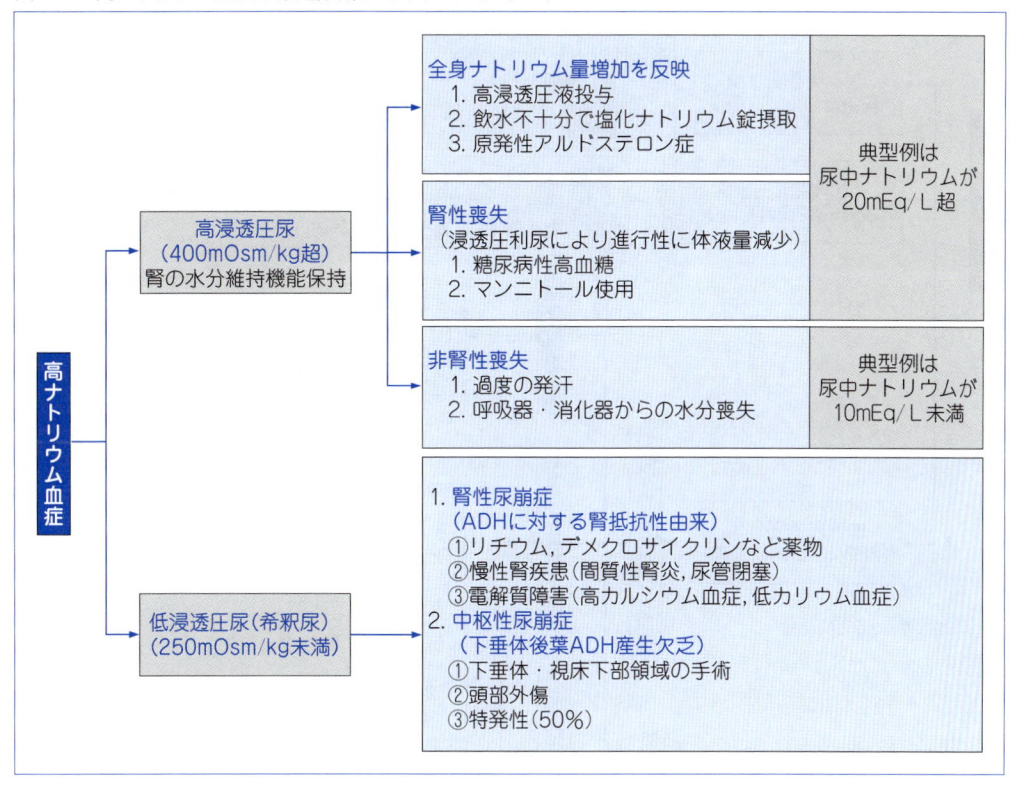

```
                    ┌─ 全身ナトリウム量増加を反映
                    │    1. 高浸透圧液投与              ┐
                    │    2. 飲水不十分で塩化ナトリウム錠摂取  │ 典型例は
                    │    3. 原発性アルドステロン症       │ 尿中ナトリウムが
                    │                                  │ 20mEq/L 超
        高浸透圧尿  ├─ 腎性喪失                        │
        (400mOsm/kg超)│  (浸透圧利尿により進行性に体液量減少)│
        腎の水分維持機能保持│ 1. 糖尿病性高血糖           │
高                  │    2. マンニトール使用           ┘
ナ                  │
ト                  │── 非腎性喪失                      ┐ 典型例は
リ                  │    1. 過度の発汗                   │ 尿中ナトリウムが
ウ                  │    2. 呼吸器・消化器からの水分喪失  │ 10mEq/L 未満
ム                                                     ┘
血
症                  1. 腎性尿崩症
                       (ADHに対する腎抵抗性由来)
                       ①リチウム,デメクロサイクリンなど薬物
        低浸透圧尿(希釈尿) ②慢性腎疾患(間質性腎炎,尿管閉塞)
        (250mOsm/kg未満)  ③電解質障害(高カルシウム血症,低カリウム血症)
                    2. 中枢性尿崩症
                       (下垂体後葉ADH産生欠乏)
                       ①下垂体・視床下部領域の手術
                       ②頭部外傷
                       ③特発性(50%)
```

　　る。
　c. **非腎性喪失**（例：過度の発汗，呼吸器・消化器からの水分喪失）：水分摂取のみでは低張性水分喪失を補正できない。
2）**低浸透圧尿**（希釈尿，250mOsm/kg 未満）
　a. **腎性尿崩症**（例：リチウム，デメクロサイクリンなどの薬物，慢性腎疾患など）
　b. **中枢性尿崩症**：下垂体後葉の ADH 産生欠乏による。

(2) **低ナトリウム血症**（図 6-4）

　血清ナトリウム濃度が 135 mEq/L 未満を低ナトリウム血症という。入院患者で最も多い電解質異常である。有効循環血液量の減少は圧受容器反射を介して ADH 分泌を促進し，血管内血液量を増加させる。低ナトリウム血症は，ADH が適切に分泌されるときと，不適切に増加するとき（SIADH）で異なる。

　診断へのアプローチは，血清浸透圧で高張性と等張性を否定し，次に低張性低ナトリウム血症を細胞外液の状態で鑑別する。

1）**高張性低ナトリウム血症**：高血糖，高張輸液（マンニトールなど），造影剤などで起こる。
2）**等張性低ナトリウム血症**：高タンパク血症や脂質異常症による偽性低ナトリウム血症，あるいは検査上のエラーによる。
3）**低張性低ナトリウム血症**（血清浸透圧が 280mOsm/kg 未満）：問診，症候，検査により鑑別する。

図 6-4 低ナトリウム血症の確定診断までのフローチャート

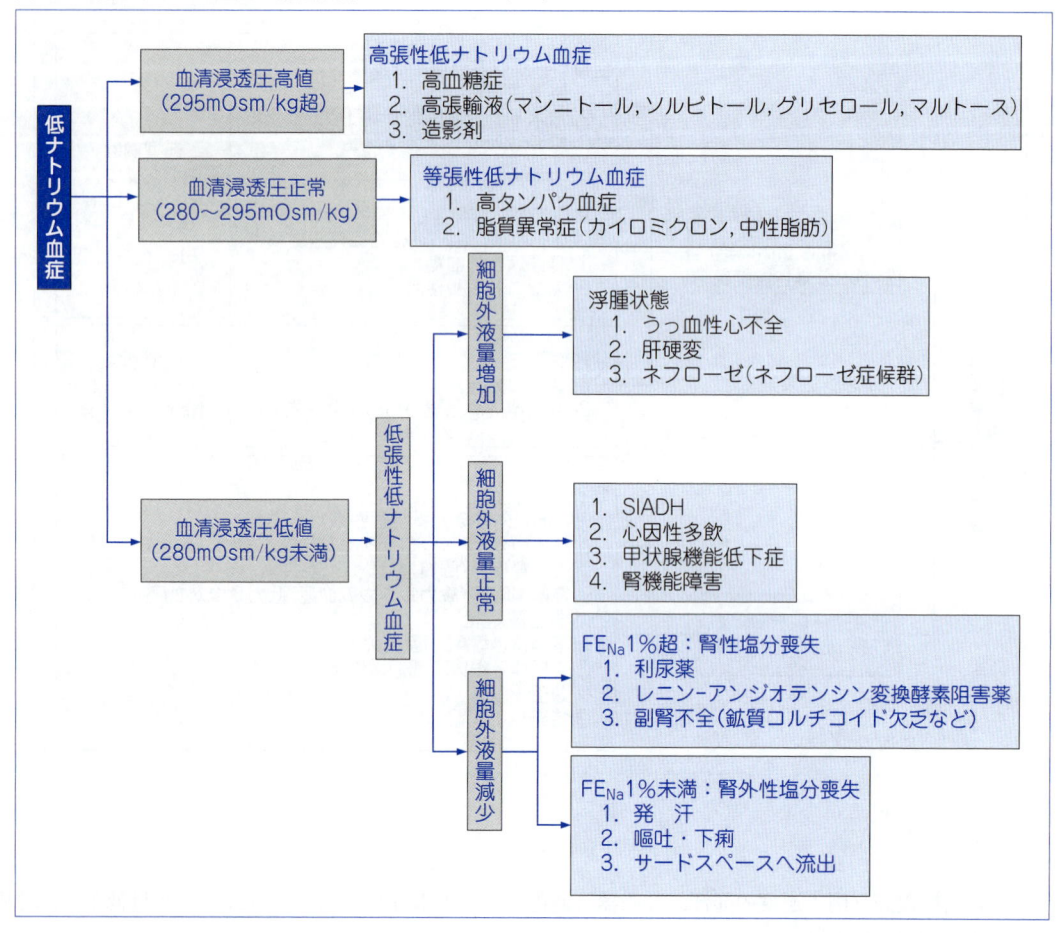

```
低ナトリウム血症
├─ 血清浸透圧高値（295mOsm/kg超）→ 高張性低ナトリウム血症
│                                    1. 高血糖症
│                                    2. 高張輸液（マンニトール, ソルビトール, グリセロール, マルトース）
│                                    3. 造影剤
├─ 血清浸透圧正常（280〜295mOsm/kg）→ 等張性低ナトリウム血症
│                                       1. 高タンパク血症
│                                       2. 脂質異常症（カイロミクロン, 中性脂肪）
└─ 血清浸透圧低値（280mOsm/kg未満）→ 低張性低ナトリウム血症
     ├─ 細胞外液量増加 → 浮腫状態
     │                   1. うっ血性心不全
     │                   2. 肝硬変
     │                   3. ネフローゼ（ネフローゼ症候群）
     ├─ 細胞外液量正常 → 1. SIADH
     │                   2. 心因性多飲
     │                   3. 甲状腺機能低下症
     │                   4. 腎機能障害
     └─ 細胞外液量減少 ┬→ $FE_{Na}$1%超：腎性塩分喪失
                       │    1. 利尿薬
                       │    2. レニン-アンジオテンシン変換酵素阻害薬
                       │    3. 副腎不全（鉱質コルチコイド欠乏など）
                       └→ $FE_{Na}$1%未満：腎外性塩分喪失
                            1. 発汗
                            2. 嘔吐・下痢
                            3. サードスペースへ流出
```

a. **細胞外液量増加**：体液量増加の徴候（例：四肢の浮腫, 腹水, 胸水, 肺水腫など）がある。うっ血性心不全, 肝硬変, ネフローゼ（ネフローゼ症候群）などによる。

b. **細胞外液量正常**：体液量減少の徴候がない。SIADH, 心因性多飲, 甲状腺機能低下症, 腎機能障害などによる。

c. **細胞外液量減少**：脱水の症候（起立性低血圧, 安静時頻拍, 皮膚ツルゴール低下, 皮膚乾燥, 頸静脈虚脱）がある。FE_{Na}の値で鑑別する。

①FE_{Na} 1%超：**腎性塩分喪失**（例：利尿薬・レニン-アンジオテンシン変換酵素阻害薬の服用, 副腎不全などによる）

②FE_{Na} 1%未満：**腎外性塩分喪失**（例：発汗, 嘔吐・下痢, サードスペースへの流出などによる）

5　医療面接のポイント

(1) 脱水の問診で聞くこと
- **飲食低下**：意識障害，悪性腫瘍，高齢者，乳幼児などで低下する。
- **排泄増加**：発熱・発汗，嘔吐・下痢，糖尿病・尿崩症・利尿薬などによる多尿。
- **体重減少**：重症度の指標。体重減少率（%）が，軽症は 1〜4%（乳児＜5%，年長児＜3%），中等症は 4〜8%（同 5〜10%，同 3〜9%），重症は 8〜12%（同 10%＜，同 9%＜）。
- **尿量減少**：脱水の初発症状。尿量だけでなく濃縮尿か希釈尿かも重要。
- **循環器系症状**：立ちくらみ，脈が速い（頻脈），四肢冷感など。
- **精神・神経系症状**：頭痛，不穏，易刺激性，錯乱，脱力感，不明瞭な会話，傾眠，昏睡，意識障害など。
- **口渇**：多尿ありは，尿崩症，糖尿病，利尿薬など。多尿なしは，出血，下痢・嘔吐・発汗，飲水低下（意識障害，口渇中枢障害，高齢者，消化管疾患），心因性多飲（精神障害），抗精神病薬による口渇中枢異常，血管外への水分移行（心不全，ネフローゼ，肝硬変）など。
- **口腔・鼻腔の乾燥**（「喉の渇き」より「口の渇き」，「口の中が苦い」などの訴え）：口呼吸，Sjögren（シェーグレン）症候群，薬剤性，心因性など。
- **皮膚の乾燥：腋窩**などの乾燥について聞く。

(2) 小児，特に乳児は脱水になりやすい
- 経口水分摂取量：普段の摂取量を参考に減った度合い。
- 尿量：最後の排尿はいつか。
- 嘔吐・下痢：量と回数。
- 発汗：有無。
- **啼泣時：涙の有無**。
- **体重：減少の程度**。
- 小児の低張性脱水では口渇感が初発症状になりにくい。

(3) 高齢者も脱水になりやすい
- 意欲低下や意識障害などの神経症状や食欲低下での初発が多い。
- 急性感染症，脳血管障害，悪性腫瘍の悪化などで，経口的に水・電解質摂取が困難な状態が背景にありがち。
- 経口摂取の低下が最大の要因。
- 加齢・中枢神経疾患などで，口渇中枢が鈍化し脱水時に口渇を感じにくい。

(4) 高齢者の脱水で聴取するポイント
- 食欲や飲水量が低下していないか。
- 発熱（不感蒸泄が増加）していないか。
- 嘔吐や下痢などはないか。
- 尿量の確認：非医療職（介護者・ヘルパーなど）から情報聴取。尿道カテーテルでは尿の濃さ，尿量 500 mL/日以下に注意。寝たきりはオムツのぬれ回数，重量を聞く。
- **処方内容の再確認**（利尿薬の有無など）。

6 身体診察のポイント

(1) 通常のポイント（表6-1, 6-2）

細胞内液の増減，細胞外液（間質液・血漿）の減少により，脱水の症候はある程度分かれる。機序から症候を整理するとよい。

1) 細胞内液減少：血漿浸透圧上昇による強い口渇。ADH 分泌が適切なら濃縮尿。不穏，易刺激性，傾眠など。主に高張性脱水でみられる。
2) 細胞内液増加：細胞内溢水・水中毒。頭痛，悪心，嘔吐，けいれん，意識障害など。主に低張性脱水でみられる。
3) 細胞外液（間質液）減少：皮膚緊張度（ツルゴール）低下，舌の乾燥（舌溝の存在），粘膜の乾燥（口腔・鼻腔），皮膚の乾燥（腋窩），眼球陥凹・眼圧低下，小児は大泉門陥凹。高張性・低張性脱水の双方でみられる。
4) 細胞外液（血漿）減少：循環血液量減少（血管内脱水）で，頻脈，起立性低血圧，表在性静脈虚脱（頸静脈虚脱），尿量減少など。末梢循環不全で四肢冷感，手爪圧迫時の毛細血管再充満遅延など。高張性・低張性脱水の双方でみられる。

(2) EBM に基づいた細胞外液減少の身体所見の有用性（McGee ら, 1999）

細胞外液減少では，「腋窩の乾燥」の陽性尤度比*が 2.8 と有意。「口腔・鼻腔の粘膜乾燥」，「舌溝の存在」，「眼球陥凹」の陰性尤度比*がそれぞれ 0.3，0.3，0.5 と有意。神経学的所見では，「不明瞭な会話」の陰性尤度比が 0.5 と有意。「錯乱」，「脱力感」の尤度比は非有意。急激な細胞外液量減少の身体所見では，「起立性頻脈（30 回/分以上の増加）」と「強度のふらつき」が最も有意。

*結果が陽性の陽性尤度比は 2〜5，陰性の陰性尤度比は 0.5〜0.2。

表 6-2 脱水の分類（低張性・等張性・高張性）別にみた症候

	低張性脱水（Na 喪失型）	等張性脱水	高張性脱水（水分喪失型）
口渇	時にあり	なし	著明
皮膚ツルゴール	↓↓	↓	↓
反射	減弱	様々	亢進
口腔粘膜	乾燥	乾燥	乾燥著明
体温	↓		↑[1)
意識状態	昏睡	無欲状	興奮
頭痛	＋	－	－〜＋
悪心・嘔吐	＋	－	－〜＋
けいれん	＋	－	－〜＋
脈拍	速・弱	速	やや速
末梢循環不全	あり	軽度あり	なし〜軽度あり
起立性低血圧	＋	＋	－
ヘマトクリット	↑	↑	→[2)

[1) 高張性脱水では筋けいれんから発熱し体温が上昇する。
[2) 高張性脱水では，高浸透圧で赤血球が縮小し，濃縮の影響が打ち消され，ヘマトクリットが変わらない。

表 6-3 小児の脱水における重症度別の症候

		軽 症	中等症	重 症
体重減少	乳 児	<5%	5〜10%	10%<
	年長児	<3%	3〜9%	9%<
意識状態		正常	正常	嗜睡
けいれん		(−)	(±)	(+)
啼泣時の涙		出る	出るが少ない	出ない
口唇乾燥		(+)	(++)	(+++)
皮膚ツルゴール低下		(−)	(++)	(+++)
大泉門		平坦	少し陥凹	明らかに陥凹
脈 拍		正常〜軽度頻脈	頻脈	頻脈（触れにくい）
毛細血管再充満時間[1]		<1.5 秒	1.5〜3.0 秒	3.0 秒<

[1] 毛細血管再充満時間：爪床を蒼白になるまで圧迫し，それを解除したときに元の充血した状態に回復するまでの時間。

(3) 小児の脱水における重症度別の症候（表 6-3）
(4) 高齢者の脱水の身体診察のポイント
・意識障害・頻脈があれば中等度から高度の脱水。
・低張性脱水では口渇感が出現しにくいことがある。
・臨床症状が非典型的。"not doing well" の状態は感染症や脱水を疑う。
・向精神薬・抗コリン薬による唾液分泌抑制を脱水と誤診しがち（舌の乾燥）。

7 検査のポイント

・脱水では，UN，UN/Cr 比，アルブミン値，ヘマトクリット値，ヘモグロビン値などが上昇する。
・尿量減少，尿比重（浸透圧）上昇，尿 Na 濃度低下などが細胞外液減少を示唆する。
・胸部エックス線写真（胸水，心拡大，血管影など），超音波検査（下大静脈径の縮小と呼吸性変動は有効循環血液量の減少を疑う），心カテーテル（中心静脈圧と肺動脈楔入圧の低下）。
・血清カリウム濃度は，原疾患，アシドーシスの有無で様々。
・脱水症は DIC の原因となりうる。

8 初期対応のポイント

・脱水の治療は，失われた水分と電解質を推測し補液計画を立てる。
・治療中は，体重変化や電解質チェックで計画を見直す。
・自由水欠乏量は，現在の総体重×（患者血清 Na−140）/140 で算出。
(1) 等張性脱水の初期治療
　等張性脱水は，細胞内外の水の移動がない。初期治療は，通常，1/2 生食液（生食液と 5%グルコース液を 1：1 で混合，Na 濃度 75〜100 mEq/L）か，1 号液（点滴開始液）で始める。尿量が 30〜60

mL/時に達するまで投与する。

(2) 低張性脱水の初期治療

　　低張性脱水は，低張性低ナトリウム血症では細胞外から水が移行し細胞内が浮腫になるが，数日で中枢神経細胞内の浸透圧物質は減少し回復する。治療の緊急性は症状（頭痛・嘔吐・意識障害など）の有無と発症後の経過で決める。症状を伴う重篤な低ナトリウム血症は積極的な治療が必要。細胞外液の減少に対して血管内血液量を補充（通常は生食液を使用）し，かつ基礎疾患を治療する。初期治療の目標は，原因のいかんによらず，初めの 24 時間で Na 濃度を目標値の半分まで増加する。1～2 mEq/L/時より急速な補正は避ける（中心性橋ミエリン溶解のリスクが増大。水分の移動に伴い橋の脳細胞が急速に縮み脱髄が生じ，神経脱落症状が出現し昏睡から死に至る）。

(3) 高張性脱水の初期治療

・循環血液量および細胞外液増加のために，1/2 生食液（生食液と 5%グルコース液を 1：1 で混合，Na 濃度 75～100 mEq/L）を 200～500 mL/時で開始。その後，1 時間ごとに 100～250 mL を追加する。
・血清 Na 濃度 140 mEq/L 以下，血漿浸透圧 330mOsm/L 以下の時点で細胞外液補充中心に変更。
・欠乏補充輸液は 2～3 日間で是正する（急激にしない！）。
　　実際には，維持量＋欠乏量×1/2（or 1/3）を投与する。

(4) 小児の脱水の初期治療

・脱水の程度と型を知る（乳児は他の年齢に比べ高張性脱水が多い）。
・1 号液（点滴開始液）で開始する。
　　①低・等張性脱水：細胞外液減少が顕著。10～20 mL/kg/時で補正する。
　　②高張性脱水：急速に血清 Na 濃度を低下させるとけいれんを起こす。5～10 mL/kg/時で比較的緩徐に補正。
・3 号液（維持液）や 2 号液（細胞内修復液）で維持補液。

(5) 高齢者の脱水の初期治療

・原因を除去する。
・脱水進行防止の補液量
　1 日必要水分量＝不感蒸泄 15（10～20）mL/kg＋便中水分 100 mL＋尿量＋嘔吐や下痢など喪失分の和で計算する。
・水分欠乏量
　（患者血清 Na－140）/140×体内総水分量を水分欠乏量とする。
　高齢者の体内総水分量は体重（kg）×0.5（成人は 0.6）を用いる。
　乏尿，精神神経症状を伴う場合は，平均 3,000 mL の水分欠乏を目安とする。
　実際には，まず 500～1,000 mL/日を 3 日間行い，その後の輸液量を調節する。

文　献

McGee S, et al：The rational clinical examination. Is this patient hypovolemic? J4MA, 281：1022-1029, 1999.

CaseStudy

問題 6-1　　　　　　　　　　　　　　　　　　　　　　　　　　　E-16

医療面接

　55歳の男性。4日前から39℃の発熱で汗をかき，下痢と嘔吐が止まらない。今朝，立ちくらみと頭痛を訴えて来院した。

　重要でない質問はどれか。

A　尿は出ますか。
B　水を飲みましたか。
C　手足が冷たくなりますか。
D　喉が渇きますか。
E　仰向けに寝ると苦しいですか。

選択肢考察

○A　発熱，発汗，嘔吐，下痢が続いているため脱水の可能性がある。通常は尿量減少が初発症状である。
○B　口渇中枢が正常に機能していれば脱水に対して水分を欲しがるし，飲水の程度で重症度が変わる。
○C　脱水により有効循環血液量が減少した場合，末梢循環不全による四肢冷感などを自覚することがある。
○D　脱水では，口渇中枢が正常であれば，口渇を訴える。
×E　起坐呼吸の有無を聞いているが，これは左心不全の徴候である。この病歴からは心不全の可能性は低い。

●　正解　E

問題 6-2　　　　　　　　　　　　　　　　　　　　　　　　　　　E-16

身体診察

　55歳の男性。4日前から発熱，発汗，下痢，嘔吐が持続し，立ちくらみと頭痛を訴えて来院した。身長168 cm，体重62 kg。意識清明。眼球結膜に黄疸なく，眼瞼結膜に貧血はない。心音は正常で，心雑音はない。呼吸音は正常。皮膚ツルゴールが低下している。頸静脈は虚脱している。

　身体診察で得られる所見はどれか。

A　体重増加　　B　徐　脈
C　血圧上昇　　D　腋窩の乾燥
E　下腿浮腫

選択肢考察

×A　脱水では体液量の喪失により体重は減少する。
×B　脱水では有効循環血液量が減少し代償性に脈拍が増える。
×C　脱水では有効循環血液量が減少し血圧は低下する。立ちくらみがあることから起立性低血圧が疑われる。
○D　脱水による細胞外液減少では腋窩の乾燥の陽性尤度比が2.8と高い。腋窩の乾燥は細胞外液減少で有意にみられる症状である。
×E　脱水では体液量が喪失し，下腿浮腫は起きにくい。

●　正解　D

問題 6-3　　　　　　　　　　　　　　　　　　　　　　　　　　　　E-16

検　査

　55歳の男性。4日前から発熱，発汗，下痢，嘔吐が持続し，立ちくらみと頭痛を訴えて来院した。元来，偏食はないが数日間は食欲がなく，水も十分には飲んでいない。過去に血圧の異常や糖尿病を指摘されたことはない。喫煙歴や飲酒歴もない。血圧 95/85 mmHg。脈拍 125/分，整。腋窩の乾燥が強い。皮膚ツルゴールは低下している。頸静脈は虚脱している。来院時検査所見：尿比重 1.045，赤血球 450万，白血球 11,300（核左方移動），AST 20 IU/L，ALT 23 IU/L，総コレステロール 195 mg/dL，空腹時血糖 103 mg/dL，CRP 15 mg/dL，Na 126 mEq/L，K 3.5 mEq/L，血清浸透圧 265mOsm/kg（基準 280〜295）。

　血液検査で増加しないのはどれか。

A　中性脂肪　　　　B　UN
C　UN/Cr比　　　　D　アルブミン
E　ヘモグロビン

選択肢考察

×A　総コレステロール値が正常範囲にあり，中性脂肪が増加しているとは考えにくい。中性脂肪は糖尿病，肥満，飲酒などで増加するが，この患者はいずれも該当しない。

○B，○C，○D，○E　いずれも脱水による細胞外液（血漿）減少により数値が増加する。

正解　A

問題 6-4　　　　　　　　　　　　　　　　　　　　　　　　　　　　E-15

病態生理

　55歳の男性。4日前から発熱，発汗，下痢，嘔吐が持続し，立ちくらみと頭痛を訴えて来院した。4日間，水を十分には飲んでいない。過去に血圧の異常や糖尿病を指摘されたことはない。血圧 95/85 mmHg。脈拍 125/分，整。腋窩の乾燥が強い。皮膚ツルゴールは低下している。頸静脈は虚脱している。来院時検査所見：尿比重 1.045，赤血球 450万，白血球 11,300（核左方移動），AST 20 IU/L，ALT 23 IU/L，総コレステロール 195 mg/dL，空腹時血糖 103 mg/dL，CRP 15 mg/dL，Na 126 mEq/L，K 3.5 mEq/L，血清浸透圧 265mOsm/kg（基準 280〜295），FE_{Na}（Na^+部分排泄率）0.7%（基準 1〜2）。超音波検査で下大静脈径の縮小を認める。

　体液量の変化はどれか。

A　細胞内液減少　　　　B　細胞内液不変
C　細胞外液（血漿）減少　　D　細胞外液（血漿）増加
E　細胞外液（血漿）不変

選択肢考察

×A，×B　低ナトリウム血症で，かつ血清浸透圧が低く，低張性低ナトリウム血症である。臨床所見から有効循環血液量が減少しており，細胞外液の減少が示唆される。細胞膜を介する浸透圧較差により水は細胞外液から細胞内液に移行し，細胞内液は増加する。頭痛は，細胞内溢水（水中毒）の状態を示唆している。

○C　低張性低ナトリウム血症で，細胞外液の状態は起立性低血圧，頻脈，頸静脈虚脱，下大静脈径縮小などから有効循環血液量の低下が示唆され，血管内脱水と考えられる。つまり細胞外液（血漿）は減少している。さらに

FE_Na が 1% 未満であることから腎外性塩分喪失状態と診断される。発熱・発汗・下痢・嘔吐により低張性低ナトリウム血症を伴った脱水と考えられる。

×D，×E　有効循環血液量の減少があり，細胞外液の血漿は減少していると考えられる。

● **正解　C**

問題 6-5　E-16

初期治療

55 歳の男性。4 日前から発熱，発汗，下痢，嘔吐が持続し，立ちくらみと頭痛を訴えて来院した。4 日間，水を十分には飲んでいない。来院前は抗菌薬を服用していない。血圧 95/85 mmHg。脈拍 125/分，整。腋窩の乾燥が強い。皮膚ツルゴールは低下している。頸静脈は虚脱している。来院時検査所見：尿比重 1.045，赤血球 450 万，白血球 11,300（核左方移動），AST 20 IU/L，ALT 23 IU/L，総コレステロール 195 mg/dL，空腹時血糖 103 mg/dL，CRP 15 mg/dL，Na 126 mEq/L，K 3.5 mEq/L，血清浸透圧 265mOsm/kg（基準 280～295），FE_Na（Na$^+$部分排泄率）0.7%（基準 1～2）。超音波検査で下大静脈径の縮小を認める。

初期治療として<u>誤っている</u>のはどれか。

A　抗菌薬を投与する。
B　乳酸菌整腸製薬を投与する。
C　補液により 24 時間で血清ナトリウム濃度を目標値の半分まで増やす。
D　補液は急速に滴下し脱水を早期に補正する。
E　体重測定と電解質検査で補液内容を随時見直す。

● **選択肢考察**

○A　発熱・発汗・下痢・嘔吐が持続し，白血球増多（核左方移動），CRP 上昇から急性感染性胃腸炎が疑われ，それに伴う脱水症と考えられる。来院前は抗菌薬を服用していないため抗菌薬関連性腸炎は否定される。原疾患の治療として抗菌薬の投与を開始する。
○B　急性感染性胃腸炎が疑われるため乳酸菌整腸製薬を併用する。
○C　細胞外液（血漿）減少を伴う低張性脱水で，頭痛などの症状がみられることから初期治療を開始する。24 時間で Na 濃度を目標値の半分まで増やすスピードで補液を行う。
×D　低ナトリウム血症を急速に補正すると，中心性橋ミエリン溶解のリスクが増大し，水分の移動に伴い橋の脳細胞が急速に縮み，脱髄が生じ神経脱落症状が出現して昏睡から死に至る危険性がある。**禁忌**である。
○E　脱水の初期治療では，補液により水・電解質異常が刻々と変化する。体重減少と電解質アンバランスの改善度合いを再評価しつつ補液計画を見直すことが重要である。

● **正解　D**

CHAPTER 7 全身倦怠感

1 全身倦怠感とは

日常の生活に支障をきたすような疲労・倦怠感を自覚する状態である。

2 病態生理

疲労（fatigue）・倦怠感（malaise）は，健康な状態でも激しい運動や長時間の労作後に生じるのが一般的である。これは細胞レベルでの ATP 減少や乳酸の蓄積，あるいは筋や肝臓でのグリコーゲン減少，細胞内外のミネラルの変動や pH の低下，血中グルコースの減少などのエネルギー・代謝系の変化を生じるためである。生体はこのホメオスターシスの不均衡のアラーム信号として「疲労・倦怠感」を感知する。また過度のストレス状況下に置かれた場合などにも交感神経系の緊張を介した疲労・倦怠感を覚えるが，これらの生理的な疲労感は安静や休息，環境の変化などにより回復することが特徴である。

一方，生体が種々の疾患に罹患した場合も，罹患臓器特有の症候とともに，その病状に応じた疲労感が生じるが，この疲労・倦怠感は安静や休養だけでは回復せず，その疾患に対する治療が必要となる。

3 全身倦怠感の見方・考え方

急性あるいは慢性の全身倦怠感を主訴に受診する患者は多いが，患者が訴える疲労感は千差万別で捉えにくいこともしばしばある。その中でも最も多い原因は精神疾患，睡眠障害，薬物の副作用である。しかしこれらはあくまで鑑別診断を進めたうえで，他の疾患が除外された際，初めてその可能性を考えるべきものである。

疲労感をきたす主な器質的疾患は，呼吸器疾患（慢性肺疾患），循環器疾患（起立性低血圧，心不全など），内分泌疾患（糖尿病，甲状腺・副腎機能不全など），肝障害（急性・慢性），血液系疾患（貧血，白血病など），神経・筋疾患（筋炎）など多種にわたる。したがって鑑別診断はこれらの疾患を念頭に既往歴や自覚症の医療面接を進め，頭頸部（眼球の突出，眼球結膜の黄染・貧血の有無，顔面浮腫，甲状腺腫など），四肢（皮疹の有無，神経系異常，筋力低下，浮腫の有無など），胸部（血圧，聴打診），腹部（肝脾腫など）を注意深く診察し，疑われる疾患を中心とした検査を進めることが必要である（図 7-1）。発熱をきたす各種感染症でも倦怠感が出現するが，ここでは省略する（「CHAPTER 2. 発熱」を参照）。

4 確定診断までのプロセス

全身倦怠感の鑑別診断で重要なことは，器質的基礎疾患がその原因として存在するか否かを確認することである。先にも述べたように疲労・倦怠感を主訴に来院する多くの原因疾患は①精神神経系疾患と②不眠症であり，また治療のために服用している③薬物に起因することが多い。③に関しては確認しておくことが必要であるが，最初から①あるいは②を考えて問診を進めると大きなミスをするので，まずは器質的疾患の有無を鑑別することが肝心である。

図7-1 全身倦怠感の確定診断までのフローチャート

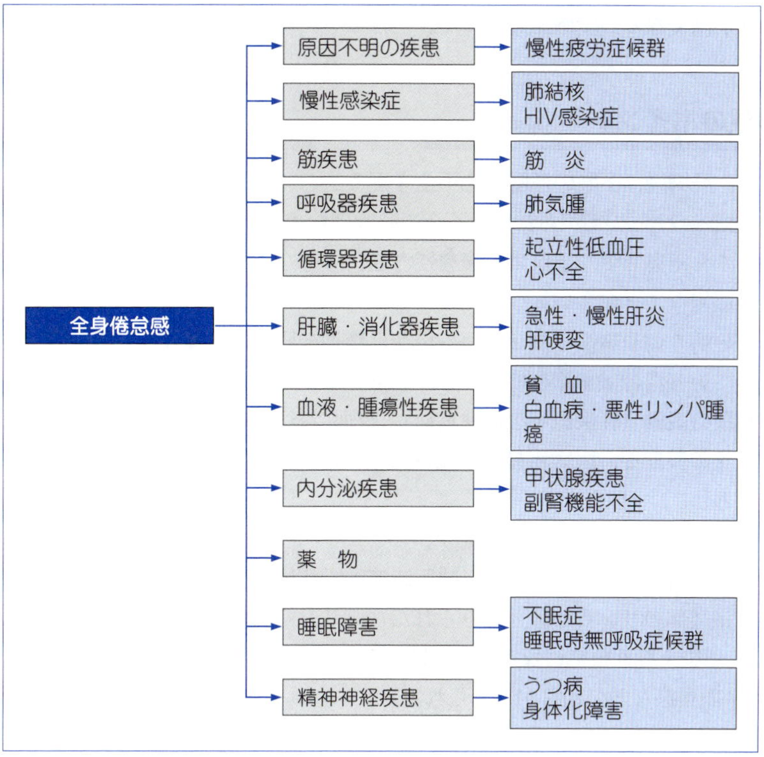

```
                    ┌─ 原因不明の疾患 ──── 慢性疲労症候群
                    ├─ 慢性感染症 ─────── 肺結核
                    │                    HIV感染症
                    ├─ 筋疾患 ────────── 筋炎
                    ├─ 呼吸器疾患 ─────── 肺気腫
                    ├─ 循環器疾患 ─────── 起立性低血圧
                    │                    心不全
  全身倦怠感 ──────┼─ 肝臓・消化器疾患 ── 急性・慢性肝炎
                    │                    肝硬変
                    ├─ 血液・腫瘍性疾患 ── 貧血
                    │                    白血病・悪性リンパ腫
                    │                    癌
                    ├─ 内分泌疾患 ─────── 甲状腺疾患
                    │                    副腎機能不全
                    ├─ 薬物
                    ├─ 睡眠障害 ────────── 不眠症
                    │                    睡眠時無呼吸症候群
                    └─ 精神神経疾患 ────── うつ病
                                         身体化障害
```

5 医療面接のポイント

- 既往歴：現在治療中の疾患や既往歴を必ず聞いておく。例えば降圧薬服用による低血圧などでも倦怠感が生じるからである。アレルギーや上気道炎・鼻炎などで処方された抗ヒスタミン薬，あるいは睡眠補助用として市販されている薬などを服用していても同様の症状が生じる。
- 発症の仕方：全身倦怠感を訴える患者のほとんどが慢性であることが多い。急性発症の場合は，細菌性・ウイルス性の感染症や胃・十二指腸潰瘍などからの急性出血による貧血などに起因する。発熱の有無や消化器・肝臓系疾患の既往歴を聞く。
- 自覚症状：呼吸困難，息切れ，咳，痰などの症状では肺気腫などの呼吸器系疾患，心不全などの循環器疾患の可能性を考える。
- 安静・運動：精神神経疾患は安静時にも生じる。副腎機能不全なども同様である。坐位から立位になったときに生じる場合は起立性低血圧の可能性がある。労作時や運動時に増強する場合は呼吸器疾患，循環器疾患のほかに慢性の貧血でもみられる。
- 不安，焦燥感，厭世感：不安神経症やうつ病を疑うきっかけになる。安静時にも生じる。
- 喫煙やアルコールの嗜好：長年の喫煙歴がある場合は，肺気腫などの呼吸器疾患，アルコール飲酒歴がある場合は，急性・慢性アルコール性肝炎，アルコール中毒を考える。
- 睡眠不足：睡眠時無呼吸症候群を疑う。いびきをかくかどうか，本人または同居家族に聞く。

- 不特定多数との性的接触：HIV 感染症を疑う。既往に梅毒や淋病，非淋菌性尿道炎がある場合，HIV 感染の可能性が高くなるので確認しておく。

6 身体診察のポイント

- 頸静脈の怒張，肝脾腫，下肢の浮腫は心不全を疑う。
- 胸部聴診で coarse crackles があれば心不全や呼吸器疾患を疑う。
- 顔面がややむくんだ感じで，下肢に圧痕を残さない浮腫を認めたら，甲状腺機能低下症を考える。話し方や動作が緩慢なことが多い。
- 手首や腕などの切り傷や極端に痩せている場合は精神神経疾患（神経性食思（欲）不振症など）を疑う。長袖を着ている場合はまくってもらい，診察する。
- 眼球・眼瞼結膜の黄染（肝疾患・溶血性貧血）・貧血（各種貧血）の有無を確認する。
- 匙状の爪は慢性の貧血を，巨大舌はビタミン B_{12} 欠乏症を示唆する。ばち状指があれば慢性呼吸器疾患が考えられる。
- 筋力の低下や圧痛がある場合，筋炎を疑う。
- 肥満傾向や鼻中隔弯曲などがある場合，睡眠時無呼吸症候群を疑ってみる。
- 頸部・腋窩・鼠径部のリンパ節腫大がみられたら，リンパ・網内系の悪性腫瘍（特に悪性リンパ腫）あるいは HIV 感染を疑う根拠になる。左鎖骨窩にリンパ節腫大がある場合（Virchow（ウィルヒョウ）転移），胃癌や卵巣癌などの転移が考えられる。
- リンパ節腫大とともに咽頭炎，および診察時検温で 37℃以上の微熱がみられたら，慢性疲労症候群の可能性もある。
- 前頸部の腫脹・突出をみた場合，甲状腺の腫大をまず疑う（甲状腺機能亢進症）が，視診で判明しないことも多いので，必ず触診をする。患者の背部から，唾液を飲み込んでもらいながら触診すると診断しやすい。眼球突出はかなり進行しないとみられないので，注意する。速い脈や多汗などが初期には参考になるが，これを不安症などと誤診しないように注意する。
- 坐位と立位で血圧が 20 mmHg 以上の変動がみられたら，起立性低血圧と診断できる。

7 検査のポイント

- 血球算定：貧血，白血病，慢性の肝疾患などの有無が明らかとなる。白血球の増加（白血病）や減少（慢性肝疾患，MDS）なども診断のポイントになる。
- 生化学検査：貧血の場合，血清鉄やフェリチンの低下，間接ビリルビンや LDH の増加（溶血性貧血），ビタミン B_{12} の低下（悪性貧血）がみられる。肝疾患では総ビリルビン，AST，ALT，γ-GTP などの増加，甲状腺機能低下症では AST，CK，総コレステロールの増加，TSH，FT_3，FT_4 の低下（機能亢進症ではこれらが増加）がみられる。悪性リンパ腫では LDH 増加をみる。副腎機能不全ではコルチゾールの低下を生じる。
- 血清検査：慢性肝障害では B 型肝炎ウイルス DNA あるいは C 型肝炎 RNA が陽性となる。橋本病に起因する甲状腺機能低下症では，抗甲状腺抗体が陽性である。抗 HIV 抗体陽性，HIV-RNA が陽性なら HIV 感染症と診断できる。CD4 リンパ球（Th）数が低下する。

- 胸部エックス線：心拡大と肺血管影の異常（うっ血）所見があれば心不全を，肺野の透過性亢進，肋間腔の開大，横隔膜平坦化をみたら肺気腫を疑う。
- 心電図：左心負荷，右心負荷が明らかとなる。甲状腺機能低下症では，波高の低下を認める。
- 骨髄像：貧血の原因，悪性リンパ腫や癌の転移の有無がわかる。
- 睡眠ポリグラフィー：睡眠時無呼吸症候群の診断に有用である。
- リンパ節生検：悪性リンパ腫や癌の転移が判明する。
- 頸部エコー・心エコー・腹部エコー検査：甲状腺腫大，心不全や慢性肝障害の有無の診断に有用である。
- CT・MRI 検査：悪性リンパ腫，癌，肝疾患の診断に威力を発揮する。

CaseStudy

問題 7-1　　　　　　　　　　　　　　　　　　　　　　　　　　　　　　　　　　E-18

医療面接

　22 歳の男性。全身倦怠感を訴えて受診した。ここ 1 か月ほど朝に起床しにくく，午前中は特に体調が悪く，夕方ころから次第に良くなるが，それでも疲れた感じは取れないという。

　重要でない質問はどれか。

A　今まで大きな病気をしたことがありますか。
B　家族の中に咳をしていたり，肝臓が悪い人はいますか。
C　よく眠れますか。
D　よく飲んでいる薬はありませんか。
E　好きな食べ物は何ですか。

選択肢考察

○A　既往歴に関連した疾患が原因かどうかを確認する。
○B　感染症，特に肺結核や C 型肝炎ウイルスの母児感染の有無を確認する。
○C　睡眠時無呼吸症候群のほかに，うつ病などの鑑別に有用。
○D　抗ヒスタミン薬など倦怠感をもたらす薬が原因であることを除外する。
×E　この中では重要性が最も低い。起床後から午前中が特に辛く，夕方になるとやや良くなる，ということから，うつ病の可能性が高い。食欲の有無を聞くのが有用である。

正解　E

問題 7-2　　　　　　　　　　　　　　　　　　　　　　　　　　　　　　　　　　E-18

身体診察

　38 歳の女性。今までは平気であったのに，最近階段などを昇ると息切れがするようになった。筋肉痛や筋力低下はない。現在治療中の病気はない。以前，検診で小さな子宮筋腫があると言われたが放置している。喫煙歴なし。

　重要でない診察手技はどれか。

A　眼瞼・眼球結膜の色調観察　　B　舌や指の形状の観察
C　皮疹の有無の確認　　　　　　D　心音聴診
E　呼吸音聴診

選択肢考察

○A　貧血や肝疾患，溶血性疾患などによる黄染の有無の鑑別。
○B　巨大舌や匙状爪など貧血の鑑別。
×C　皮膚筋炎などの鑑別には有用だが，症状からは考えにくい。
○D　貧血や弁膜症などによる雑音の有無の確認。
○E　気胸，肺炎，肺水腫，心不全，気管支喘息，気道異物などの鑑別。

正解　C

問題 7-3　E-18

検　査

　45歳の女性。ここ数か月身体がだるく，気分の落ち込みはないが，何事をするにも億劫になった。心配して付き添ってきた家族は，最近話し方が非常にゆっくりとなり，顔がややむくんでいるという。両下肢に圧痕を残さない浮腫を認める。

重要でない検査はどれか。

- A　心電図
- B　血清電解質測定
- C　血清CK測定
- D　甲状腺刺激ホルモン（TSH）測定
- E　遊離サイロキシン（FT$_4$）測定

● 選択肢考察 ●

- ○A　甲状腺機能低下症では波高の低下を認める。
- ×B　本例では特に重要ではない。
- ○C，D　高値を示す。
- ○E　低下する。

● 正解　B

問題 7-4　E-18

病態生理

　32歳の男性。大手商社員。3か月ほど前より37℃前後の微熱と全身倦怠感が続き，さらに1か月前から，舌に歯ブラシでこすっても取れない黄色い苔と，食物嚥下時の喉から胸にかけての痛みがみられるようになり受診した。咽頭と舌全体に黄色の苔がみられ，両側頸部に小豆大以下のリンパ節を数個触知する。リンパ節は可動性があり圧痛はない。

重要でない質問はどれか。

- A　最近の健康診断で白血球が少ないと言われたことはないですか。
- B　今まで梅毒や淋病の治療を受けたことはありませんか。
- C　不特定多数の人と性的接触はありませんでしたか。
- D　親族で同様の症状を患った人はいませんでしたか。
- E　過去に手術などで輸血をしたことはありませんか。

● 選択肢考察 ●

- ○A　口腔・咽頭の所見，嚥下痛はカンジダ症と推察される。若年者のカンジダ症は基礎疾患がないかぎり，HIV感染症をまず疑う。白血球，特にリンパ球の減少がみられる。
- ○B　HIVは，性感染症の既往があるとより感染しやすいことが知られている。
- ○C　不特定多数の同姓・異性との性的接触で感染率が高くなる。
- ×D　HIVは感染症であり，遺伝性疾患ではない。
- ○E　鋭敏な検査をすり抜けたHIV汚染血輸血で感染することがごくまれにある。

● 正解　D

CHAPTER 8 肥満・やせ

肥 満

1 肥満とは

脂肪組織が過剰に蓄積した状態で，肥満度＋20％以上を指す。

>参考…標準体重＝身長（m）^{2}×22
>肥満度＝(体重－標準体重)÷標準体重×100（％）
>BMI＝体重（kg）/身長（m）^{2}…標準値 22。25 以上が肥満

2 病態生理

肥満の主な原因は，食物の摂取エネルギー（消化吸収された食物の量）が消費エネルギーより多いことによる。このバランスを維持するものは食欲・飢餓・満腹感などの感情的要素，摂食中枢機能のある脳，甲状腺機能などのホルモンである。また，遺伝・体質的要素もある。これらが複雑にからみあって肥満となる。

3 肥満の見方，考え方

肥満は遺伝・体質による単純性肥満と，様々な疾患に起因する二次性（症候性）肥満とに大きく分けられる（表 8-1）。割合は，単純性肥満が大部分を占め，症候性肥満はわずか 1〜2％を占めるに過ぎな

表 8-1 肥満の鑑別診断の対象疾患

A．単純性（原発性）肥満
B．二次性（症候性）肥満
　①ホルモン分泌異常（内分泌性）
　　・Cushing 症候群
　　・糖尿病
　　・インスリノーマ：低血糖により過食となることが多いため
　　・甲状腺機能低下症
　　・偽性副甲状腺機能低下症
　②染色体・遺伝子異常
　　・Laurence-Moon-Biedl 症候群
　　・Prader-Willi 症候群　など
　③視床下部性（摂食中枢機能異常）
　　・Fröhlich 症候群
　　・視床下部の外傷・炎症・腫瘍など
　④前頭葉障害
　　・前頭葉腫瘍
　⑤薬物服用による

い。したがって、肥満者をみて直ちに病的なものと考えることはむしろ誤りといわねばならない。

4 確定診断までのプロセス

図 8-1 参照。

5 医療面接のポイント

医療面接（問診）は重要である。**体重の変化**（どのくらいの期間に何 kg），**体重増加の始まった時期**，**家族歴**（肥満・糖尿病・脂質異常・血族結婚の有無なども），既往歴などを聞く。

既往歴の中では体重が増加しはじめたきっかけがないか，特に**手術**，**出産**，**髄膜炎**，**脳炎**，**頭部外傷**について聴取する。**薬物服用**や**嗜好品**の有無も大切である。さらに**生活環境**や**食生活**の変化がなかった

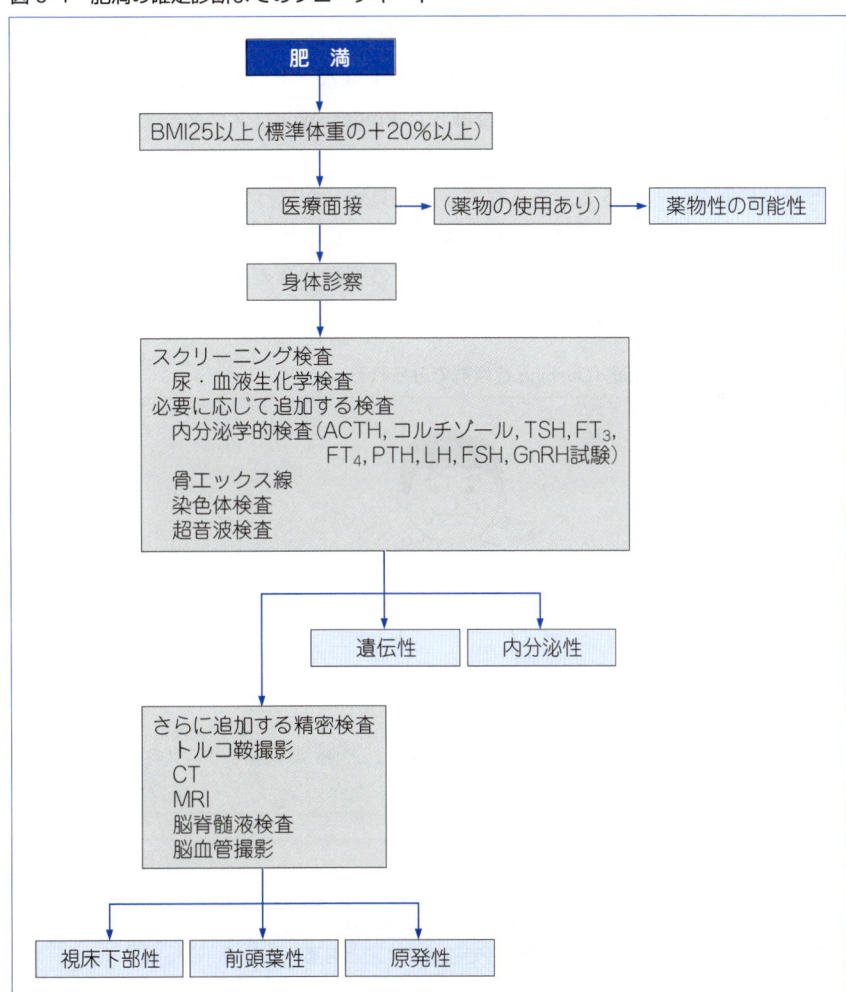

図 8-1 肥満の確定診断までのフローチャート

```
                    肥 満
                      │
          BMI25以上（標準体重の＋20％以上）
                      │
                   医療面接 ──→（薬物の使用あり）──→ 薬物性の可能性
                      │
                   身体診察
                      │
        スクリーニング検査
           尿・血液生化学検査
        必要に応じて追加する検査
           内分泌学的検査（ACTH，コルチゾール，TSH，FT₃，
                       FT₄，PTH，LH，FSH，GnRH試験）
        骨エックス線
        染色体検査
        超音波検査
                      │
              ┌───────┴───────┐
           遺伝性          内分泌性
                              │
                    さらに追加する精密検査
                       トルコ鞍撮影
                       CT
                       MRI
                       脳脊髄液検査
                       脳血管撮影
                              │
                   ┌──────────┼──────────┐
               視床下部性   前頭葉性    原発性
```

CHAPTER 8 肥満・やせ ● 71

か（食事量が増えたり，運動量が減ったりしなかったか），全身の症状の有無（糖尿病に伴う口渇・多尿，虚血性心疾患に伴う胸痛・息切れ，月経異常，腰痛）も聴取する。単純性肥満は，小児期からみられ，家族に肥満者が多いのが特徴である。

6 身体診察のポイント

　身体診察も重要である。視診が特に重要で，肥満の程度，体型（バランス）に注意する。さらに顔貌や表情・体温（女性では基礎体温の変化）・血圧・脈拍数・身長・体重・視力・知能・外性器をチェックする。一般に著しい肥満の場合は単純性肥満が多く，症候性肥満の場合は極度な肥満を示すことは少ない。症候性肥満の代表として，Cushing（クッシング）症候群では丸顔（moon face），体幹のみが太く四肢が細い体型（中心性肥満：図 8-2）が特徴で，伸展された腹壁や四肢に白い皮膚線条を認める。体重増加が急速だと，赤紫の線条のこともある。甲状腺機能低下症ではむくみが体重増加の原因のことも多く，徐脈を伴うことが多い。遺伝性肥満では網膜変化をきたすことが多いので眼底検査を行う。また，遺伝性疾患では知能障害を合併することが多いので特有な表情も参考になる。

　身体診察では，部分的な形態の異常を伴う疾患にも気をつける。例えば，性器発育不全を伴う Fröhlich（フレーリッヒ）症候群（視床下部性），これに多指（趾）症などを合併した Bardet-Biedl（バルデット・ビードル）症候群（遺伝性），小さな手足を合併した Prader-Willi（プラダー・ウィリ）症候群などである。

　医療面接と身体診察を統合すると，ある程度診断の見通しが立ってくる。単純性肥満では，家族内に肥満者が多く，食習慣・運動量・間食などからエネルギー摂取過剰かを見極める。また全体にバランスよく皮下脂肪が増加している体型であればこのタイプの肥満を考える。

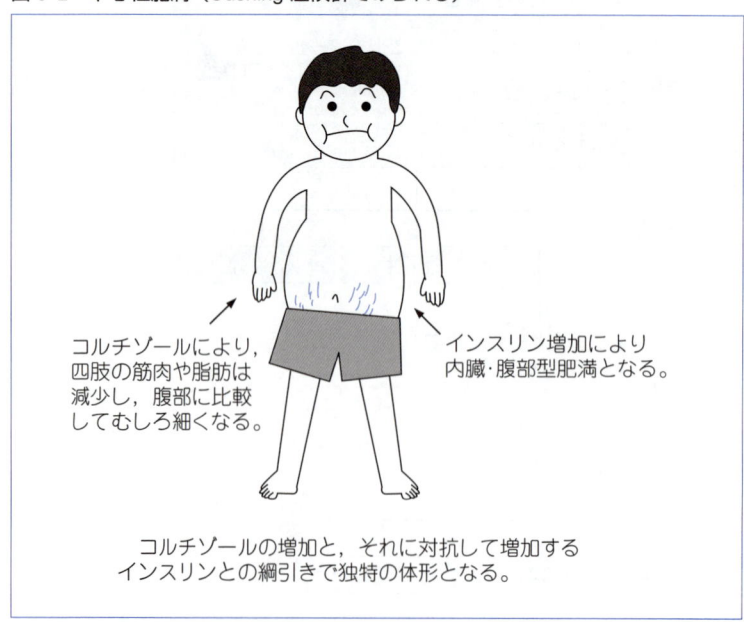

図 8-2　中心性肥満（Cushing 症候群でみられる）

コルチゾールにより，四肢の筋肉や脂肪は減少し，腹部に比較してむしろ細くなる。

インスリン増加により内臓・腹部型肥満となる。

コルチゾールの増加と，それに対抗して増加するインスリンとの綱引きで独特の体形となる。

このように，医療面接と身体診察である程度，内分泌性と遺伝性の鑑別が行える．次に単純性と視床下部性を鑑別していくとよいが，こちらは容易ではなく，的確に診断するためには基本的なスクリーニング検査を行う．症候性肥満が除外されて初めて単純性肥満と確定診断できる．

7 検査のポイント

- 尿検査：糖代謝異常がわかる．
- 血清生化学検査：血糖値はインスリノーマ，糖尿病，Cushing 症候群などの内分泌疾患で有用．脂質検査は，甲状腺機能低下症ではコレステロールが上昇する．また，肥満者はインスリン受容体の減少によるインスリン感受性が低下するため，糖代謝異常や脂質異常（TG↑，LDL-Cho↑，HDL↓）の合併もしばしばみられる．血清 Ca 測定は，偽性副甲状腺機能低下症の鑑別の手掛かりとなる．
- 内分泌機能検査：下垂体，甲状腺，副腎，性腺機能検査などは内分泌性・視床下部性肥満の鑑別に有用．単純性肥満では尿中 17-OHCS↑または→だが，コルチゾールの日内変動は保たれているため，デキサメサゾン抑制試験 2 mg で反応を示す．
- 画像検査：トルコ鞍エックス線撮影は間脳腫瘍・empty sella 症候群などの視床下部性肥満で，骨エックス線撮影は Bardet-Biedl 症候群などの遺伝性肥満の診断で有用．CT や MRI も頻用されている．
- 髄液検査：脳炎後遺症，サルコイドーシス，結核などの炎症性疾患や白血病細胞の浸潤などを知るために有用．
- 染色体検査：Klinefelter（クラインフェルター）症候群（XXY），multiple X chromosomes（3～5 個の X 染色体）のような遺伝性肥満の診断に有用．

やせ

1 やせ（るいそう）とは

体脂肪量および体タンパク組織量が著しく減少した状態で，標準体重に比し－20％以上を指す。

2 病態生理

健常者では，視床下部の摂食中枢と満腹中枢の調節によって摂取エネルギーと消費エネルギーのバランスがとられ，マイナスになると体重は減少する。摂取エネルギーの減少が軽度の場合は，生体の反応としては，体重減少，基礎代謝の低下などにより適応する。重度つまり飢餓状態では，エネルギー源として第一にグリコーゲンが利用される。次に脂肪が利用され，体脂肪が減少する。脂肪分解によりケトン体が産生され，ケトーシスとなる。同時期には体のタンパクも分解され，分解の結果生じたアミノ酸がエネルギー源として利用される。この結果窒素バランスがマイナスとなり，筋肉や臓器が萎縮する。

3 やせの見方，考え方

やせの原因は，摂取エネルギーの不足，摂取された食事の吸収障害，栄養素の利用障害，エネルギー

表 8-2 やせの鑑別診断の対象疾患

A．摂取エネルギーの低下
　①摂取エネルギー不足
　　・食物不足―――飢餓
　　・食欲不振―――神経性食思（欲）不振症
　　・通過障害―――消化器癌
　　・中　毒―――アルコール，麻薬
　②消化吸収の障害
　　・消化障害―――慢性膵炎，消化器癌
　　・吸収障害―――吸収不良症候群
　③栄養素の利用障害
　　・内分泌異常―――糖尿病，副腎不全
　　・肝機能障害―――肝硬変
　　・代謝異常―――ガラクトース血症
B．エネルギー消費の増大
　①基礎代謝の亢進
　　・発　熱―――感染症，膠原病
　　・悪性腫瘍―――癌，白血病
　　・内分泌異常―――Basedow 病，褐色細胞腫
　　・薬　物―――甲状腺薬，覚醒剤
　②運動量の増加
C．エネルギーの喪失（栄養素の喪失）
　　・体液喪失―――熱傷，手術，外傷
　　・尿細管障害―――Fanconi 症候群
　　・寄生虫―――条虫症
　　・薬　物―――過剰な利尿薬・緩下薬の服用

消費の増大などに大別できる（表 8-2）。

4 確定診断までのプロセス

図 8-3 参照。

図 8-3　やせの確定診断までのフローチャート

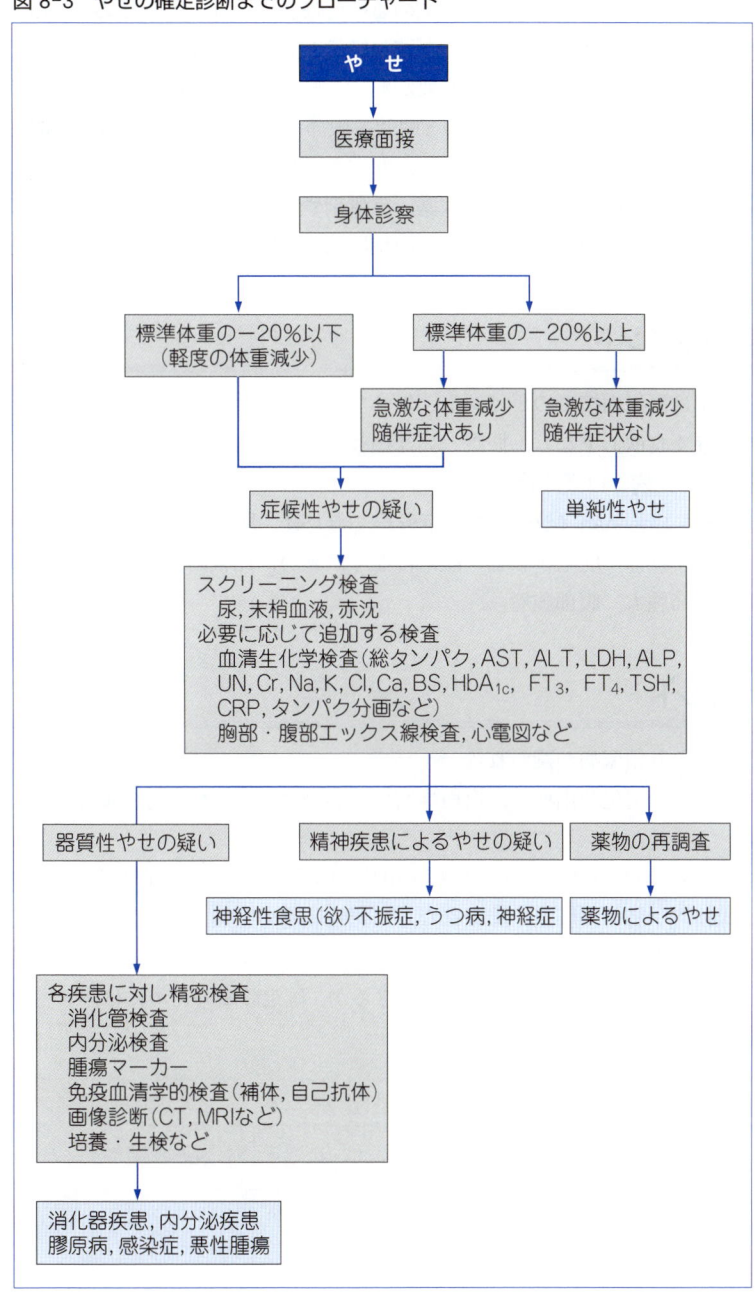

```
                        やせ
                         │
                       医療面接
                         │
                       身体診察
                         │
          ┌──────────────┴──────────────┐
    標準体重の−20％以下              標準体重の−20％以上
    （軽度の体重減少）                     │
              │                ┌─────────┴─────────┐
              │          急激な体重減少         急激な体重減少
              │          随伴症状あり           随伴症状なし
              │                │                   │
              └────────────────┤                   │
                          症候性やせの疑い       単純性やせ
                               │
                   スクリーニング検査
                       尿, 末梢血液, 赤沈
                    必要に応じて追加する検査
                       血清生化学検査（総タンパク, AST, ALT, LDH, ALP,
                       UN, Cr, Na, K, Cl, Ca, BS, HbA1c, FT3, FT4, TSH,
                       CRP, タンパク分画など）
                       胸部・腹部エックス線検査, 心電図など
                               │
          ┌────────────────────┼──────────────────────┐
    器質性やせの疑い    精神疾患によるやせの疑い     薬物の再調査
          │                    │                      │
          │          神経性食思（欲）不振症, うつ病, 神経症   薬物によるやせ
          │
    各疾患に対し精密検査
       消化管検査
       内分泌検査
       腫瘍マーカー
       免疫血清学的検査（補体, 自己抗体）
       画像診断（CT, MRI など）
       培養・生検など
          │
    消化器疾患, 内分泌疾患
    膠原病, 感染症, 悪性腫瘍
```

CHAPTER 8　肥満・やせ　●　75

5　医療面接のポイント

　体重減少はいつからか，体重の変化（どのくらいの期間に何 kg），急激なのか徐々になのか（速度）を聞く。また体重が増えたり減ったりしているのか，今までの体重の経過についても聞くことが重要である。
　患者の環境の変化との関連も重要である。就職や大切な人の死などを含めた人間関係の変化について聞く。ダイエットを契機としていないか，食欲や食事の摂取量，過食や嘔吐のエピソードの有無を聞くことも重要である。食行動の明らかな異常を認める神経性食思（欲）不振症の場合は，医療面接だけでもおおむね診断が可能であるが，聞き出すのが難しいこともしばしばある。
　高齢者の場合は，器質的疾患を除外する必要がある。原疾患に特徴的な症状を伴うことが多いので随伴する症状の聴取は重要となる。例えば悪心・嘔吐・腹痛・下痢・便秘などの消化器症状，口渇，多尿，発熱，リンパ節の腫脹，黄疸，動悸，手の震え，女性なら月経の有無などである。
　さらに常用薬，特にやせ薬・緩下薬・利尿薬・覚醒剤や麻薬の可能性，嗜好品としてのアルコールやタバコ，職業，特に重金属を扱っていないか，消化器疾患の既往歴や手術歴についても聞く。

6　身体診察のポイント

　アンダーライン部は医療面接でのポイント。併せてまとめておく。
- 甲状腺機能亢進症：食欲低下なし，振戦，発汗過多，下痢，眼球突出，甲状腺腫，頻脈
- Addison（アジソン）病：色素沈着
- 下垂体機能低下症，Sheehan（シーハン）症候群：無月経，恥毛や腋毛の脱落，乳房の萎縮
- 神経性食思（欲）不振症：恥毛・腋毛の脱落はなく，乳房は比較的保たれ，産毛はよく密生している
- 悪性腫瘍：リンパ節腫大，腹部腫瘤

7　検査のポイント

- 尿検査：尿糖陽性より糖尿病が疑われる。
- 末梢血液検査：貧血は消化管出血を，白血球増加は感染症を，好酸球数の増加は副腎不全の存在を疑わせる。
- 血清生化学検査：栄養状態・肝障害・糖尿病・甲状腺機能・慢性炎症の存在などを知ることができる。
- 胸部エックス線検査：肺炎，肺癌や肺転移などの悪性腫瘍の有無を知ることができる。
- 心電図：甲状腺機能亢進症では頻脈や心房細動がみられる。栄養障害では徐脈や低電位を認める。

　ここまでで，やせの原因をかなり絞ることができるが，確定診断のためには図 8-3 に示したように精査が必要である。

CaseStudy

問題 8-1　　　　　　　　　　　　　　　　　　　　　　　　　　　　E-19

医療面接

65歳の女性。体重増加を主訴に来院した。身長160 cm，体重80 kg。
鑑別診断に重要でない質問はどれか。

A　いつからどのくらい体重が増えましたか。
B　家族や親戚で太っている人はいますか。
C　間食はしますか。
D　いままでかかった病気は何ですか。それはいつかかりましたか。
E　腰痛はありますか。

● 選択肢考察 ●

○A　急に太ってきたのか，徐々に太ってきたのかを聞くことは重要である。
○B　血縁関係のある人に肥満者がいるかどうかは単純性肥満を見極めるうえで重要ある。
○C　エネルギー過剰摂取にあるかどうか知ることができ，単純性肥満を見極めるうえで重要である。
○D　視床下部性かどうかの鑑別に重要である。交通外傷や出産を含め，頭部に関連した疾患にかかったことがないか聞く必要がある。
×E　肥満者に一般的に起こりやすい症状であり，鑑別に必要な質問ではない。

● 正解　E

問題 8-2　　　　　　　　　　　　　　　　　　　　　　　　　　　　E-20

身体診察

30歳の男性。肥満とにきびを主訴に来院した。身長160 cm，体重70 kg。血圧180/100 mmHg。顔は赤く丸い。
特徴的な身体所見がみられる可能性が高いのはどれか。

A　皮膚色調　　　B　体　幹
C　口腔内　　　　D　頸　部
E　四肢関節

● 選択肢考察 ●

肥満（BMI＝27.3）で顔が丸く（満月様顔貌），にきびがあり，高血圧も合併していることより，Cushing症候群が考えられる。

×A　皮膚の色調の変化は色素沈着による。特にACTHが著明に増加する病態，つまり異所性ACTH産生腫瘍（悪性腫瘍によるものが多い）やAddison病で特徴的な所見である。本例は若い患者で肥満が主訴のため，悪性腫瘍によるものである可能性は低い。
○B　Cushing症候群では体幹のみが太く，手足が細い不釣り合いな肥満体型（中心性肥満）が特徴である。腹部には皮膚線条を認める。
×C　異所性ACTH産生腫瘍では口腔内粘膜に色素沈着を認める。Aの解説を参照。
×D　頸部腫瘤は甲状腺機能低下症や甲状腺機能亢進症で認められる。

CHAPTER 8　肥満・やせ　●　77

× E　Cushing 症候群では四肢にコルチゾールの蛋白異化作用による筋肉萎縮を生じる。四肢関節には特に異常を認めない。

◉　正解　B

問題 8-3　　　　　　　　　　　　　　　　　　　　　　　　　　　　　　　　　　　　　　　E-20

検　査

単純性肥満について適切でないのはどれか。

A　糖負荷によるインスリン分泌は上昇する。
B　尿中 17-OHCS 排泄はしばしば低下する。
C　血中コルチゾールの日内リズムは正常である。
D　血中の尿酸は上昇する。
E　血中のトリグリセライドは上昇する。

選択肢考察

○A　肥満者ではインスリン受容体の減少などによりインスリン感受性が低下するため，インスリン抵抗性が生じる。血中インスリンはほとんどの例で高く，糖負荷でも同様である。
× B　単純性肥満では，血中コルチゾールは正常のことが多いが，尿中 17-OHCS 排泄はしばしば高値を示す。Cushing 症候群との鑑別にデキサメサゾン抑制試験が必要となることもある。
○C　単純性肥満は視床下部性とは違って，視床下部機能は正常である。
○D　肥満者では血中尿酸値は高値のことが多い。過食や脂肪肝による。
○E　しばしばコレステロールとともに上昇することが多く，HDL は低下することが多い。

◉　正解　B

問題 8-4　　　　　　　　　　　　　　　　　　　　　　　　　　　　　　　　　　　　　　　E-19

病態生理

肥満をきたさないのはどれか。

A　Cushing 症候群　　　　B　糖尿病
C　Basedow 病　　　　　　D　Laurence-Moon-Biedl 症候群
E　多嚢胞性卵巣症候群

選択肢考察

○A　Cushing 症候群では中心性肥満をきたす。
○B　糖尿病ではしばしば肥満を伴う。
× C　Basedow 病では自律的に甲状腺ホルモンが分泌され，やせをきたす。
○D　Laurence-Moon-Biedl 症候群は肥満をきたす遺伝性疾患の代表である。
○E　多嚢胞性卵巣症候群は両側卵巣の多嚢胞性腫大に，無月経・不妊・多毛・肥満を伴う症候群である。

◉　正解　C

問題 8-5　　　　　　　　　　　　　　　　　　　　　　　　　　　　　　E-20

医療面接

20歳の女性。最近急にやせてきたのに気づいた母親が心配して付き添って来院した。母親の話だと最近は食事をほとんどとらないが，時々大量に食べることがあるらしい。身長155 cm，体重35 kg。

まず聞くべきことはどれか。

A　体型は気になりますか。
B　家族や親戚でやせている人はいますか。
C　今日の受診は本人の希望ですか。
D　いままでかかった病気はなんですか。
E　体重が減ったきっかけはなんですか。

選択肢考察

×A　若年者でBMIは14.5であり，症例文からは神経性食思（欲）不振症が重要な鑑別疾患となる。本症の患者は，どんなにやせていても不十分と感じることが多い。大切な質問の一つであるが，まず聞くべきことではない。
×B　肥満が主訴の場合では家族歴は重要な質問であるが，やせの場合はあまり重要とはならない。
○C　この疾患の場合，本人の希望で受診したか否かは医師と患者の関係の構築のために，またその後の治療を進めるうえで一番重要である。また本人の病識が不十分なことも多く，それを知る手掛かりとなる。
×D　二次性ないし器質的障害によるものと鑑別する質問である。
×E　治療方針を決めるうえでも大切な質問の一つであるが，Cを先に聞くべきである。

正解　C

問題 8-6　　　　　　　　　　　　　　　　　　　　　　　　　　　　　　E-20

身体診察

神経性食思（欲）不振症の患者でみられるのはどれか。

A　低体温　　　B　知能低下
C　下　痢　　　D　脱　毛
E　活動性の低下

選択肢考察

○A　栄養摂取量が少ないため，その反応として基礎代謝が下がるので，低体温となる。
×B　むしろ高い知的活動が発症後も維持される。
×C　食べないこともあり通常は便秘傾向となる。ただし，下剤を服用している患者もおり，この場合は下痢となることもある。
×D　低体温に対する身体防御のため産毛が背中に密集する。脱毛はほとんどない。
×E　むしろ活動は活発である。

正解　A

問題 8-7　　　　　　　　　　　　　　　　　　　　　　　　　　　　　　　　　E-20

検　査

神経性食思（欲）不振症の患者でみられるのはどれか。

A　血中成長ホルモン低下　　　B　血中 reverse T₃ 低下
C　血中エストロゲン低下　　　D　血中インスリン上昇
E　血糖値上昇

◉　選択肢考察

- ×A　GH は基礎値も TSH 刺激に対しても異常上昇反応を示す。
- ×B　飢餓状態を反映し，血中 reverse T₃ は上昇する。
- ○C　体脂肪の減少により脂肪での性ステロイドホルモンの代謝障害が起こる。
- ×D，×E　飢餓状態により低血糖となり，血中インスリンは低下する。

◉　正解　C

問題 8-8　　　　　　　　　　　　　　　　　　　　　　　　　　　　　　　　　E-19

病態生理

体重減少がみられないのはどれか。

A　Addison 病　　　B　甲状腺機能低下症
C　覚醒剤中毒　　　D　寄生虫症
E　褐色細胞腫

◉　選択肢考察

- ○A　副腎皮質機能低下状態であり，結核や癌の副腎転移などが原因で，食欲不振，悪心，嘔吐などのため体重は減少する。
- ×B　甲状腺ホルモン分泌低下のため，体重増加をきたす。
- ○C　アンフェタミンなどの薬物は中枢神経系でノルエピネフリンを増加させるため食欲を抑え，体重は減少する。
- ○D　腹痛，食欲不振，下痢などの症状のため体重は減少する。
- ○E　カテコラミン産生腫瘍で，代謝亢進により体重は減少する。

◉　正解　B

CHAPTER 9 黄疸

1 黄疸とは

血中のビリルビン濃度の上昇により，皮膚や眼球結膜などの組織が黄染した状態を黄疸という。またビリルビンが増量しても程度が軽く臨床的に黄疸として認められない状態を不顕性黄疸という。

2 病態生理

ビリルビンの代謝経路

老廃赤血球が網内系組織（脾臓など）に取り込まれ，そこで崩壊したヘモグロビンから間接（非抱合型）ビリルビンが生成され，血中へ放出される。血中の間接ビリルビンは肝臓でグルクロン酸抱合を受け，直接（抱合型）ビリルビンとなって胆汁中に排出され，胆管を通って十二指腸に流れる。腸管内の直接ビリルビンは腸内細菌によって還元され，ウロビリノーゲンとなり，大部分は糞便中に排泄される。一部は腸管から再吸収され門脈を経て再び肝細胞に取り込まれるか（腸肝循環），尿中に排出される。これらの経路のどこかが障害されると血中ビリルビン濃度が上昇し，黄疸が出現する。

3 黄疸の見方，考え方

まずビリルビンの代謝経路を熟知し，どの経路で障害が起きているか把握することが大切である。血中総ビリルビンと直接・間接ビリルビンを測定し，直接ビリルビン優位か間接ビリルビン優位かを調べる。直接ビリルビン優位な場合，肝臓を中心とした障害部位の違いにより肝ビリルビン排泄異常，肝細胞障害，胆汁排泄障害の3つに分類される（表9-1）。

表9-1 黄疸の鑑別診断の対象疾患

A．直接（抱合型）ビリルビン優位の黄疸（表9-2参照）
　①肝ビリルビン排泄異常：Dubin-Johnson症候群，Rotor症候群
　②肝細胞障害：急性肝炎，慢性肝炎，自己免疫性肝炎，肝硬変，アルコール性肝炎，薬剤性肝障害（肝細胞障害型）
　③胆汁排泄障害：
　　・肝内胆汁うっ滞：薬剤性肝障害（胆汁うっ滞型），原発性胆汁性肝硬変，原発性硬化性胆管炎
　　・肝外胆汁うっ滞（閉塞性黄疸）：癌（胆管癌，乳頭部癌，胆嚢癌，膵頭部癌，肝十二指腸間膜リンパ節転移），総胆管結石，Mirizzi症候群
B．間接（非抱合型）ビリルビン優位の黄疸
　①ビリルビン過剰産生：溶血性
　②ビリルビン抱合障害：著明に進行した肝硬変や肝不全，体質性黄疸（Crigler-Najjar症候群，Gilbert症候群），新生児黄疸（グルクロン酸抱合の機能未熟）

表 9-2 直接（抱合型）ビリルビン優位の黄疸

	肝細胞障害型黄疸	肝内胆汁うっ滞	肝外胆汁うっ滞（閉塞性黄疸)	
			結石性	腫瘍性
既往歴，症状など	全身倦怠感，食欲不振，悪心，嘔吐	薬物摂取 全身状態やや軽い	右上腹部痛，発熱	徐々に悪化 体重減少
腹部所見	肝腫大	肝腫大−〜＋	右季肋部圧痛	ときに胆嚢腫大（Courvoisier 徴候）
皮膚瘙痒感	＋	＋〜＋＋	＋＋	＋＋
総ビリルビン	↑↑	↑↑↑	↑↑	↑↑↑
AST, ALT	↑↑↑	正〜↑	正〜↑	正〜↑
γ-GTP, ALP, LAP	正〜↑	↑↑	↑↑↑	↑↑↑
尿中ウロビリノーゲン	↑	→〜↓	↓	↓
腹部超音波，CT	肝腫大 胆管拡張なし	胆管拡張なし	胆管拡張あり 結石の存在	胆管拡張あり 腫瘍の存在

4　確定診断までのプロセス

　黄疸のスクリーニングは眼球結膜の色で調べる。なお，黄染はあくまで組織沈着をみているので血液生化学のデータよりは遅れて変動する。黄疸をきたす疾患は数多く存在するため，まず問診，血液・尿検査から，直接ビリルビン優位か間接ビリルビン優位かを鑑別する（図 9-1）。

(1) 肝細胞障害型黄疸

　急性肝炎あるいは慢性肝炎の急性増悪，肝硬変が一般的であり，AST，ALT の異常高値，直接ビリルビン優位の黄疸をきたす。急性ウイルス性肝炎では A 型が多く，B 型が続く。各種のウイルスマーカーをまず検査し，自己免疫性肝炎の鑑別には免疫グロブリン，抗核抗体，抗平滑筋抗体を調べる。薬物性・アルコール性肝障害の鑑別のため，飲酒歴，薬物服用歴を聴取する。

(2) 肝内胆汁うっ滞型黄疸

　胆汁排泄障害により生じ，D-Bil の上昇に加え，胆道系酵素の上昇がみられる。急性の場合は薬物性が多い。薬物性では皮疹，好酸球上昇を認める場合があり，リンパ球幼弱化試験も鑑別に有用である。慢性に経過するものとしては原発性胆汁性肝硬変（PBC）と原発性硬化性胆管炎（PSC）があり，PBC は中年以降の女性に好発し，IgM 高値，抗ミトコンドリア抗体陽性であれば診断される。PSC が疑われる場合は内視鏡的逆行性胆管造影（ERC）を施行し，肝外・肝内胆管に多発性狭窄や数珠状変化を認めれば本疾患が疑われる。いずれの疾患も肝生検は確定診断の助けとなる。

(3) 閉塞性黄疸

　腹部超音波にて胆管拡張を確認することが大切である。結石や胆道感染症に伴った閉塞性黄疸の場合，右季肋部痛，発熱などの症状を伴う。Murphy（マーフィー）徴候を認めれば急性胆嚢炎が疑われる。一方，悪性腫瘍に伴う場合は黄疸以外の自覚症状には乏しい。各種腫瘍マーカーは診断の助けとなる。腹部 CT，MR 胆膵管撮影（MRCP），内視鏡的逆行性胆膵管造影（ERCP），超音波内視鏡（EUS）などの画像診断により確定診断に至る。

（4）間接ビリルビン優位の黄疸

赤血球の破壊亢進により，肝細胞内におけるビリルビンの抱合が追いつかない場合は，間接ビリビン優位の黄疸が生じる。各種溶血性疾患や大量輸血などの際にみられる。血清 LDH 値の上昇，網状赤血球の増加，血清ハプトグロビン低下を認めた場合は溶血性黄疸を疑う。

図 9-1　黄疸の確定診断までのフローチャート

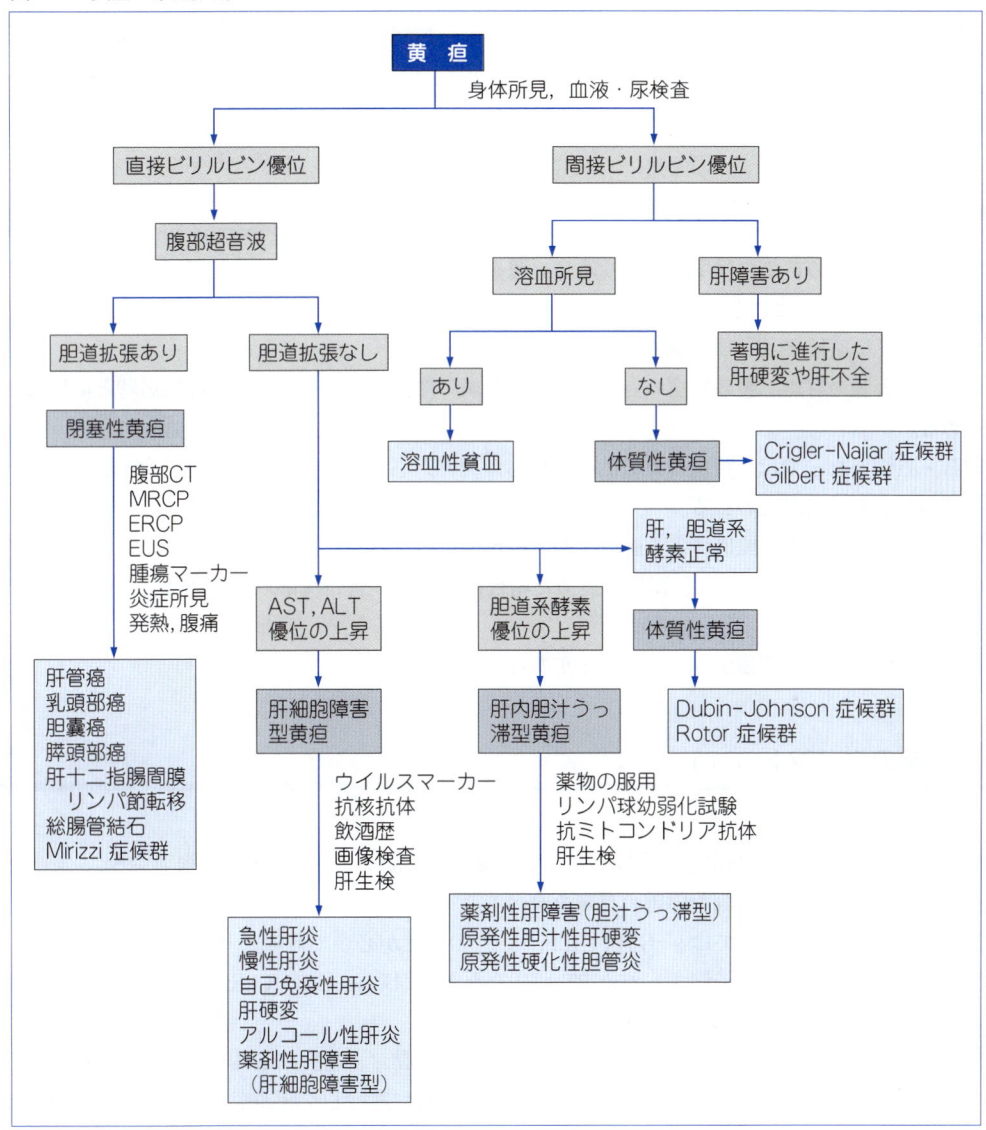

```
                            黄　疸
                         身体所見，血液・尿検査
            ┌───────────────────┴───────────────────┐
      直接ビリルビン優位                        間接ビリルビン優位
            │                          ┌───────────┴───────────┐
        腹部超音波                    溶血所見              肝障害あり
      ┌─────┴─────┐              ┌────┴────┐                │
  胆道拡張あり  胆道拡張なし       あり      なし        著明に進行した
      │                            │         │          肝硬変や肝不全
   閉塞性黄疸                    溶血性貧血  体質性黄疸 → Crigler-Najjar 症候群
      │ 腹部CT                                             Gilbert 症候群
      │ MRCP
      │ ERCP                                         肝，胆道系
      │ EUS                                          酵素正常
      │ 腫瘍マーカー          AST, ALT    胆道系酵素   体質性黄疸
      │ 炎症所見              優位の上昇  優位の上昇
      │ 発熱，腹痛               │           │
      │                      肝細胞障害   肝内胆汁うっ   Dubin-Johnson 症候群
   肝管癌                     型黄疸      滞型黄疸       Rotor 症候群
   乳頭部癌
   胆囊癌                  ウイルスマーカー  薬物の服用
   膵頭部癌                抗核抗体        リンパ球幼弱化試験
   肝十二指腸間膜          飲酒歴          抗ミトコンドリア抗体
   リンパ節転移            画像検査        肝生検
   総胆管結石              肝生検
   Mirizzi 症候群
                          急性肝炎        薬剤性肝障害（胆汁うっ滞型）
                          慢性肝炎        原発性胆汁性肝硬変
                          自己免疫性肝炎  原発性硬化性胆管炎
                          肝硬変
                          アルコール性肝炎
                          薬剤性肝障害
                          （肝細胞障害型）
```

5　医療面接のポイント

- 黄疸には直接ビリルビン優位と間接ビリルビン優位があるが，実際に黄疸で受診する患者のほとんどが直接型優位であり，この点を考慮し検査を進める．
- 病歴聴取では尿，便の色調の変化が重要である．特に閉塞性黄疸などでは便が灰白色となる．
- 皮膚瘙痒感は胆汁うっ滞時に多くみられる．
- 急性の肝細胞障害をきたした場合には，全身倦怠感，食欲低下，悪心，嘔吐などの症状を伴うことが多い．この場合には生ものの摂取の有無，海外渡航歴，不特定多数との性交渉の有無，薬物や飲酒歴，家族歴などについて聴取する．

6　身体診察のポイント

- 眼球結膜，皮膚の黄染の程度よりビリルビン値をある程度推測する．眼球結膜黄染は血中ビリルビン濃度が 3 mg/dL 以上になると出現する．
- 皮膚瘙痒感は直接ビリルビン優位の場合にみられる
- 肝腫大，脾腫の有無，腹部腫瘤の有無，圧痛の有無・部位など，通常の肝胆膵疾患時と同様に診察を進める．
- 結石・胆管炎などでは，黄疸は比較的軽度でも，発熱，右季肋部痛などの症状を伴い，Murphy 徴候を認めれば胆嚢炎が疑われる．
- 閉塞性黄疸では，悪性腫瘍による胆道閉塞の場合，黄疸が著明な割に自覚症状に乏しいことが多い．
- Courvoisier（クールボアジェ）徴候を認めた場合は胆管の 3 管合流部以下が閉塞していると考えられる．
- 薬剤性の場合には，皮疹がみられることがある．

7　検査のポイント　(図 9-2)

＜血液・尿検査＞
- T-Bil，D-Bil，I-Bil を測定し，直接ビリルビン優位か間接ビリルビン優位か鑑別する．
- AST，ALT を測定し，肝細胞障害の有無を調べる．
- 胆汁うっ滞の有無については γ-GTP，ALP，LAP の測定が必須である．
- 肝障害，予備能の程度を予測するため PT，HPT など凝固系や ALB，ChE，TC を調べる．
- ZTT は慢性肝疾患の有無の鑑別に用いられる．
- 肝細胞障害があると，肝細胞内での直接ビリルビンの移動および肝細胞外への排泄が最初に障害されるため，I-Bil↑とはならず D-Bil↑となる．しかし著明に進行した肝硬変や肝不全では，間接ビリルビンの肝細胞内への取り込みやグルクロン酸抱合が低下するため D-Bil↑とともに I-Bil↑となる．
- 通常，尿中ビリルビンは陰性だが，肝細胞障害や胆道閉塞により血中ビリルビンが増加し，それが腎臓から尿に排泄されるようになり，尿中ビリルビンが出現する．
- 肝細胞障害性黄疸の場合，肝臓で処理されるウロビリノーゲンが少なくなるため，尿ウロビリノーゲンの量は増加する．

図9-2 黄疸の検査のフローチャート

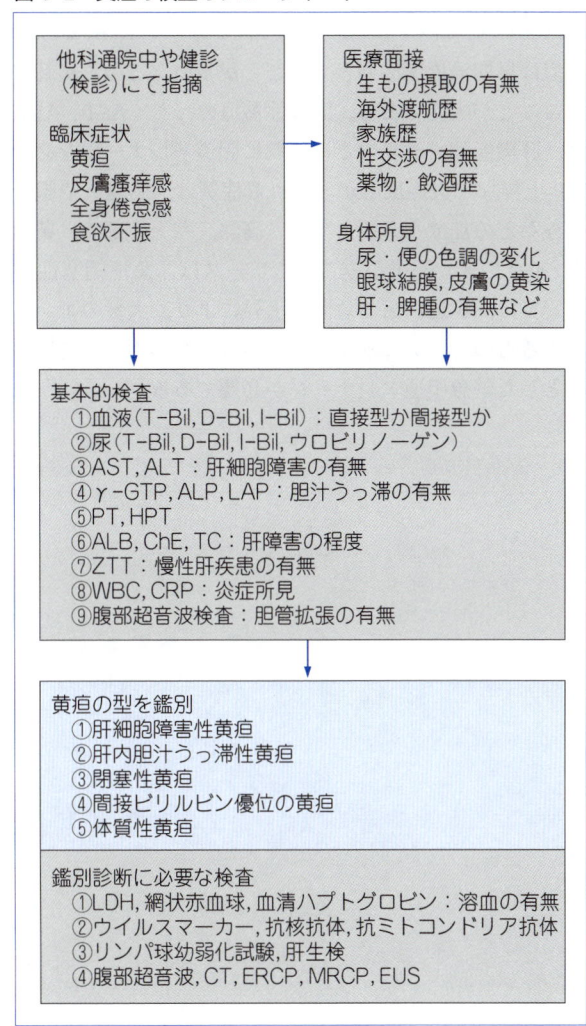

```
┌─────────────────────────────┬─────────────────────────────┐
│ 他科通院中や健診            │ 医療面接                    │
│ （検診）にて指摘            │   生もの摂取の有無          │
│                             │   海外渡航歴                │
│ 臨床症状                    │   家族歴                    │
│   黄疸                      │   性交渉の有無              │
│   皮膚瘙痒感                │   薬物・飲酒歴              │
│   全身倦怠感                │                             │
│   食欲不振                  │ 身体所見                    │
│                             │   尿・便の色調の変化        │
│                             │   眼球結膜, 皮膚の黄染      │
│                             │   肝・脾腫の有無など        │
└─────────────────────────────┴─────────────────────────────┘
                              ↓
┌───────────────────────────────────────────────────────────┐
│ 基本的検査                                                │
│   ①血液（T-Bil, D-Bil, I-Bil）：直接型か間接型か          │
│   ②尿（T-Bil, D-Bil, I-Bil, ウロビリノーゲン）            │
│   ③AST, ALT：肝細胞障害の有無                             │
│   ④γ-GTP, ALP, LAP：胆汁うっ滞の有無                      │
│   ⑤PT, HPT                                                │
│   ⑥ALB, ChE, TC：肝障害の程度                             │
│   ⑦ZTT：慢性肝疾患の有無                                  │
│   ⑧WBC, CRP：炎症所見                                     │
│   ⑨腹部超音波検査：胆管拡張の有無                         │
└───────────────────────────────────────────────────────────┘

┌───────────────────────────────────────────────────────────┐
│ 黄疸の型を鑑別                                            │
│   ①肝細胞障害性黄疸                                       │
│   ②肝内胆汁うっ滞性黄疸                                   │
│   ③閉塞性黄疸                                             │
│   ④間接ビリルビン優位の黄疸                               │
│   ⑤体質性黄疸                                             │
├───────────────────────────────────────────────────────────┤
│ 鑑別診断に必要な検査                                      │
│   ①LDH, 網状赤血球, 血清ハプトグロビン：溶血の有無        │
│   ②ウイルスマーカー, 抗核抗体, 抗ミトコンドリア抗体       │
│   ③リンパ球幼弱化試験, 肝生検                             │
│   ④腹部超音波, CT, ERCP, MRCP, EUS                        │
└───────────────────────────────────────────────────────────┘
```

- 閉塞性黄疸の場合，腸管内ビリルビンが減少するためウロビリノーゲン量は減少し，尿ウロビリノーゲンは陰性を示す。
- WBC, CRP は炎症の程度を反映し，胆道系の炎症性疾患の際に緊急処置が必要となるかどうかの判断に役立つ。
- 溶血の所見として，LDH 上昇，網状赤血球上昇，血清ハプトグロビン低下がある。
- 自己免疫性肝炎では抗核抗体，抗平滑筋抗体などが陽性となる。
- 原発性胆汁性肝硬変では抗ミトコンドリア抗体陽性となる。

＜その他の検査＞
- 腹部超音波検査は侵襲がなく，血液検査とともに早急に施行する。胆管拡張の有無から閉塞性黄疸か否かが診断できる。
- 閉塞性黄疸の際は，ERCP, MRCP や EUS を行い，胆道閉塞の原因を調べる。

8 初期対応のポイント

　黄疸のうち，閉塞性黄疸は早期治療を必要とすることが多い。このため超音波検査で閉塞性黄疸であるか否かを早期に確認することが大切である。閉塞性黄疸のうち，AST，ALT の著明な上昇など肝機能障害を伴っているものは，肝機能障害改善のため早期に胆道ドレナージを必要とする。また高熱，右上腹部痛のほか WBC，CRP 上昇など炎症反応がみられる症例は，胆嚢炎や胆管炎を起こしている可能性が高く，禁食や抗菌薬投与などの加療を必要とする。高熱，右上腹部痛，黄疸のほか，血圧低下および意識障害の Reynolds（レイノルズ）五徴がみられるケースは，急性閉塞性化膿性胆管炎が強く疑われる。急性閉塞性化膿性胆管炎は，胆道内圧の急激な上昇により，大量のエンドトキシンを含む胆汁が血管内に逆流するために起こるもので，ショック，DIC から多臓器不全へ進展し急激に重篤化する。このため胆道内圧改善を目的とした緊急胆道ドレナージが必要である。

CaseStudy

問題 9-1　　　　　　　　　　　　　　　　　　　　　　　　　　　　E-22

医療面接

54歳の男性。全身倦怠感を主訴に来院した。眼球結膜に黄染を認める。
<u>重要でない</u>質問はどれか。

A　便は白くありませんか。　　B　輸血したことはありますか。
C　腹痛はありますか。　　　　D　下痢はしていませんか。
E　飲酒はどのくらいしますか。

● 選択肢考察
- ○A　閉塞性黄疸を鑑別。
- ○B　C型肝炎を鑑別。
- ○C　結石や胆道感染などの胆道疾患を鑑別。
- ×D　この中では重要性が最も低い。下痢の有無を問診したところで，鑑別診断には役立たない。
- ○E　アルコール性肝障害を鑑別。

● 正解　D

問題 9-2　　　　　　　　　　　　　　　　　　　　　　　　　　　　E-22

身体診察

55歳の女性。眼球結膜に黄染を認めたため来院した。
<u>重要でない</u>診察手技はどれか。

A　体温の計測　　　　B　腹部腫瘤の観察
C　皮疹の観察　　　　D　肝の触診
E　指の形状の観察

● 選択肢考察
- ○A　胆管炎の有無の確認。
- ○B　腫瘍の有無の確認。
- ○C　薬剤性の場合には皮疹がみられることがある。
- ○D　肝腫大は肝炎でしばしば観察される。
- ×E　黄疸の診断で指の形状の観察は重要ではない。

● 正解　E

問題 9-3　　　　　　　　　　　　　　　　　　　　　　　　　　　　　　E-22

検　査

46歳の女性。白色便ならびに皮膚の黄染を主訴に来院した。血清生化学所見：T-Bil 12.2 mg/dL，D-Bil 11.5 mg/dL。

まず行うべき検査はどれか。

A　MRCP　　　　　　　B　腹部血管造影
C　腹部超音波検査　　　D　腹部単純エックス線撮影
E　肝生検

● 選択肢考察

×A　閉塞性黄疸の原因検索に有用だが，まず行うべき検査ではない。
×B　黄疸の原因検索には必要のない検査である。
○C　本症は白色便を認めることから閉塞性黄疸を疑う。まず初めに腹部超音波検査で胆管拡張の有無を調べることが大切である。
×D　腹部単純エックス線では黄疸の鑑別診断はできない。
×E　肝炎，肝障害の原因検索に用いられるが，まず行うべき検査ではない。

● 正解　C

問題 9-4　　　　　　　　　　　　　　　　　　　　　　　　　　　　　　E-21

病態生理

46歳の女性。皮膚の黄染を主訴に来院した。血液学所見：白血球 5,300。血清生化学所見：総ビリルビン 5.3 mg/dL，AST 585 IU/L，ALT 495 IU/L，ALP 255 IU/L（基準 260以下），γ-GTP 45 IU/L（基準 8〜50），CRP 1.2 mg/dL。

考えられる所見はどれか。

A　直接ビリルビン上昇　　B　尿中ウロビリノーゲン陰性
C　尿中ビリルビン陰性　　D　白色便
E　コリンエステラーゼ上昇

● 選択肢考察

肝逸脱酵素の著明な上昇ならびに胆道系酵素が正常であることから，肝細胞障害型黄疸と診断する。

○A　肝炎などの肝細胞障害型黄疸の場合，直接ビリルビンは上昇する。
×B　肝細胞障害型黄疸の場合，肝臓で処理されるウロビリノーゲンが少なくなるため，尿ウロビリノーゲンの量は増加する。
×C　尿中ビリルビンは陽性となる。
×D　白色便は閉塞性黄疸でみられることが多い。
×E　肝障害の際，コリンエステラーゼは低下する。

● 正解　A

問題 9-5　　　　　　　　　　　　　　　　　　　　　　　　　　　　　　　　　　E-22

初期治療

52歳の男性。以前より健診にて胆嚢結石を指摘されていた。3日前より時々右季肋部痛が出現した。昨日から38度台の発熱があり，今朝意識がもうろうとしたため救急車で搬送された。体温39.4℃。血圧72/41 mmHg。脈拍112/分，整。呼吸数24/分。右上腹部に圧痛を認める。肝，脾は触れない。眼瞼結膜に貧血なし。眼球結膜に黄染を認める。血液学所見：白血球21,000。血清生化学所見：総ビリルビン10.3 mg/dL，直接ビリルビン9.7 mg/dL，AST 85 IU/L，ALT 95 IU/L，ALP 1,250 IU/L（基準260以下），γ-GTP 450 IU/L（基準8〜50），アミラーゼ140 IU/L（基準37〜160），CRP 12.1 mg/dL。

早期に行うべき治療でないのはどれか。

A　胆道ドレナージ　　B　胆嚢摘出術
C　抗菌薬の点滴　　　D　昇圧薬の投与
E　輸　液

選択肢考察
○A，×B，○C，○D，○E

本例は高熱，右上腹部痛，著明な黄疸，血圧低下および意識障害とReynolds五徴がみられ，胆嚢結石の既往があることから，落下結石による総胆管結石に合併した急性閉塞性化膿性胆管炎が強く疑われる。このため胆道内圧改善のため早急な胆道ドレナージおよび抗菌薬投与が必要である。ショック状態改善のため，輸液や昇圧薬投与も重要である。胆嚢摘出術は急性閉塞性化膿性胆管炎の治療とならない。

正解　B

CHAPTER 10 発疹

1 発疹とは

皮膚の症状を構成しているものを発疹といい，その形態によって分類される。

2 病態生理

主な発疹の種類には以下のようなものがある（図10-1）。

①紅斑：皮膚より隆起しない紅色の局面を紅斑という。本態は毛細血管の拡張である。したがって硝子圧で圧迫する（硝子圧法）と，血管が収縮して紅色の色調が退色する。次の紫斑との鑑別が重要である。

②紫斑：皮膚より隆起しない紫紅色の局面を紫斑という。本態は血管から赤血球が漏出した（出血）状態である。硝子圧で圧迫しても紫紅色の色調が退色せず，上述の紅斑と鑑別が可能となる。

③白斑：白色の局面を白斑という。表皮にメラニン色素がない状態の時に生じる。

④色素異常（色素斑）：色のついた局面を色素斑という。表皮，真皮，皮下脂肪組織のどこかに色を有するものが存在している。

⑤丘疹：直径5mm以下で皮膚表面より盛り上がったものをいう。表皮か真皮に何らかの成分が増加している。

⑥結節：皮膚表面より盛り上がったもので直径5～30mm程度のものをいう。表皮，真皮，皮下脂肪組織のどこかに何らかの成分が増加している。

⑦腫瘍：結節より大きいもの（30mm以上）をいう。本態は結節と同様である。

⑧水疱：中に漿液を入れたものをいい，色は透明である。張りがあってやや硬いものを「緊満性水疱」，張りがなく表面にしわを生じたものを「弛緩性水疱」という。

⑨膿疱：中に膿（漿液と白血球）を入れたものをいい，色は黄色で濁っている。

⑩囊腫：内容物を有し，その周囲に壁様の構造をもつものをいう。

⑪膨疹・蕁麻疹：皮膚より隆起した局面で，色調はやや紅い。本態は真皮上層の血管周囲の浮腫である。しばしば痒みを伴う。

⑫びらん：表皮の一部が剝離して欠損した状態をいう。欠損は真皮までは及んでいない。

⑬潰瘍：表皮に穴があいて真皮まで見える状態をいう。表皮が完全に欠損し，真皮まで到達し，真皮が露出している。

⑭毛細血管拡張：皮膚表面に細い血管が線状からクモの巣状にみえている状態をいう。真皮上層の毛細血管が拡張している。

⑮硬化・萎縮：皮膚を触診した場合に硬い皮膚を呈している状態をいう。本態は真皮や皮下脂肪の硬化である。萎縮はやや白色調で，皮膚表面のしわが消失している。本態は表皮が薄く扁平化した状態である。

⑯鱗屑・落屑・痂皮：皮膚表面の剝がれかかった「角質」を鱗屑という。皮膚の角質が剝がれかかった「状態」を落屑という。皮膚表面に浸出液や血液が乾燥して固着したものを痂皮（かさぶた）という。

図 10-1　皮疹の分類

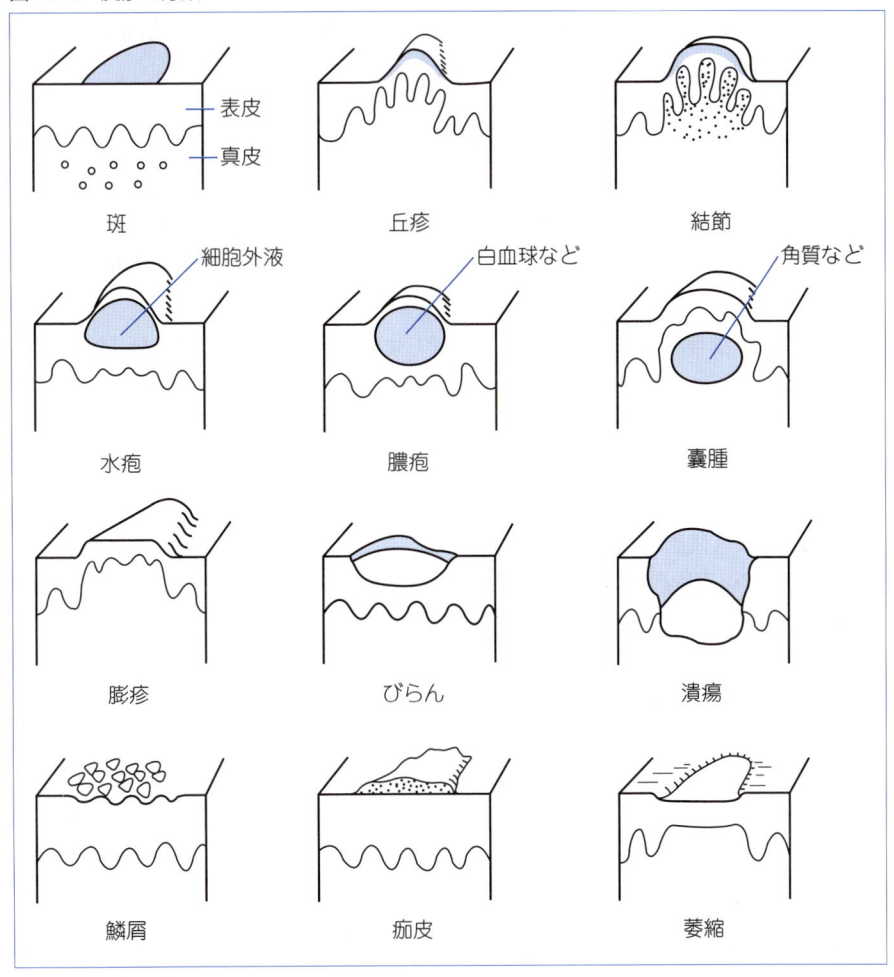

斑　　　　　　丘疹　　　　　　結節
水疱　　　　　膿疱　　　　　　囊腫
膨疹　　　　　びらん　　　　　潰瘍
鱗屑　　　　　痂皮　　　　　　萎縮

⑰壊疽（えそ）：皮膚が壊死して黒色調を呈した状態である。血流の途絶による皮膚全層の壊死によって生じる。

3　発疹の見方，考え方

　発疹を有する患者を診察した場合，以下の点について詳しく発疹を観察する。さらにそれをカルテにきちんと記載して，次項「4. 確定診断までのプロセス」の鑑別疾患を考え，診断をしていく。
- 部位：解剖学的部位を確認する。
- 個数：1つであれば「単発」，10個以下であれば実数を数えるか，「複数」とする。数が多ければ「多数」とする。
- 分布：皮疹が複数存在している場合はそれらの分布を観察する。全身に多発している場合は「汎発性（はんぱつせい）」，数がきわめて多い場合は「播種状（はしゅじょう）」，全体にある場合は「びまん性」，数が少ない場合は「散在性（さんざいせい）」という。ある部位に局在した場合は，「限局性（げんきょくせい）」，「集簇性（しゅうぞくせい）」，「列序性（れつじょせい）」，「帯状（たいじょう）」，「線状（せんじょう）」とする。

CHAPTER 10　発　疹 ● 91

- **大きさ**：実際の大きさ（長径，短径，高さ）を測定してその数値を記載する．慣例的に小さいものから「帽針頭大」，「粟粒大」，「米粒大」，「小豆大」，「大豆大」，「指頭大」，「胡桃大」，「鶏卵大」，「小児手拳大」，「手拳大」，「児頭大」などという言葉を用いることが多い．
- **形**：「円形」，「類円形」，「楕円形」，「卵円形」，「不整形」などと表現する．
- **色調**：皮疹の色調によって，「紅色」，「紫色」，「褐色」，「黒色」，「黄色」，「白色」とする．
- **隆起の程度**：平らに隆起している場合は「扁平隆起」という．さらに盛り上がった場合は「ドーム状隆起」といい，丸く盛り上がった場合は「半球状隆起」という．突出して茎の部分がくびれているものを「有茎性」，くびれが軽度のものを「亜有茎性」，くびれがないものを「広基性」という．また皮疹の辺縁部が盛り上がっている場合は「堤防状」という．
- **表面の性状**：平らで滑らかな場合は「平滑」，乾燥してザラザラしている場合は「粗糙」という．表面が小さい粒状に凹凸している場合を「顆粒状」，凹凸が大きい場合を「乳頭状」という．また容易に出血しやすい場合は「易出血性」という．
- **硬さ**：軟らかい場合は「軟」，弾力があって軟らかい場合は「弾性軟」という．硬く弾力性がある時は「弾性硬」，板様に硬い場合は「板状硬」，骨様に硬い場合は「骨様硬」という．
- **波動**：嚢腫のときには波動の有無を記載する．
- **可動性**：皮内結節や皮下結節の場合は，覆っている表皮（被覆表皮）や下の部分（下床）との可動性を記載する．
- **自覚症状**：自覚症状の有無を確認する．特に痒みや痛みの有無を記載する．

4 確定診断までのプロセス

発疹によって鑑別すべき疾患はそれぞれ異なる．以下に，それぞれの発疹において鑑別すべき疾患を述べる（図10-2）．

①**紅斑**：まず膠原病では，顔面の蝶型紅斑・凍瘡様紅斑は全身性エリテマトーデス（SLE）でみられる．ヘリオトロープ紅斑，ショール徴候（両肩から上背部の紅斑）は皮膚筋炎でみられる．環状紅斑はSjögren（シェーグレン）症候群，リウマチ熱，亜急性皮膚エリテマトーデスでみられる．爪囲紅斑はSLE，全身性硬化症，皮膚筋炎でみられる．また膠原病以外では，急性湿疹，慢性湿疹，接触皮膚炎，主婦湿疹，アトピー性皮膚炎，脂漏性皮膚炎などの湿疹・皮膚炎群で紅斑がみられる．多形滲出性紅斑，結節性紅斑，Sweet（スウィート）病などの紅斑症や，乾癬，類乾癬，菌状息肉症，紅皮症でもみられる．丹毒，伝染性紅斑，麻疹，薬疹，酒皶などでもみられる．

②**紫斑**：血小板減少（特発性血小板減少性紫斑病，血栓性血小板減少性紫斑病），クリオグロブリン血症，SLE，関節リウマチ，Sjögren症候群，Schönlein-Henoch（シェーンライン・ヘノッホ）紫斑病，皮膚アレルギー性血管炎，結節性多発動脈炎，慢性色素性紫斑でみられる．

③**白斑**：白皮症，尋常性白斑，脱色素性母斑，Vogt（フォークト）-小柳-原田病，Sutton（サットン）後天性遠心性白斑でみられる．

④**色素異常（色素斑）**：雀卵斑，肝斑，扁平母斑，神経線維腫症１型（カフェオレ斑），色素失調症では褐色斑がみられる．ヘモクロマトーシス，太田母斑，蒙古斑では青色斑がみられる．悪性黒色腫，悪性黒子，Peutz-Jeghers（ポイツ・イェガー）症候群，神経皮膚黒色症では黒色斑がみられる．

⑤**丘疹**：Gottron（ゴットロン）丘疹は皮膚筋炎でみられる．急性湿疹，接触皮膚炎，薬疹，汗疹，Darier

（ダリエー）病，毛孔性苔癬，毛孔性紅色粃糠疹，アミロイド苔癬，伝染性軟属腫でみられる．弾力線維性仮性黄色腫では黄色の丘疹が多発する．

⑥結節：炎症性としてサルコイドーシス，痒疹，アミロイドーシス，黄色腫症がある．感染性は尋常性疣贅，尖圭コンジローマがある．多くの腫瘍性病変で結節がみられる．

⑦腫瘍：良性・悪性にかかわらず多くの腫瘍性病変でみられる．

⑧水疱：天疱瘡，水疱性類天疱瘡，先天性表皮水疱症，疱疹状皮膚炎などの水疱症でみられる．天疱瘡では弛緩性水疱が，水疱性類天疱瘡では緊満性水疱が特徴である．単純性疱疹，帯状疱疹，水痘，手足口病，TEN 型薬疹，Stevens-Johnson（スティーヴンス・ジョンソン）症候群，固定薬疹，色素失調症などにみられる．汗疹，汗疱，湿疹，接触皮膚炎，伝染性膿痂疹，種痘様水疱症，熱傷，凍傷などでもみられる．

⑨膿疱：せつ，よう，毛囊炎，尋常性毛瘡などの感染症や尋常性痤瘡，酒皶，好酸球性膿疱性毛包炎，Behçet（ベーチェット）病，ブドウ球菌性熱傷様皮膚症候群（SSSS）にみられる．その他，掌蹠膿疱症，結節性多発動脈炎が重要である．

⑩囊腫：粉瘤（アテローム）でみられる．

⑪膨疹・蕁麻疹：膨疹は発疹の一つであり，蕁麻疹は疾患名である．膨疹という発疹は蕁麻疹という疾患に特異的にみられる．

⑫びらん：湿疹・皮膚炎群，伝染性膿痂疹，ブドウ球菌性熱傷様皮膚症候群，自家感作性皮膚炎，亜鉛欠乏症候群でみられる．また天疱瘡，水疱性類天疱瘡，家族性良性慢性天疱瘡，先天性表皮水疱症などの水疱症でみられる．

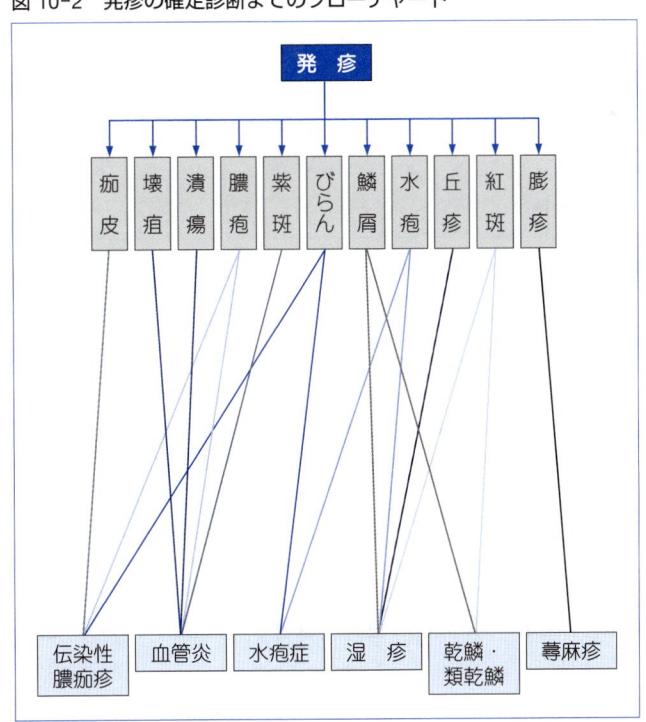

図 10-2　発疹の確定診断までのフローチャート

⑬潰瘍：SLE，結節性多発動脈炎，抗リン脂質抗体症候群，全身性硬化症，閉塞性血栓性血管炎，壊疽性膿皮症，Wegener（ウェゲナー）肉芽腫症，Weber-Christian（ウェーバー・クリスチャン）病が重要である．Behçet 病では陰部潰瘍がみられる．
⑭毛細血管拡張：くも状血管腫，酒皶でみられる．
⑮硬化・萎縮：硬化は全身性硬化症，限局性強皮症にみられる．萎縮は全身性硬化症，皮膚筋炎などでみられる．
⑯鱗屑・落屑・痂皮：湿疹・皮膚炎群でみられる．魚鱗癬では薄い鱗屑が，乾癬では厚い銀白色の鱗屑が特徴である．痂皮は伝染性膿痂疹，熱傷でみられる．
⑰壊疽：糖尿病，全身性硬化症，結節性多発動脈炎，壊死性筋膜炎，熱傷，凍傷でみられる．
⑱粘膜症状：口腔潰瘍は SLE，Behçet 病，Stevens-Johnson 症候群でみられる．舌小帯短縮は全身性硬化症にみられる．口腔乾燥による口角炎は Sjögren 症候群でみられる．口腔粘膜びらんはアフタ性口内炎，梅毒，扁平苔癬，白板症でみられる．
⑲毛髪症状：脱毛は SLE，円形脱毛症，壮年性脱毛症，梅毒でみられる．

5　医療面接のポイント

- 自覚症状：痒みや疼痛の有無を確認する．疼痛は自発痛と圧痛を鑑別する．
- 既往歴：アトピー素因があればアトピー性皮膚炎を疑う．妊娠，糖尿病，肝不全，腎不全，内臓悪性腫瘍などがあれば，それぞれのデルマドロームを疑う．
- 家族歴：家族内同症があれば遺伝性疾患や感染症を疑う．
- 薬剤の内服や注射が現病歴にあれば，薬疹を疑う．
- 全身症状があれば細菌やウイルスなどの感染症を疑う．
- 微熱や関節痛があれば膠原病を疑う．
- 発疹が数時間で消退する場合は蕁麻疹を疑う．

6　身体診察のポイント

- 露出部に発疹があれば接触皮膚炎を疑う．
- 露光部に発疹があれば光線過敏症を疑う．
- 粘膜部にも病変があれば，尋常性天疱瘡，Stevens-Johnson 症候群，TEN 型薬疹，扁平苔癬などを疑う．
- 水疱がみられた場合，弛緩性水疱であれば天疱瘡を，緊満性水疱であれば水疱性類天疱瘡を疑う．
- 発疹が神経走行に一致していたら，帯状疱疹を疑う．

7　検査のポイント

- 硝子圧で圧迫して（硝子圧法），紫紅色の色調が退色したら紅斑である．退色しない場合は紫斑である．
- 皮膚を，芯を引っ込めたボールペンなどでこすって（皮膚描記法），赤くなったり（赤色皮膚描記症），

盛り上がる（隆起性皮膚描記症）場合は蕁麻疹を考える。白くなる（白色皮膚描記症）場合はアトピー性皮膚炎を考える。
・皮膚病変をこすって，その部分のみに膨疹が生じる場合（Darier 徴候）は肥満細胞症を考える。
・健常部の皮膚をこすって同じ皮膚病変が生じた場合（Köbner（ケブネル）現象）は，尋常性乾癬・扁平苔癬・青年性扁平疣贅を考える。
・健常部の皮膚をこすって水疱が生じた場合（Nikolsky（ニコルスキー）現象）は，天疱瘡，SSSS，TEN 型薬疹，先天性表皮水疱症を考える。
・鱗屑を剝がして点状出血がみられた場合（Auspitz（アウスピッツ）現象）は，尋常性乾癬を考える。

CaseStudy

問題 10-1　　　　　　　　　　　　　　　　　　　　　　　　　　　　E-25

医療面接

18歳の女子。出生時から全身に小型の皮下結節と，大小の褐色の色素斑が多発している。皮疹の写真を示す。重要な質問はどれか。

A　熱はありますか。
B　家族に同じ症状の人はいますか。
C　現在薬を飲んでいますか。
D　妊娠していますか。
E　痛みはありますか。

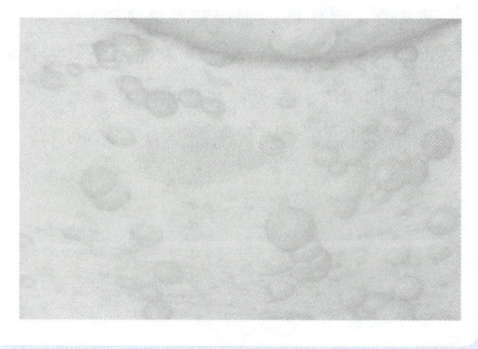

（☞ p. 1 カラー写真 **No. 1**）

選択肢考察

×A，○B，×C，×D，×E

出生時からの多発する皮下結節（神経線維腫）とカフェオレ斑がみられることから，神経線維腫症 1 型：von Recklinghausen（フォン・レックリングハウゼン）病と診断できる。神経線維腫症 1 型は常染色体性優性遺伝であり，家族内発症がしばしばみられる。発熱，薬剤，妊娠，疼痛は関連がみられない。

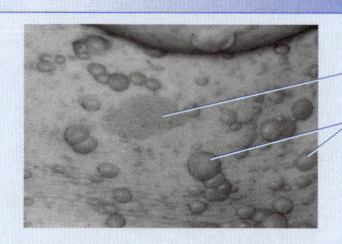

カフェオレ斑
神経線維腫

正解　B

問題 10-2　　　　　　　　　　　　　　　　　　　　　　　　　　　　E-24

身体診察

65歳の女性。6か月前から水疱が多発するようになった。みられる<u>可能性が低い</u>水疱の所見はどれか。

A　弛緩性である。　　　　B　緊満性である。
C　口腔内にもみられる。　D　四肢・体幹にみられる。
E　神経走行に一致する。

選択肢考察

高齢者に水疱が多発し，6か月経過しているとから，天疱瘡や水疱性類天疱瘡が考えられる。

○A　天疱瘡が考えられる。
○B　水疱性類天疱瘡が考えられる。
○C　天疱瘡が考えられる。
○D　天疱瘡や水疱性類天疱瘡は四肢・体幹に多発する。
×E　神経走行に一致する水疱から帯状疱疹を考える。帯状疱疹は通常 2〜3 週間で治癒する。

正解　E

問題 10-3　　　　　　　　　　　　　　　　　　　　　　　　　　　　E-25

検　査

48歳の男性。5年前から四肢・体幹・頭部に厚い白色の鱗屑が付いた境界明瞭な紅斑が多発してきた。患部の写真を示す。

重要でない検査はどれか。

A　Auspitz 現象
B　Köbner 現象
C　硝子圧法
D　皮膚描記法
E　病理組織検査

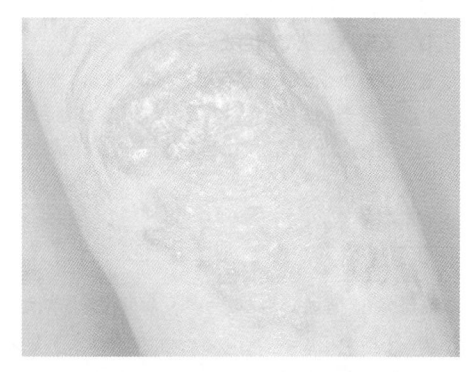

（☞ p. 1 カラー写真 No. 2）

厚い白色の鱗屑
境界明瞭な紅斑

選択肢考察

四肢・体幹・頭部に，厚い白色の鱗屑と境界明瞭な紅斑が多発していることから尋常性乾癬と診断できる。

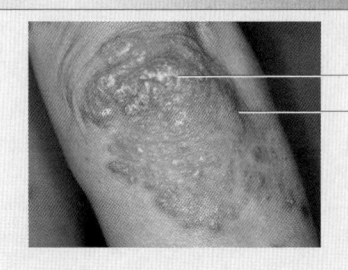

○A　尋常性乾癬にみられる。
○B　尋常性乾癬，扁平苔癬，青年性扁平疣贅にみられる。
○C　紅斑と紫斑の鑑別に重要である。
×D　蕁麻疹，アトピー性皮膚炎，肥満細胞症で重要である。
○E　尋常性乾癬では表皮の規則的な肥厚，Munro（ムンロー）の微小膿瘍，真皮乳頭層の血管周囲性のリンパ球浸潤などがみられ，診断に有用である。

正解　D

問題 10-4　　　　　　　　　　　　　　　　　　　　　　　　　　　　E-23

病態生理

36 歳の女性。3 か月前から膨疹が出現するようになった。患部の写真を示す。
<u>誤っているのはどれか</u>。

A　アナフィラキシーショックを起こすことがある。
B　痒みを伴う。
C　発疹が数日間持続する。
D　皮膚描記法で赤色となる。
E　プリックテストが有用である。

（☞ p. 1 カラー写真 No. 3）

● 選択肢考察 ●

膨疹が出現していることから，蕁麻疹と診断できる。

○A　Ⅰ型アレルギーであるため，アナフィラキシーショックを起こすことがある。
○B　膨疹は痒みを伴う。
×C　膨疹は数時間で消退する。
○D　蕁麻疹では，皮膚描記法で赤色になったり隆起がみられる。
○E　Ⅰ型アレルギーであるため，プリックテストが診断に有用である。

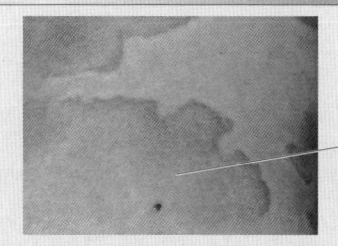

● 正解　C

やや隆起した紅色調の膨疹がみられる

98 ● 主要症候・医療面接がわかる

CHAPTER 11 貧血

1 貧血とは

貧血症は表 11-1 に示す基準値より低値を示す病態で，中でもヘモグロビン値がその診断の指標となる。俗に言われる立ちくらみなどの脳性貧血（起立性低血圧，自律神経失調症）とは区別して考えたい。

表 11-1 赤血球の基準値

	男	女
赤血球数（/μL）	410 万〜530 万	380 万〜480 万
Hb（g/dL）	14〜18	12〜16
Ht（%）	40〜48	36〜42

2 病態生理

貧血は表 11-2 に示す疾患の通り，赤血球の産生障害や破壊の亢進，失血や分布異常などが原因となる。

赤血球は主に全身の各臓器に酸素を供給する役割を担っているため，貧血をきたすと各臓器が酸素欠乏に陥り，倦怠感，疲労感，傾眠傾向，頭痛，めまいなどが生じる。そしてこれら臓器の酸素不足を心臓で補うため頻脈となり，その結果，動悸や息切れ，胸部痛などを自覚し，心雑音などの臨床症状がみられる。

産生障害には造血幹細胞の分化増殖異常による疾患，すなわち再生不良性貧血や骨髄異形成症候群などがある。ヘモグロビンの合成障害では鉄欠乏性貧血や慢性炎症・腫瘍の合併などによる二次性貧血，サラセミアが挙げられ，DNA 合成障害では巨赤芽球性貧血があり，造血器腫瘍や骨髄占拠病変に伴う貧血として白血病や悪性リンパ腫，多発性骨髄腫などがある。一方，赤血球の破壊亢進を呈する疾患として溶血性貧血があり，脾腫による分布障害も貧血をきたす疾患として記憶しておきたい。

3 貧血の見方，考え方

前述したような疲労・倦怠感や動悸・息切れなどの臨床症状を訴え受診する患者では，貧血を含めた酸素欠乏状態や基礎代謝亢進状態を念頭に，詳細な病歴や随伴症状の有無などを聴取し診察を行う。これらの症状からは循環器・呼吸器系疾患，あるいは内分泌代謝障害が原因となる可能性も高く，顔色や眼瞼結膜からの貧血徴候を見逃さないように留意する。判断が困難な場合には，末梢血液検査はもとより，心電図や胸部エックス線検査，呼吸機能検査を行い，必要に応じて消化管検索など検討して総合的に評価する。また貧血症は汎血球減少の一部として出現することも少なくないため，白血球減少・好中球減少に伴う発熱や疼痛の有無，出血傾向なども観察する必要がある。

妊娠が可能な若年女性にみられる貧血症の多くは鉄欠乏性貧血であるが，この場合には子宮筋腫や子

表 11-2 貧血の鑑別診断の対象疾患

A．産生障害	B．赤血球の破壊亢進（溶血性貧血）
①造血幹細胞の分化・増殖の異常 ・再生不良性貧血 ・赤芽球癆 ・骨髄異形成症候群 ②ヘモグロビン合成障害 ・鉄欠乏性貧血 ・鉄芽球性貧血 ・慢性炎症・腫瘍による二次性貧血 ・サラセミア ③DNA 合成障害 ・ビタミン B_{12} 欠乏症 ・葉酸欠乏症 ・抗癌薬投与 ④エリスロポエチン産生障害 ・慢性腎不全 ⑤造血器腫瘍や骨髄占拠による貧血 ・白血病 ・悪性リンパ腫 ・多発性骨髄腫 ・骨髄線維症	①先天性 ・赤血球膜の異常（遺伝性球状赤血球症など） ・赤血球酵素異常 ・異常ヘモグロビン症 ②後天性 ・自己免疫性溶血性貧血 ・発作性夜間ヘモグロビン尿症 ・細血管障害性溶血性貧血 ・血球貪食症候群 C．赤血球の喪失（失血） ・出　血 D．赤血球の分布異常 ・脾　腫 E．その他の二次性貧血 ・肝疾患 ・甲状腺機能低下症 ・下垂体機能低下症

（小澤敬也：貧血の診断・治療．日本臨床 2008;66:423-428 より引用，一部改変）

宮内膜症などの指摘の有無，月経周期や出血期間などを問診し，併せて偏食の有無も質問する．一方，男性にみられる鉄欠乏性貧血では上下消化管出血や痔核などからの慢性失血，これらによる鉄の喪失が原因となることが多いため，痔核の有無や，便の色，鮮血便の有無などを質問し検査を進める．匙状爪が診られる場合は鉄欠乏性貧血である可能性が高い．

巨赤芽球性貧血では貧血症状はもとより四肢末梢性のしびれ感（末梢神経炎）や味覚障害などがみられる．その場合には胃切除の既往や消化器症状の有無，毛髪の急速な白髪化がなかったかなどを質問し，舌萎縮の有無なども観察する．これらより巨赤芽球性貧血を疑った場合は胃癌や胃潰瘍の合併も含めて検査を進める．

4　確定診断までのプロセス

貧血症を疑った場合にはまず末梢血液検査を行い，その結果で貧血症の診断に至ればその性状，すなわち平均赤血球容積（mean corpuscular volume：MCV）から大球性・正球性・小球性を判断し，各種検査を行い鑑別診断を進める（図 11-1）．

例えば小球性貧血はヘモグロビン産生に障害がある場合が多く，鉄欠乏性貧血や鉄芽球性貧血，サラセミア，無トランスフェリン血症などが考えられる．これらの鑑別疾患が挙げられたら，血清鉄や総鉄結合能，血清フェリチンを検査し，血清フェリチン値が低下していれば鉄欠乏性貧血が考えられる．

MCV が正常の正球性貧血では網状赤血球の増加の有無を観察し，増加がみられない場合は骨髄穿刺を行う．低形成であれば再生不良性貧血が疑われ，正，あるいは過形成であれば骨髄異形成症候群が疑われる．骨髄穿刺でドライタップの場合は骨髄線維症が疑われるが，骨髄生検によるさらなる鑑別検査

図 11-1 貧血の確定診断までのフローチャート

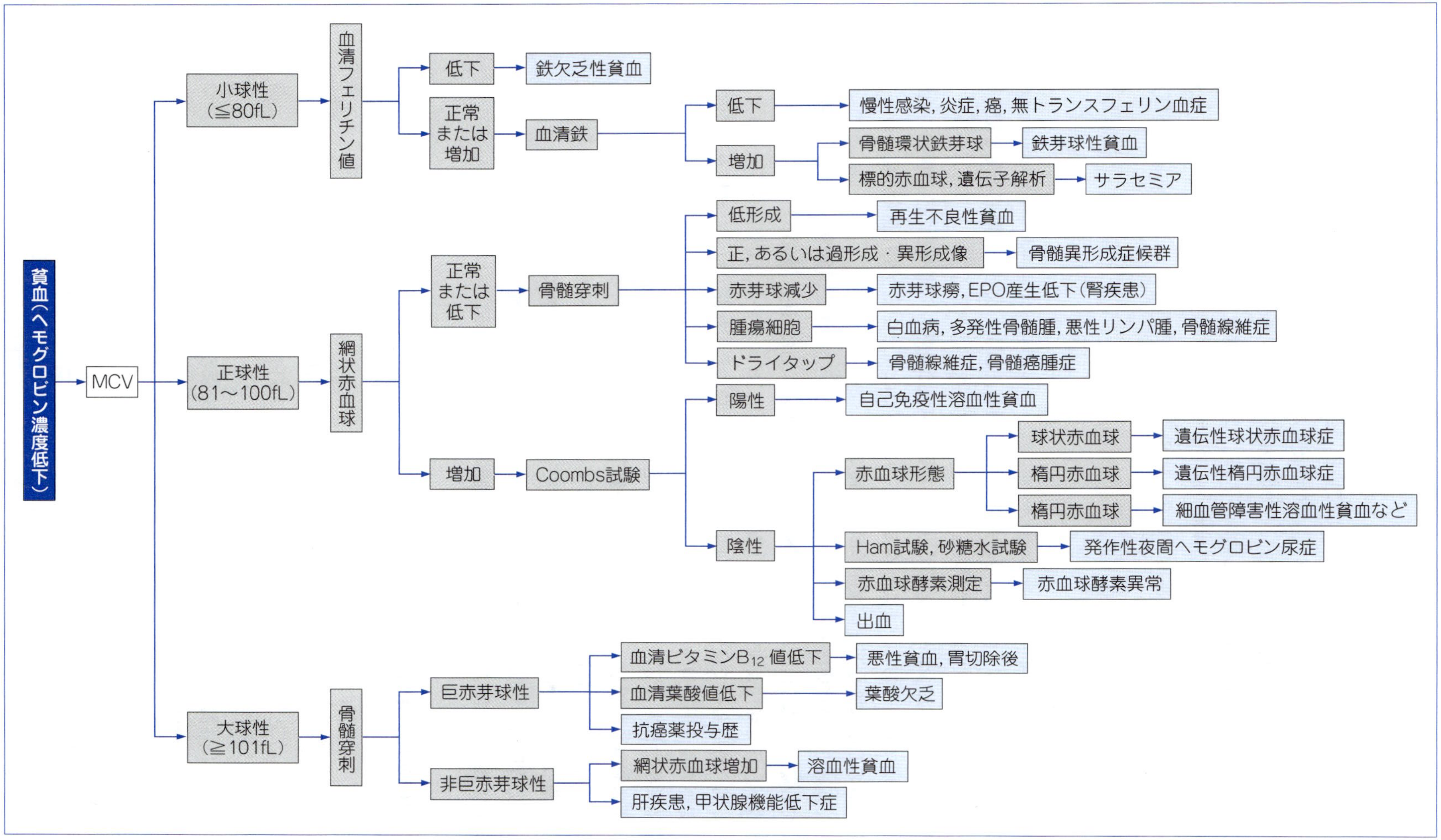

(小澤敬也:貧血の診断・治療. 日本臨床 2008;66:423-428 より引用, 一部改変)

CHAPTER 11 貧血 ● 101

が必要となる。一方，網状赤血球が増加している場合は，赤血球造血が活発に行われていることが示唆され，溶血性貧血，あるいは失血性の貧血が考えられる。さらに Coombs（クームス）試験が陽性であれば自己免疫性溶血性貧血が考えられ，その場合は基礎疾患の検索も必要となる。

MCV が高値の貧血は大球性貧血と診断される。この場合は胃切除などの既往歴や服薬歴をよく聴取し，さらに肝障害などの存在を他の血液検査成績や腹部超音波検査などで検索する。これらと同時に汎血球減少や高 LDH 血症の有無，葉酸やビタミン B_{12} を測定することによって，巨赤芽球性貧血を診断することが可能となる。

5 医療面接のポイント

- 自覚症状：低酸素に伴う倦怠感，疲労感，傾眠，頭痛，めまいなどや，酸素不足を補うための生体代償作用による動悸や息切れ，頻脈などがある。
- 随伴症状：汎血球減少の一部としてみられる貧血症では発熱や疼痛などの感染症状や出血斑・紫斑の有無は鑑別に有用である。またビタミン B_{12} 欠乏症では亜急性連合性脊髄変性症を合併することも多く，四肢のしびれ感なども貧血症診断の手掛かりとなる。
- 経過：前述した自覚症状・随伴症状がいつから起こり，発症様式が急激か，あるいは緩徐に出現し進行しているかの聴取は，白血病など腫瘍による貧血の鑑別に有用である。
- 既往歴：巨赤芽球性貧血では胃切除後，5〜10 年を経てビタミン B_{12} の吸収障害によって起こることが多い。若年性胆石症では先天性溶血性貧血を疑い，特に若年女性での子宮筋腫や子宮内膜症などの既往，男性の胃・十二指腸潰瘍や痔核などの既往は鉄欠乏性貧血の診断の糸口となる。また，循環器，呼吸器系疾患や内分泌・代謝障害の有無を聴取，鑑別することは極めて重要である。
- 常用薬の有無を問診し，薬剤性の貧血症や貧血症状の可能性も含めて考える必要がある。
- 食事の嗜好（肉類や緑黄色野菜の偏食），若年女性では過多月経の有無，男性では痔核出血や黒色便の有無を聴取することは鉄欠乏性貧血の原因を追求するうえで重要である。
- 運動・労作時に一層増悪する症状は貧血を含めた低酸素状態を疑う。
- 腰痛や骨痛，意識障害などでは多発性骨髄腫の貧血が疑われる。

6 身体診察のポイント

- 顔色や全身性の蒼白，眼瞼結膜の蒼白では貧血症を疑う。
- 発熱や疼痛などの感染徴候や出血斑・紫斑などを伴う貧血症では汎血球減少が想定される。
- ビタミン B_{12} 欠乏症や葉酸欠乏性の巨赤芽球性貧血では白髪や舌萎縮などもみられる。
- 匙状爪は鉄欠乏性貧血を疑う。
- 巨大脾腫では骨髄線維症などの慢性骨髄増殖性疾患を疑う。
- 表在リンパ節の触知は悪性リンパ腫による貧血を疑う。

7 検査のポイント

- 末梢血液検査：ヘモグロビン値の低下より貧血症を診断する。前述した通り，MCV 値の分類から大

まかに貧血症を想定する。また白血球数の異常や血小板数の低値，白血球分画からは腫瘍性疾患や，汎血球減少症の鑑別糸口を見いだすことができる。

- 網状赤血球：軽度の高値では骨髄異形成症候群や巨赤芽球性貧血を，異常高値では溶血性貧血を考える。溶血性貧血では病歴・家族歴から先天性疾患を鑑別し，後天性の場合は Coombs 試験や Ham・砂糖水試験を行い溶血性貧血の鑑別を進める。
- LDH：貧血症にみられる高 LDH 血症ではアイソザイムがⅠ・Ⅱ型で優位な場合は溶血性貧血を考える。この際，白血球数が正常〜減少なら溶血性貧血を考え，Ⅱ・Ⅲ型が優位な場合は腫瘍性疾患を想定し，さらなる診断アプローチをしたい。Ⅱ・Ⅲ型優位の高 LDH 血症で白血球数の異常高値では白血病である可能性が高い。
- 骨髄検査：MCV 高値，すなわち大球性貧血では他の貧血症の鑑別も含めて骨髄穿刺が診断を確定するうえで最も有用な検査である。ただし末梢血液検査とは異なり侵襲性の高い検査であるため，非侵襲的検査を十分行ったうえでなおかつ必要と判断される場合にのみ行うことが望ましい。

8 初期対応のポイント

- 失血に代表される急性発症の貧血症では循環血漿量の喪失によりショック状態に陥るため，危険なバイタルサインを示す貧血症では可及的速やかに輸血を行う。
- 長期・慢性的に失血し，その結果で起こった鉄欠乏性貧血でも，感染症などの誘因でショックに陥る可能性があるため輸血を行う。
- 白血病などによって，貧血に加えて重度な血小板減少や播種性血管内凝固症候群（DIC）を認めた場合は，生命維持に重要な臓器出血を起こす可能性があるため，赤血球輸血はもとより血小板輸血や DIC の管理・治療を積極的に行う。
- 内服薬の確認も重要。貧血と同時に白血球や血小板なども著しく減少する薬剤の服薬歴を聴取し，その場合には種々の薬剤に対応した処置をする必要がある。

CaseStudy

問題 11-1　　　　　　　　　　　　　　　　　　　　　　　　　　　　　　　　　　　E-27

医療面接

30歳の女性。未婚。軽労作時の動悸と息切れを主訴に来院した。顔色は不良で眼瞼結膜は蒼白。3年前に子宮内膜症を指摘され，月経による出血期間は10～14日程度であった。

重要でない質問はどれか。

- A 冷や汗をかきますか。
- B 眠さや倦怠感はありませんか。
- C 咳や痰，息苦しさはありませんか。
- D 熱やあざなどはありませんか。
- E 食べ物で好き嫌いはありませんか。

● 選択肢考察

正常の月経周期の若年成人女性でも，月経に伴う出血のために鉄欠乏性貧血を起こすことは多い。数ある貧血症の中でも最も頻度が高い疾患であるが，中でも過多月経や偏食のエピソードがある症例では，貧血の程度が重度となる。

×A 迷走神経刺激反射，自律神経失調などでみられる症状。広義の「貧血」であるが，ヘモグロビン値が低い貧血症ではない。
○B 貧血による臓器酸素欠乏症状。
○C 呼吸器疾患による症状との鑑別。循環器系疾患の除外とともに重要である。
○D 貧血を呈する腫瘍性疾患，汎血球減少症の鑑別に有用な質問。
○E 偏食の有無を聞き出す質問。鉄分の多い食物（肉，レバーや緑黄色野菜）が嫌いな患者は比較的多い。

● 正解　A

問題 11-2　　　　　　　　　　　　　　　　　　　　　　　　　　　　　　　　　　　E-27

身体診察

69歳の男性。7年前に胃癌で胃全摘術を受けている。3か月前から階段昇降時の息切れと手指のしびれがある。

重要でない診察手技はどれか。

- A 頭髪の視診
- B 口腔内の視診
- C 胸部の聴打診
- D 腹部の触診
- E 表在リンパ節分布部の触診

● 選択肢考察

胃切除後に起こった巨赤芽球性貧血（ビタミンB$_{12}$欠乏性貧血）である。貧血症状はもとより亜急性連合性脊椎変性症による末梢神経炎症状やDNA合成障害による毛髪異常（白髪），舌萎縮がみられる。重症の場合は汎血球減少症による出血症状もみられる。

○A 巨赤芽球性貧血の身体的特徴として白髪がある。
○B 巨赤芽球性貧血では舌萎縮がみられる。
○C 貧血による代償性の心悸亢進が起こり，多くは心尖部で収縮期駆出性雑音が聴取される。
○D 胃切除後の手術瘢痕創を確認。胃癌の再発を含めた腫瘍の検索が必要。
×E 巨赤芽球性貧血ではリンパ節の腫大はない。

● 正解　E

問題 11-3　　　　　　　　　　　　　　　　　　　　　　　　　　　　　　　　　E-27

検　査

41歳の女性。めまいと息切れを訴え来院した。受診時37℃台の発熱と下肢の出血斑を認める。下肢の写真を示す。

重要でない検査はどれか。

A　末梢血液学検査
B　凝固止血検査
C　血清生化学検査
D　胸部エックス線撮影
E　心エコー検査

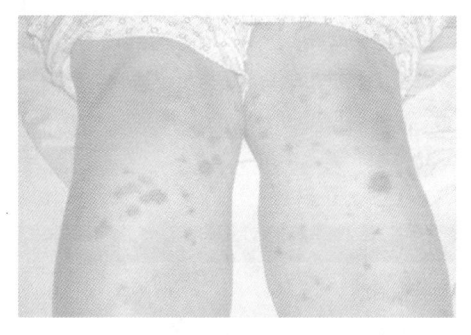

（☞ p. 1 カラー写真 No. 4）

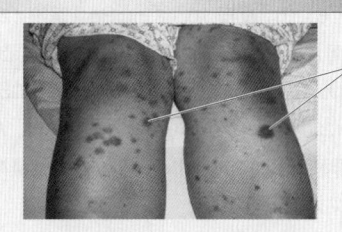

紫斑および出血斑。一般的には重度の血小板減少でみられる出血症状である

選択肢考察

出血傾向を伴う貧血症で，重度の汎血球減少症を呈する再生不良性貧血や，播種性血管内凝固症候群（DIC）を伴う急性白血病が考えられる。

○A　貧血の診断，貧血症の鑑別のうえで最も重要。
○B　出血傾向があり，DIC の合併有無は管理・治療を行ううえで極めて重要。
○C　貧血症では赤沈は亢進し，また発熱もみられるため感染症の鑑別を行ううえで CRP などのチェックが必要。
○D　感染症を考え，感染源を検索する。
×E　息切れを鑑別するうえで循環器系疾患の除外は必要だが，優先順位は低い。

正解　E

問題 11-4　　　　　　　　　　　　　　　　　　　　　　　　　　　　　　　　　E-26

病態生理

26歳の女性。生来健康。動悸と頭重感，労作時の呼吸困難を主訴に来院した。頭重感は約半年くらい前から自覚していたが，最近になって増悪し，家人からは顔色が悪く，むくんでいると言われていた。2日前から37～38℃台の発熱と咽頭痛，咳嗽を認めていたが，この半年間での体重変動はない。身長163 cm，体重45 Kg。血圧98/66 mmHg。脈拍92/分，整。体温37.5℃。顔色は不良で眼瞼結膜は貧血様。頸部に静脈怒張や甲状腺腫大，リンパ節腫大を認めず，心尖部に 2/6 度の収縮期雑音を聴取した。腹部では特記すべき所見はなく，圧痕・浮腫もみられなかった。

動悸の原因として最も考えられるのはどれか。

A　呼吸器疾患の急性増悪　　　B　頻脈性不整脈の発作
C　内分泌代謝疾患の増悪　　　D　貧血による代償性症状
E　腎不全による貧血

CHAPTER 11　貧　血　●　105

選択肢考察
×A，×B，○C，○D，×E

貧血症では赤血球不足による臓器低酸素血症のため倦怠感や疲労感，傾眠，頭痛，めまいなどがみられ，また酸素不足を補うための生体代償症状として動悸や息切れ，頻脈，心雑音がみられる。これらの臨床症状は<u>呼吸器・循環器系疾患</u>のみならず<u>重度の糖尿病</u>や<u>甲状腺機能亢進症</u>，すなわち基礎代謝が著しく亢進した場合にも出現する。

本例は生来健康であり，呼吸器疾患を基礎疾患に持っているとはいえず，また頻脈の既往もない。内分泌疾患を疑う体重の増減や甲状腺腫大の記載もなく，腎不全を判断する記載もない。貧血による代償性の動悸と判断できる。

正解 D

問題 11-5　　　　　　　　　　　　　　　　　　　　　　　　　　　　E-26

初期治療

33歳の男性。1週前から全身倦怠感や軽労作時の息切れが出現し，昨夜大量の黒色便があり，頭重感や動悸も伴うようになったため来院した。1年前に胃・十二指腸潰瘍を指摘されているが，内服加療は終了している。身長 171 cm，体重 61 Kg。血圧 70/42 mmHg。脈拍 120/分，整。呼吸数 26/分。顔面は蒼白で眼瞼結膜は高度に貧血様。皮膚は湿潤。心尖部に収縮期雑音を聴取するが肺雑音は聴取しない。血液学所見：赤血球 220万，Hb 4.9 g/dL，Ht 15%，白血球 4,500，血小板 42万。血清生化学所見：フェリチン 1 ng/dL（基準 4.0〜64.2），総コレステロール 220 mg/dL，総タンパク 5.8 g/dL，AST 15 IU/L，ALT 22 IU/L，UN 54 mg/dL，クレアチニン 1.05 mg/dL，随時血糖 122 mg/dL，Fe 3 μg/dL（基準 80〜160）。

まず行うべき処置はどれか。

A　緊急内視鏡　　　　B　赤血球輸血
C　昇圧薬投与　　　　D　緊急透析
E　インスリン持続投与

選択肢考察
×A，○B，×C，×D，×E

本例は胃・十二指腸潰瘍の既往があり，その再発によって鉄欠乏性貧血をきたしていると考えられる。MCV値や血清フェリチン値の低値からは徐々に進行していたことが想像され，さらに大量の失血によって蛋白も喪失し <u>pre-shock 状態</u>に陥っている。

前述した通り呼吸器・循環器系疾患，内分泌・代謝疾患では小球性貧血はみられず，動悸は高度の貧血による代償性症状と考えられる。また，慢性腎不全では赤血球合成に必要なエリスロポエチンが産生されないことから正球性貧血を呈するが，本例でみられるような軽度の腎障害では起き得ず，上部消化管出血の消化に伴う異化の亢進と推察される。

急性出血に伴う pre-shock であり，可及的速やかに赤血球輸血を行い，止血を目的とした内視鏡検査・処置を行うべきである。

正解 B

CHAPTER 12 出血傾向

1 出血傾向とは

止血機序に障害をきたし，正常な止血が行われない状態。

2 病態生理

止血（hemostasis）は，人間が生存していくうえで，必要不可欠な生理現象である。血管の破綻を生じると，血管を反応の場として血小板および凝固因子といった止血因子が集合し，止血機序が働く。

一方，血栓症（thrombosis）は，脳梗塞，心筋梗塞，肺塞栓などに代表されるように致命症となることもある病態である。血小板および凝固因子が，血管を反応の場として血栓症の発症に重要な役割を演じている。このように，血小板と凝固因子は良いことも悪いこともしているといえよう。

血液は，正常な場合には血管内では凝固することなく循環し，血管外へ出ると凝固して止血する。この当然と思っている生理が時に破綻することがある。つまり，血管内であるにも関わらず凝固したり（血栓症），血管外に出ても凝固せずに異常出血をきたすことがある（出血傾向）。

血管が破綻すると以下のような機序により止血が進行する。

①血小板の粘着
②血小板の凝集（ここまでの血小板主体の止血機序を一次止血という）
③凝固反応の進行によりフィブリン形成（凝固活性化による止血機序を二次止血という）
④過剰に形成されたフィブリンは線溶機序により溶解する。

出血傾向は，上記の止血機序に障害があった場合にみられる。すなわち，以下の場合である。

①血小板数の低下：特発性血小板減少性紫斑病（ITP），血栓性血小板減少性紫斑病（TTP），再生不良性貧血など。
②血小板機能の低下：血小板無力症，von Willebrand（フォン・ヴィレブランド）病，NSAID（非ステロイド性抗炎症薬：アスピリンなど）内服，尿毒症など。
③凝固異常：血友病 A，血友病 B，ビタミン K 欠乏症など。
④線溶過剰亢進：線溶亢進型 DIC（ただし①③の要素もある）など。
⑤血管壁の異常：アレルギー性紫斑病（Schönlein-Henoch（シェーンライン・ヘノッホ）紫斑病），単純性紫斑，老人性紫斑など。

また，出血傾向は，先天性のものと後天性のものに大別される。上記した疾患のうち，先天性のものは，血小板無力症，von Willebrand 病，血友病 A，血友病 B であり，他は後天性である。

3 出血傾向の見方，考え方

（1）紫斑

紫斑（purpura）の性状によって，出血傾向が何に起因するのか絞り込める場合がる。
①点状出血（petechiae）：径 1〜5 mm。血小板や血管が原因の出血傾向でみられやすい。

②斑状出血（ecchymosis）：径数 cm 以内。凝固異常が原因の出血傾向でみられやすい。
③びまん性出血（suggillation）：面積の比較的大きな皮下出血。凝固異常が原因の出血傾向でみられやすい。

(2) 疾患に特徴的な出血部位
①関節内出血：少なくとも CBT や国試で「関節内出血」のキーワードが出れば，血友病 A・B のみを考えればよいであろう。極めて疾患特異性の高い出血部位である。
②筋肉内出血：血友病や，後天性血友病（第VIII因子インヒビター）でみられやすい。
③粘膜出血：具体的には，鼻出血，歯肉・口腔粘膜出血，消化管出血，血尿，女性性器出血など。鼻出血は片側性の場合には耳鼻科疾患の可能性があるが，両側性の場合には出血傾向と考える。特に「幼少時から鼻出血がみられやすい」とくれば，von Willebrand 病を強く疑う。
④四肢末梢（特に下肢）の左右対称性紫斑：アレルギー性紫斑病（Schönlein-Henoch 紫斑病）。若干膨隆して触知可能なことが多い。腹痛，関節痛，腎障害（IgA 腎症）を伴うことがある。
⑤臍帯出血：先天性第XIII因子欠損症。
⑥老人性紫斑：前腕伸側，手背に赤紫色で境界明瞭な紫斑が出現する。しばしば部位を変えて出没する。ただし，全ての凝血学的検査は正常。
⑦タール便（黒色便）：上部消化管（胃，十二指腸など）からの出血を意味する。

4 確定診断までのプロセス

下掲の表 12-1「出血傾向の鑑別診断のポイント」に記載されているように，まず，出血傾向の病態，先天性・後天性の鑑別を行っていく。

医療面接や身体所見では，疾患特徴的な出血症状がないかどうか注意する。特に，紫斑の性状，関節内出血の有無，鼻出血の有無などは極めて重要である。

最終的には，血小板数，出血時間，血液凝固検査（PT，APTT，フィブリノゲン，FDP など）が確定診断の決め手となる。なお，血小板数が低下した病態では，骨髄穿刺検査を行って骨髄像をチェックする必要がある。

表 12-1　出血傾向の鑑別診断のポイント

＜出血傾向の病態による鑑別＞
①血小板数の低下：血小板数で確認。
②血小板機能の低下：出血時間で確認。
③凝固異常：PT，APTT，フィブリノゲンで確認。
④線溶過剰亢進：FDP で確認。
⑤血管壁の異常：出血時間や，全ての血液凝固検査は正常。

＜出血傾向の先天性・後天性の鑑別＞
①先天性出血傾向
・外傷時，手術時，抜歯時の異常出血の既往。
・幼少時からの出血。
・血縁者で出血しやすい者がいる。
②後天性出血傾向：上記がない。

5　医療面接のポイント

- 自覚症状：出血の部位，特に関節内出血は血友病に特徴的であり，関節腫脹や疼痛の経験がないか確認しておく必要がある。また，von Willebrand 病では幼少時からの粘膜出血（鼻出血など）が特徴的である。鼻出血では，片側性か両側性かの確認も行う（前述）。
- 先行する感染症の有無：急性の特発性血小板減少性紫斑病（ITP），アレルギー性紫斑病（Schönlein-Henoch 紫斑病）では，先行感染症がみられる場合がある。
- 出血症状出現の時期：幼少時からの出血傾向は先天性出血性素因を疑う。
- 外傷時，手術時，抜歯時の異常出血の有無：先天性出血性素因では，過去の外傷時，手術時，抜歯時に異常出血がみられることが多い。
- 家族歴：血縁者で出血しやすい者がいる場合には，血友病や von Willebrand 病などの先天性出血性素因であることが多い。なお，血友病は X 連鎖劣性遺伝のため，男性のみに発症する（母親がキャリアーのため母方から遺伝する）。von Willebrand 病は常染色体優性遺伝するため，男女ともに発症し得る。
- 内服薬の確認：NSAID（非ステロイド性抗炎症薬：アスピリンなど）の内服では，血小板機能が低下して出血傾向をきたすことがある。また，虚血性心疾患や脳梗塞患者では抗血小板薬を内服していることがあり，出血傾向の原因となり得る。
- 輸血歴，肝疾患の有無：肝硬変では，血小板数の低下，凝固因子の低下をきたし，出血傾向をきたすことがある。
- ビタミン K 欠乏症の可能性について：ビタミン K 欠乏症になりやすい三徴である以下の要素がないかどうか確認する。
  ①食事摂取量の低下：ビタミン K の摂取も低下するため。
  ②閉塞性黄疸：ビタミン K は脂溶性ビタミンであり，胆汁が存在しないと吸収されにくい。
  ③抗菌薬の投与：ビタミン K は体内の腸内細菌から産生されている。抗菌薬によって腸内細菌が死滅するとビタミン K 欠乏症になりやすい。

6　身体診察のポイント

- 紫斑の性状：前述。特に，点状出血では，血小板または血管が原因の出血傾向を疑う。一方，斑状出血やびまん性出血では，凝固異常が原因の出血傾向を疑う。
- 貧血の有無：高度の出血がみられると，貧血の原因となる。顔面蒼白，眼瞼結膜の貧血の有無に注意する。
- 口腔：口腔粘膜や歯肉出血の有無に注意する。
- 鼻出血の有無に注意する。
- 関節腫脹の有無：血友病では関節内出血が特徴的。血友病重症例や適切な治療を受けていない場合には，関節内出血を繰り返し，関節拘縮をきたすこともある。

7 検査のポイント

出血傾向でまず行うべき血液スクリーニング検査は，以下の通りである（表 12-2 も参照）。ただし，希少疾患ではあるものの以下の検査でスクリーニングされない出血性疾患もある（先天性第XIII因子欠損症，先天性 α_2PI 欠損症など）。

①血算（血小板数を含む）
②出血時間
③プロトロンビン時間（PT）
④活性化部分トロンボプラスチン時間（APTT）
⑤フィブリノゲン
⑥FDP，D ダイマー

(1) 血小板数＆血小板機能の評価

- 血小板数低下がみられた場合：特発性血小板減少性紫斑病（ITP），血栓性血小板減少性紫斑病（TTP），溶血性尿毒症症候群（HUS），再生不良性貧血，急性白血病，肝硬変（PT & APTT 延長所見もあり）など。

- 血小板数低下がみられない場合：
  ①出血時間延長（＋）：血小板機能の低下した病態・疾患を考える（血小板無力症，von Willebrand 病，NSAID 内服，尿毒症など）。なお，von Willebrand 病では，出血時間のみでなく APTT も延長する（重要！）。
  ②出血時間延長（－）：血小板機能は正常であることを意味する。PT，APTT などの凝固検査で評価する。全ての凝固検査が正常であれば，老人性紫斑病，単純性紫斑病など。凝固検査に異常があれば，下記へ。

(2) 凝固・線溶の評価

- PT 正常＆APTT 延長：血友病 A（第VIII因子の欠損），血友病 B（第IX因子の欠損），von Willebrand 病（出血時間も延長）など。
- PT 延長＆APTT 正常：先天性第VII因子欠損症など。
- PT 延長＆APTT 延長：ビタミン K 欠乏症，先天性第 X，V，II 因子欠損症，無フィブリノゲン血症，肝硬変（肝硬変では血小板数低下もあり）など。
- FDP，D ダイマー上昇：播種性血管内凝固症候群（DIC）。典型的な DIC では，血小板数低下，フィブリノゲン低下，PT & APTT 延長といった所見もみられる。

※血液凝固検査に関しては，ウェブサイト「金沢大学 血液内科・呼吸器内科のお役立ち情報」http://www.3nai.jp/weblog/index.html が参考となる（特に記事カテゴリ「凝固検査」）。

表 12-2 代表的な出血性疾患・病態と血液検査

疾患名	血小板数	出血時間	PT	APTT	フィブリノゲン	FDP
血友病 A & B	正常	正常	正常	延長	正常	正常
von Willebrand 病	正常	延長	正常	延長	正常	正常
血小板無力症	正常	延長	正常	正常	正常	正常
ビタミン K 欠乏症	正常	正常	延長	延長	正常	正常
DIC（典型例）	低下	延長	延長	延長	低下	上昇
先天性第Ⅶ因子欠損症	正常	正常	延長	正常	正常	正常
肝硬変	低下	延長	延長	延長	低下	正常
老人性紫斑病	正常	正常	正常	正常	正常	正常
ワルファリン内服	正常	正常	延長	延長	正常	正常
アスピリン内服	正常	延長	正常	正常	正常	正常

CaseStudy

問題 12-1　　　　　　　　　　　　　　　　　　　　　　　　　　　　E-29

医療面接

15歳の男子。右膝の腫脹と痛みを訴えて母親とともに来院した。整形外科では関節内出血と診断されている。

重要でない質問はどれか。

A　常用薬はありますか。
B　膝を打撲しましたか。
C　下肢はむくみやすいですか。
D　外傷時に止血しにくいですか。
E　血縁者に関節の腫脹をきたす人はいますか。

◯◯　選択肢考察　◯◯

○A　非ステロイド性抗炎症薬（NSAID）による血小板機能低下→出血傾向を鑑別。
○B　打撲が関節内出血の誘因となることもあるが，自然関節内出血も少なくない。自然出血であれば，より強く出血傾向であることを疑う。
×C　浮腫と関節内出血は無関係。
○D　外傷時にいつも止血しにくい場合には，先天性出血性素因を疑う。
○E　血縁者（母方の血縁者や兄弟）にも関節内出血をきたす男性がいれば，先天性出血性素因のうち血友病を強く疑う。

◯◯　正解　C

問題 12-2　　　　　　　　　　　　　　　　　　　　　　　　　　　　E-29

身体診察

15歳の男子。右膝の腫脹と痛みを訴えて母親とともに来院した。整形外科では関節内出血と診断されている。常用薬はない。

重要でない診察手技はどれか。

A　紫斑の有無についての視診
B　鼻出血の有無についての視診
C　口腔内出血の有無についての視診
D　手指関節の変形の有無についての視診
E　全身関節の可動域制限の有無についての触診

◯◯　選択肢考察　◯◯

○A　紫斑の性状から，出血傾向の病態を絞り込めることがある。
○B　鼻出血は，粘膜出血の一つ。出血傾向の所見として重要。
○C　口腔内出血も，粘膜出血の一つ。出血傾向の所見として重要。
×D　手指関節の変形は関節リウマチで認められる所見である。
○E　血友病では，関節内出血を繰り返すことで，関節拘縮をきたすことがある。

◯◯　正解　D

問題 12-3　　検　査　　　　　　　　　　　　　　　　　　　　　　　　　　　　E-29

15 歳の男子。右膝の腫脹と痛みを訴えて母親とともに来院した。整形外科では関節内出血と診断されている。常用薬はない。左膝関節に可動域制限がみられた。弟もしばしば関節内出血をきたす。

異常となる検査所見はどれか。

A　血小板数
B　出血時間
C　プロトロンビン時間（PT）
D　活性化部分トロンボプラスチン時間（APTT）
E　フィブリノゲン

選択肢考察

本例は関節内出血をきたした先天性出血性素因である。CBT や国家試験で関節内出血とくれば，血友病のみを考えればよいであろう。

×A　血友病では血小板数は正常。
×B　血友病では出血時間は正常。
×C　血友病では PT は正常。
○D　血友病 A，血友病 B のいずれであっても APTT は延長する。
×E　血友病ではフィブリノゲンは正常。

正解　D

問題 12-4　　病態生理　　　　　　　　　　　　　　　　　　　　　　　　　　　E-28

15 歳の男子。右膝の腫脹と痛みを訴えて母親とともに来院した。整形外科では関節内出血と診断されている。常用薬はない。左膝関節に可動域制限がみられた。弟もしばしば関節内出血をきたす。血液凝固検査では，PT は正常であったが APTT は延長していた。また，出血時間は正常であった。

治療として適切なのはどれか。

A　赤血球輸血
B　抗炎症薬
C　凝固因子製剤
D　濃厚血小板の輸注
E　副腎皮質ステロイド薬

選択肢考察

×A　血友病で赤血球輸血を行うことは極めて例外的である。
×B　抗炎症薬は血小板機能を低下させるため，血友病に対して安易に処方しない方がよい。
○C　血友病 A では第Ⅷ因子製剤，血友病 B では第Ⅸ因子製剤を使用する。
×D　血友病では，血小板数や血小板機能には問題なく，濃厚血小板は必要ない。
×E　副腎皮質ステロイド薬は膠原病など多くの疾患で用いられるが，血友病で用いることはない。

正解　C

CHAPTER 13 リンパ節腫脹

1 リンパ節腫脹とは

局所的あるいは全身的にリンパ節が腫脹（直径 1 cm 以上）している状態をいう。

2 病態生理

　リンパ節の構造は皮質，髄質などのリンパ実質と，辺縁洞，皮質（中間）洞，髄洞などのリンパ洞より構成され，これらは皮膜で被われている。生体には 1 mm から 1 cm 大のリンパ節が 600 前後存在し，身体の要所要所に広く分布している。リンパ節の主な構成細胞は，リンパ濾胞内の B リンパ球と傍皮質領域に分布する T リンパ球，それにリンパ洞にあるマクロファージ・組織球などである。リンパ節腫脹は，①これらの細胞が反応性あるいは腫瘍性に増殖する場合，②通常は存在していない顆粒球系細胞や腫瘍細胞などがリンパ節内に浸潤する場合，さらに③脂質などが代謝異常によって蓄積する場合，に起こる。すなわち，ウイルス・細菌・結核などの病原体，膠原病などの免疫異常症，悪性リンパ腫や各種の癌など腫瘍性疾患などにおいてリンパ節腫脹が出現してくる（表 13-1）。その中で臨床的に最も頻度が高いのは，局所の感染による所属リンパ節の腫脹で，う歯や咽頭の炎症，あるいは四肢の感染外傷などのときに認められる。また，悪性腫瘍によるリンパ節腫脹で最も頻度の多いのが癌の転移である。例えば耳鼻科領域の癌では頸部の所属リンパ節の腫脹をきたし，胸管に近い左鎖骨上窩のリンパ節（Virchow（ウィルヒョウ）リンパ節）の腫脹は腹腔内の癌（胃，卵巣，精巣，腎など）や食道癌，肺癌の転移で認められる。癌の転移に次いで多いのが悪性リンパ腫で，頸部，腋窩部，鼠径部の順でリンパ節腫脹をきたしやすい。

表 13-1　リンパ節腫脹の鑑別診断の対象疾患

A．炎症性（感染性）
　①細菌感染症：ブドウ球菌など
　②ウイルス感染症：EB ウイルス，風疹，AIDS など
　③その他の感染症：クリプトコッカス，トキソプラズマ，クラミジア，梅毒など
　④肉芽形成：結核など
B．感染症以外の疾患による反応性腫脹
　①自己免疫疾患：SLE，Sjögren 症候群，RA，MCTD など
　②その他：サルコイドーシス，薬剤性リンパ節腫脹（ヒダントインなど），亜急性壊死性リンパ節炎（菊地病），Castleman 病，甲状腺機能亢進症，川崎病，血清病など
C．悪性腫瘍
　①造血器悪性腫瘍：悪性リンパ腫，急性・慢性リンパ性白血病など
　②転移性腫瘍：癌の転移など
D．脂質代謝異常
　①Gaucher 病
　②Niemann-Pick 病など

3 リンパ節腫脹の見方，考え方

問診と触診が重要である。問診では咽頭痛やリンパ節の痛み，咳といった局所徴候，また発熱・盗汗・易疲労感・体重減少などの全身症状，職業，ペット飼育の有無，さらに性行動や薬剤使用歴などの確認が必要となる。触診ではリンパ節腫脹の分布や部位（限局的なのか全身的なのか），大きさ，性状（固さ，自発痛・圧痛，可動性），炎症所見，皮疹などの皮膚病変，肝脾腫などに注意する。また，耳・鼻・咽頭所見などの確認も必要となる。以下に具体的に記述する。

(1) 分布および部位

リンパ節腫脹が全身性の場合には多くの原因を考える必要がある（伝染性単核球症，トキソプラズマ症，AIDS，その他ウイルス感染症，全身性エリテマトーデス（SLE），混合性結合組織病（MCTD），慢性リンパ性白血病，悪性リンパ腫など）。局所性（限局性）のリンパ節腫脹の場合には，部位が疾患との関連を考えるうえで重要となる（表13-2）。

(2) 大きさ

径1 cm未満のほとんどは反応性なので経過観察しながら精査の適応を考慮する。1.5〜2 cm以上のものでは肉芽腫や悪性腫瘍の確率が高くなる。

(3) 性　状

硬さ，圧痛の有無，可動性についても評価する。

- 圧痛は急速なリンパ節腫大に伴って皮膜が伸展したときに認められる。その多くは炎症性であるが，ときには急性白血病などでも認められることがある。
- リンパ節結核では，硬く癒合性で，ときに皮膚に難治性の潰瘍や瘻孔を形成する。
- 悪性リンパ腫におけるリンパ節腫脹は，大きく，融合は少なく，弾性硬，可動性に富んでいるが圧痛は伴わない。
- 転移性癌では，固く，圧痛がなく，可動性に乏しい。
- 脾腫を伴う場合は全身的疾患（伝染性単核球症，悪性リンパ腫，白血病，SLE，サルコイドーシス，トキソプラズマ症，猫ひっかき病など）を考える。

表13-2　リンパ節腫脹部位と疾患

部　位	病　名
後頭部	頭皮の感染症
耳介前部	結膜炎，猫ひっかき病
頸　部	良性疾患としては上気道感染症，口腔や歯牙病変，伝染性単核球症などのウイルス感染症など 悪性疾患では頭頸部癌，乳癌，肺癌，甲状腺癌，悪性リンパ腫など
鎖骨上窩, scalene LN	肺や後腹膜の悪性腫瘍や感染症
Virchowのリンパ節腫脹	消化器癌，肺癌
鎖骨上窩	肺癌，乳癌，性器癌，結核，サルコイドーシス，トキソプラズマ症
腋　窩	同側上肢の外傷や感染症，乳癌，悪性リンパ腫，悪性黒色腫
鼠径部	下肢の外傷や感染症，STD，悪性リンパ腫，癌（直腸，外陰部，下肢）

・深在リンパ節腫脹は理学的所見で確認できないことが多く，CTや超音波検査で確認する。

4 確定診断までのプロセス

リンパ節腫脹をみたときには，まずそれが反応性，炎症性なのか，腫瘍性なのかを判断することが大切である。そのため問診やリンパ節腫脹の性状やそれに関連する理学的所見から成因を推定し，エックス線検査を含む諸種の検査を組み合わせて診断を進める（図13-1）。

(1) 一般検査
血算，生化学検査，胸部エックス線検査

(2) 必要に応じて一般検査に追加すべき検査
腹部超音波，腫瘍マーカー，血清学的検査（血清梅毒反応，トキソプラズマ抗体，EBウイルス抗体，サイトメガロウイルス抗体，HIV抗体，HTLV-1抗体，抗核抗体，抗DNA抗体，RAテストなど），ツベルクリン反応，胸部・腹部CT，Gaシンチ，FDG-PET，細菌培養，骨髄穿刺・生検，染色体検査など。

(3) リンパ節生検
・適応は病状に応じて決定する。

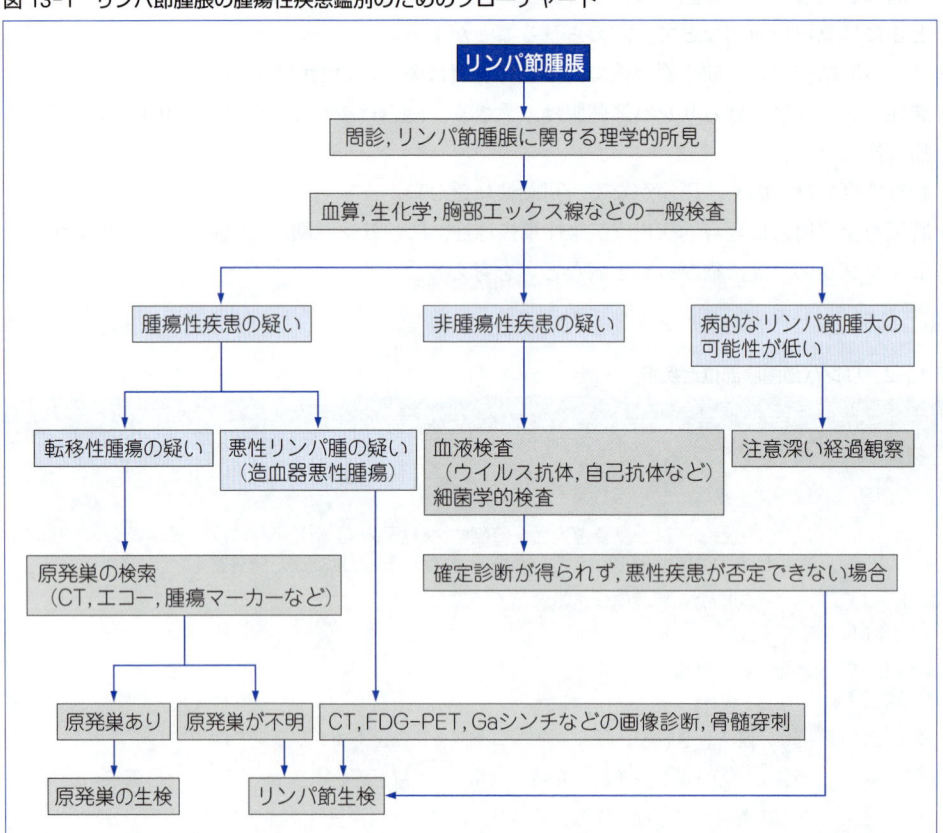

図13-1 リンパ節腫脹の腫瘍性疾患鑑別のためのフローチャート

- 転移性腫瘍が疑われる場合は，まず原発巣の検索を行う。原発巣が見つかればその部位の生検を行う。原発巣が認められない場合や造血器腫瘍が疑われる場合には，速やかにリンパ節生検を行う。
- 初めに吸引細胞診を行うことは勧められない。吸引細胞診では正確な診断が得られない場合も多く，診断が遅れるおそれがあるからである。ただし，診断がついている場合には再発を確認する目的として有用である。
- 悪性リンパ腫（造血器腫瘍）が疑われる場合は，ホルマリン固定を行う前に生検材料を分割し，新鮮材料を用いて細胞表面マーカーの解析や染色体分析を行う必要がある。

5　医療面接のポイント

医療面接でのポイントは経過（いつから，どの部位からなど），全身症状の有無，局所症状，年齢，性別（若年者：伝染性単核球症，若年女性：亜急性壊死性リンパ節炎，中年以降：悪性リンパ腫），出身地（成人T細胞白血病・リンパ腫），職業（珪肺症），ペットとの接触（猫ひっかき病），性行動（AIDS），薬物歴などを問診することが重要である。

6　身体診察のポイント

身体診察のポイントは，腫脹が局所性なのか，全身性なのか丹念に触診して確認することが重要である。大きさでは，一般に直径1cm以下のリンパ節腫脹は良性の非特異的な反応であることが多い。直径が2cmを超すものは悪性腫瘍もしくは肉芽腫病変であることが多く，生検などの精査を必要とする。性状では硬さ，圧痛，可動性について評価する。また炎症所見の有無，咽喉頭所見，皮膚所見，肝脾腫の有無などにも注意する（「3．リンパ節腫脹の見方，考え方」を参照）。

7　検査のポイント

表面から触知できない領域のリンパ節が腫脹することがあり，この場合はエックス線写真，CT，超音波，リンパ管造影，アイソトープによるシンチグラムなどを行って診断する。一般検査や特殊検査については，「4．確定診断までのプロセス」の項を参照。

CaseStudy

問題 13-1　　　　　　　　　　　　　　　　　　　　　　　　　　　　　　　E-31

医療面接

42 歳の男性。発熱を訴えて来院した。頸部にリンパ節腫脹を認める。

重要でない質問はどれか。

A　リンパ節腫脹部の自発痛はありますか。
B　咳，痰はありますか。
C　体重減少はありますか。
D　ペットを飼っていますか。
E　四肢に紫斑はありますか。

● 選択肢考察

○A，○B，○C，○D，×E

経過（いつから，どの部位からなど），全身症状（発熱，盗汗，全身倦怠感，体重減少など）の有無，局所症状（咽頭痛，咳嗽など），年齢，性別（若年者：伝染性単核球症，若年女性：亜急性壊死性リンパ節炎，中年以降：悪性リンパ腫），出身地（成人T細胞白血病・リンパ腫），職業（珪肺症），ペットとの接触（猫ひっかき病），性行動（AIDS），薬物歴などを問診することが重要となる。しかし，紫斑（出血傾向）の有無を問診することの重要性は低い。

● 正解　E

問題 13-2　　　　　　　　　　　　　　　　　　　　　　　　　　　　　　　E-31

身体診察

60 歳の男性。2 か月前より鎖骨上窩のリンパ節腫大を認め，徐々に増大してきたため来院した。体重減少がみられる。

まず考えられる疾患はどれか。

A　EB ウイルス感染症
B　Hodgkin 病
C　胃　癌
D　結　核
E　風　疹

● 選択肢考察

×A，×B，○C，×D，×E

1 か月以上かけてゆっくりと増大するリンパ節腫脹をみた場合は，悪性腫瘍のリンパ節転移や悪性リンパ腫のリンパ節腫脹などの腫瘍性疾患を念頭に置く。また胸管分布領域である膵臓，胆道，腸管などの癌は左鎖骨上窩に転移し腫大するが（Virchow 転移），これを認めた場合まず疑うべき疾患は胃癌である。

● 正解　C

問題 13-3　　　　　　　　　　　　　　　　　　　　　　E-31

検　査

25歳の男性。リンパ節腫脹を主訴に来院した。1か月前に頸部リンパ節腫脹に気づいたが放置していた。最近リンパ節は徐々に増大し，体重が減少してきた。また，1週間続く発熱がみられたが，その後平熱となった。

重要でない検査はどれか。

A　動脈血ガス分析
B　頸部 CT
C　可溶性 IL-2 受容体
D　リンパ節生検
E　胸部エックス線撮影

選択肢考察

×A，○B，○C，○D，○E

既に述べたように，1か月以上かけてゆっくりと増大するリンパ節腫脹をみた場合は，腫瘍性疾患を念頭に置く必要がある。また，発熱が1週間続きその後平熱になったことより，この発熱は有熱期と平熱期を繰り返す波状熱で，特に Hodgkin リンパ腫でみられる Pel-Ebstein（ペル・エプスタイン）熱と考えられる。腫瘍性疾患が疑われるため，一般的検査として胸部エックス線を行い，また病巣の広がりを調べるために頸部の CT などを行い，腫瘍マーカーとして可溶性 IL-2 受容体を測定し，最終的にリンパ節生検を行う。動脈血ガス分析は腫瘍性疾患の鑑別では重要度が低い。

正解　A

CHAPTER 14 浮腫

1 浮腫とは

組織間液（組織液）量の増加した状態を浮腫という。

2 病態生理

そもそも成人の体重の6割は水であり，生体の水は細胞外液と細胞内液とに分けられる。そして，細胞外液のうち，血管内にある分画を血漿といい，血管外にある分画を組織間液という。臨床症候として認知できるほど大量の細胞内液が細胞外液に移行することはまずない。ゆえに，浮腫は何らかの原因で血漿が血管外に異常に多く出た状態であるといえる。そして，血管のうち，血漿が透過できるのは構造的に毛細血管しかない。

次に，毛細血管内外の水分の出入りに影響する因子を考える。

①血漿と組織間液の組成は，イオン組成については同じと考えてよいが，タンパク濃度については血漿＞組織間液である。この濃度差によって，血漿浸透圧は組織間液浸透圧よりも若干高い。この差を膠質浸透圧という。以上の説明からわかるように膠質浸透圧を決めるのは血漿タンパクであるが，血漿タンパクの主力はアルブミンである。ゆえに，血漿膠質浸透圧はアルブミンで決まると考えてよい。

②次に，血漿と組織間液の，液体としての圧力差も，血管内外の水分の出入りに影響する。流体は圧力の高い方から低い方へ移動することを考えればこのことは自明であろう。

③血管内皮細胞は密着結合によって水分が容易に出入りできないような構造になっているが，炎症性サイトカインやケミカルメディエーターなどの作用で密着結合は弱まり，血管透過性が亢進する。

以上の因子を図14-1に示した。

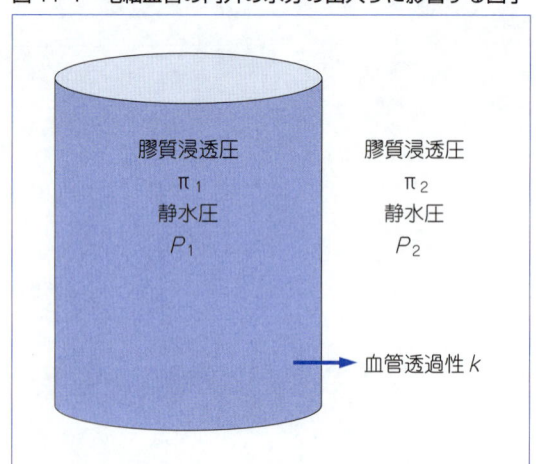

図14-1 毛細血管の内外の水分の出入りに影響する因子

膠質浸透圧 π_1
静水圧 P_1

膠質浸透圧 π_2
静水圧 P_2

血管透過性 k

したがって，浮腫の生じる要因には次の (1)〜(3) の 3 つが考えられ，また，この 3 つしかあり得ない。

> (1) $\pi_1 < \pi_2$ となる病態
>   これを細分すれば次の 2 つである。
>   ① π_1 が低下する病態：要するに低アルブミン血症である。
>   ② π_2 が上昇する病態：リンパ管閉塞（組織間液のタンパク質のドレナージ停滞），甲状腺機能低下症（異化低下によるムコ多糖の蓄積）による。
> (2) $p_1 > p_2$ となる病態
>   これには p_1 が上昇する病態しかあり得ない。最も多いのは種々の原因による血流うっ滞である。腎不全による細胞外液貯留も原因となる。
> (3) k が上昇する病態
>   炎症性サイトカイン，ケミカルメディエーターの分泌が亢進する病態である。

次に，浮腫は「血漿→組織間液」の移行が種々の原因で亢進した病態である。したがって浮腫では常に有効循環血漿量は減少する。そこでレニン-アンジオテンシン-アルドステロン系が亢進し，腎で血漿を回収する反応が起こるが，「血漿→組織間液」の原因が解除されないかぎり，腎で回収された血漿は組織間液に移行するのみである。したがって，浮腫がいったん成立すると悪循環が成立し，浮腫はレニン-アンジオテンシン-アルドステロン系の作用で維持されることになる。

3 浮腫の見方，考え方

浮腫の鑑別診断として以下の病態があることは上記の説明から自明であろう。

> (1) 血漿膠質浸透圧の低下＝低アルブミン血症
>   肝硬変（合成低下），ネフローゼ症候群（尿への喪失），タンパク漏出性胃腸症（腸への喪失）
> (2) 組織膠質浸透圧の上昇
>   リンパ管閉塞，甲状腺機能低下症
> (3) 毛細血管静水圧の上昇
>   ①全身的なもの：右心不全（右房圧上昇による静脈還流障害），腎不全（血漿量の増大）
>   ②局所的なもの：静脈閉塞症・血栓症，静脈弁の機能不全
> (4) 血管透過性の亢進
>   敗血症，重症熱傷，多発外傷，重症急性膵炎，アレルギー反応

このように，全身的な原因による浮腫から，局所的な原因によるものまで，原疾患は多彩である（表 14-1）。全身的な浮腫を伴う疾患には重篤な疾患が多い。したがってその鑑別が重要となるが，全身的な浮腫を伴う疾患の多くは，病歴と他の身体所見，検査所見から認知は容易である。局所的な浮腫であっても，下肢の深部静脈血栓症は肺血栓塞栓症という重篤な合併症を起こすことから，認知は重要である。
診察の要点として，まず，浮腫は脛骨前面で最も認知しやすいことを知っておく。実際，主訴となる

表 14-1　浮腫の鑑別診断の対象疾患

A．全身性
　①低アルブミン血症：肝硬変，ネフローゼ症候群，タンパク漏出性胃腸症
　②静脈還流障害：右心不全
　③循環血漿量増加：腎不全
　④代謝性：甲状腺機能低下症
　⑤血管透過性亢進：全身性炎症反応性症候群（敗血症，重症熱傷，多発外傷，重症急性膵炎），アレルギー
B．局所性
　①リンパ管閉塞：フィラリア症，悪性リンパ腫，癌のリンパ節転移
　②静脈閉塞：上大静脈症候群，Budd-Chiari 症候群
　③静脈血栓症
　④静脈弁機能不全

のはほとんど脛骨前面の浮腫である。これは，軟部組織のすぐ下が骨であるから当然である。全身的な浮腫では，眼瞼周囲にも認知しやすい。これは，軟部組織が比較的疎で水分が貯留しやすいためとされる。もちろん，原疾患によっては浮腫の分布が特徴的なので，診断の手がかりとなる。代表例としては上大静脈症候群（顔面，上肢）がある。

診断学上，(2) による浮腫は圧痕を残さない（non-pitting）とされ，それ以外の浮腫は圧痕を残す（pitting）とされる。

4　確定診断までのプロセス

浮腫へのアプローチは医師によって異なると思うが，臨床とは常にそうであるように，まず重篤な疾患を否定できるか，という手順で考えるのが安全である。筆者の標準的な手順を以下に示す。

肝硬変，タンパク漏出性胃腸症，右心不全，腎不全は浮腫以外の症状を伴うから直ちに認知できる。ただし，収縮性心膜炎などによる純粋な右心不全は認知が困難なことがある。右心不全の原因として最多のものは左心不全であり，両心不全をきたした状態ならば通常認知は容易である。

全身性炎症反応性症候群は浮腫を主訴として受診することはなく，他の訴えから既に診断がついている場合がほとんどである。だから鑑別診断は問題にならない。

アレルギーも病歴から認知は容易である。

甲状腺機能低下症，リンパ管閉塞の浮腫は圧痕を残さないのが特徴とされる。前者は TSH の測定で容易に確定診断できる。特異的な症候に乏しい疾患なので，日常臨床で心に留めておきたい。後者は，乳癌術後などの場合は病歴から容易に診断できるが，そうでない場合の原因は多岐に渡り（フィラリア症，悪性リンパ腫や癌の転移によるリンパ管閉塞など），診断に苦慮することがある。

静脈閉塞では，上大静脈症候群は特徴的な浮腫の分布（顔面，上肢）から認知は容易であり，画像診断で容易に確定診断できる。Budd-Chiari（バッド・キアリ）症候群は腹壁静脈の流れの方向から診断できる。また，血栓傾向をきたす既往歴（抗リン脂質抗体症候群，発作性夜間ヘモグロビン尿症など）も重要である。

下肢の深部静脈血栓症を疑った場合には積極的にエコーで血栓の検索に努める。しかし，この場合も多くは，既に肺血栓塞栓症をきたして診断がついている例がほとんどである。ただし，肺血栓塞栓症

例の多くの患者さん（筆者の自験例では大半）で下腿浮腫がみられないことにも留意すべきである。

　<u>静脈弁の機能不全</u>は上記を否定できた場合に考える。高齢，女性，職業歴（美容師など立ち仕事が多い）が推定の助けになる。

　また，下肢の静脈還流は，筋肉のポンプ作用で行われる。したがって，神経疾患で運動機能に障害のある場合には，患側の下肢の浮腫は出現する可能性がある。実際問題として，脳卒中後遺症の患者さんの患側下肢には浮腫がよくみられるものである。

5　医療面接のポイント

　自覚症状では<u>息切れ・呼吸困難</u>に注意する。既往歴が参考になるものは上記に詳述した。

6　身体診察のポイント

　浮腫が<u>全身性</u>か<u>局所性</u>か，局所性としたらその分布，に注目する。原疾患によっては特徴的な身体所見が得られることもあり，上記の鑑別診断を念頭に置いて診察する。

7　検査のポイント

①<u>血清アルブミン</u>
②<u>尿タンパク</u>：ネフローゼ症候群の診断に必須。
③<u>胸部エックス線</u>，<u>心エコー</u>など胸部の画像診断：呼吸困難，息切れを伴う場合に必須。

8　初期対応のポイント

　まず，緊急性の高い浮腫であるかどうかの鑑別が重要となるが，上記のように，そのような浮腫は浮腫が唯一の訴えあるいは唯一の所見になることはまずなく，認知は比較的容易である。しかし，緊急性はなくとも重篤な疾患が原因の場合もあり（悪性腫瘍など），ネフローゼ症候群でも悪性腫瘍が原因の膜性腎症もある。<u>基礎疾患の検索が重要</u>であることを銘記されたい。

CaseStudy

問題 14-1　　　　　　　　　　　　　　　　　　　　　　　　　　　　E-33

医療面接

32歳の女性。下腿の浮腫を主訴に来院した。両側脛骨前面に浮腫を認める。
有用性の低い質問はどれか。

A　痛みはありますか。
B　息切れはしませんか。
C　下痢はしていませんか。
D　お小水の色に変わりはありませんか。
E　最近，虫歯が増えたことはありませんか。

選択肢考察

○A　血栓性静脈炎などでは痛みを伴うことがあり，鑑別の参考になる。
○B　心不全，腎不全などを除外する。
○C　タンパク漏出性胃腸症を除外する。
○D　急性糸球体腎炎，膜性増殖性糸球体腎炎などでは肉眼的血尿を伴いやすい。鑑別のうえで重要な情報である。
×E　Sjögren（シェーグレン）症候群でう歯の増加をみることがあるが，本症候群の関連は低いと言わざるを得ない。

正解　E

問題 14-2　　　　　　　　　　　　　　　　　　　　　　　　　　　　E-33

身体診察

30歳の男性。急激に発症した両下腿の浮腫を主訴に来院した。脛骨前面に圧痕を残す浮腫を認める。
視診・触診する部位として重要性が低いのはどれか。

A　足　　　　　B　背部
C　後頭部　　　D　眼瞼周囲
E　鼠径リンパ節

選択肢考察

○A，○B，○C，○D，×E

浮腫でまず認識すべきは，それが全身性であるか局所性であるか，である。眼瞼周囲の他に，足背部，背部，後頭部は比較的浮腫が出現しやすい部位である。本例は圧痕を残す浮腫であるからリンパ管閉塞の可能性は低い。

正解　E

問題 14-3　　　　　　　　　　　　　　　　　　　　　　　　　　　　　　E-33

検　査

24歳の男性。乏尿と浮腫とを主訴に来院した。2週前に咽頭痛があり，近医を受診し，感冒と診断され解熱鎮痛薬が処方された。一昨日から肉眼的血尿が出現し，次第に尿量が減少し，息苦しくなってきた。脈拍92/分，整。血圧180/100 mmHg。眼瞼周囲に浮腫を認める。尿所見：タンパク2＋，糖－，潜血3＋。沈渣に赤血球円柱を認める。免疫学所見：CH50 10 IU/mL（基準25～35）。

鑑別診断のために重要なのはどれか。

- A　血清 ASO 測定
- B　動脈血ガス分析
- C　血清フェリチン測定
- D　血清タンパク電気泳動
- E　血清 $β_2$-ミクログロブリン測定

選択肢考察

尿沈渣に赤血球円柱が出現しているから糸球体腎炎であると断定してよい。低補体血症があるから，鑑別すべきは①膜性増殖性糸球体腎炎，②急性糸球体腎炎，③ループス腎炎，となる。①は急性発症のネフローゼ症候群をきたすので浮腫は説明できる。しかし咽頭炎の先行，乏尿は説明が難しい。②は病歴が合致する。浮腫と高血圧とは乏尿による循環血漿量の増加である。なお，②でネフローゼ症候群をきたすことは少ない。間違える人が多いので特に注意しておく。③は男性であるから可能性は低いが，ループス腎炎はあらゆる糸球体腎炎の形をとるので念頭に置くことは必要である。

- ○A　急性糸球体腎炎の多くは溶連菌感染に続発するので測定は必須である。
- ×B　肺水腫をきたしていたら低酸素血症となるので，その重症度の判定に必要になるかもしれないが，鑑別診断の役には立たない。
- ×C　フェリチンは鉄欠乏性貧血で低下し，成人Still（スチル）病，血球貪食症候群，ヘモクロマトーシスで上昇する。いずれも想定しにくい疾患である。
- ×D　多発性骨髄腫の診断に重要であるが，想定しにくい。
- ×E　悪性リンパ腫の腫瘍マーカーであるが，本例は糸球体腎炎なので，考えにくい。悪性リンパ腫が膜性腎症をきたすことはあるが，本例は明らかに膜性腎症の経過ではない。

正解　A

問題 14-4　　　　　　　　　　　　　　　　　　　　　　　　　　　　　　E-32

病態生理

56歳の男性。アルコール多飲とC型肝炎とによって肝硬変に進行している。今回，腹水と浮腫とのコントロール目的で入院となった。

この患者の病態として正しいのはどれか。

- A　高ナトリウム血症
- B　血漿レニン活性低下
- C　高コレステロール血症
- D　抗利尿ホルモン分泌抑制
- E　血漿アルドステロン濃度上昇

選択肢考察

腹水，浮腫は血漿が間質に逃げた病態であるから循環血漿量は減少する。その結果，抗利尿ホルモン（ADH）の分泌は促進される。また，腎血漿流量も減少するからレニン-アンジオテンシン-アルドステロン系が亢進する。この両者の作用によって腹水，浮腫が維持されている。治療としては，腹水，浮腫の原因である低アルブミン血症を是正し，ループ利尿薬（細胞外液量を減らす），塩分制限・抗アルドステロン薬（アルドステロン作用に拮抗する）を使用する。

× A 通常は ADH 作用がアルドステロン作用を上回ることが多く，低 Na 血症に傾く。
× B レニン分泌は亢進している。
× C 肝硬変は合成低下による低コレステロール血症をきたす。
× D ADH 分泌は亢進している。
○ E アルドステロン分泌も亢進している。

正解 E

問題 14-5　E-33

初期治療

70 歳の女性。呼吸困難を主訴に救急搬送された。かねてから僧帽弁閉鎖不全症による心不全で加療されていた。脈拍 96/分，整。血圧 140/95 mmHg。頸静脈の怒張を認める。ピンク色の泡沫状喀痰の排出がみられ，胸部にⅢ音を聴取する。下腿，足背に浮腫を認める。

直ちに行うのはどれか。

A 気管切開　　　　B ショック体位
C β遮断薬投与　　D アルブミン投与
E ループ利尿薬投与

選択肢考察

慢性心不全の症例であるが，現在は非代償性の急性心不全に至っている。左心不全徴候（呼吸困難，肺水腫）に加え右心不全徴候（頸静脈怒張，浮腫）も出現しており重篤である。

× A 気管内挿管は必要になる可能性が高いが，気管切開は初療室で行うべき手技ではない。
× B ショック体位をとると静脈還流量が増加して前負荷が増大し，**禁忌**である。
× C β遮断薬は慢性心不全の生命予後を改善するというエビデンスがあるが，急性心不全ではもちろん**禁忌**である。
× D 本例の浮腫は低アルブミン血症によるものではなく，アルブミンを投与すれば循環血漿量を増加させる方向に働くので**禁忌**である。
○ E 直ちに酸素を投与し，ループ利尿薬で前負荷の軽減を行う。

正解 E

CHAPTER 15 動悸

1 動悸とは

脈の乱れや通常自覚しない心拍動に関連して生じる，胸部の不快な自覚症状。

2 病態生理

動悸の原因になる状態を下記のように分類して考えることが可能である。
①心原性：不整脈によるものや，それ以外の心疾患による動悸が含まれる。
②非心原性：脈拍数の増加や心収縮力の増強が二次性に起こる疾患が含まれる。心因性もここに含まれる。
③生理的現象

また，上記のそれぞれの状態が，どのように動悸と関連するかは以下のように理解できる。
①脈の不整に基づくもの：各種不整脈による。心原性の代表で，原因として最多。上室性期外収縮，心室性期外収縮，心房細動などの頻拍性不整脈と，洞不全症候群や房室ブロックなどの徐脈性不整脈の両者が存在する。
②脈拍数の増加に基づくもの：不整脈に分類される頻拍のうち，頻拍になるもの（発作性上室性頻拍症，心室頻拍，心房粗動など）以外にも，脈拍数の増加する疾患が原因になる。心原性としては，心不全等の心拍出量の低下に基づく代償性の頻拍が挙げられる。また非心原性としては，貧血，内分泌疾患，呼吸器疾患，低血糖，薬物などの影響による二次性の頻拍が存在する。これらのうちで貧血は，徐々に進行すると代償され症状が出にくいが，急速に進行すると早期から自覚する。薬物では呼吸器疾患で頻用される気管支拡張薬やβ刺激薬が原因になっていることが多い。類似するものとして，嗜好品のアルコール，コーヒーも含まれるし，喫煙も悪影響を与える。
③一回拍出量の増大に基づくもの：心原性としては洞不全症候群や完全房室ブロックなどによる著しい徐脈，期外収縮による代償性休止期後など，不整脈に関連するものが存在する。これらの状態では脈の不整を自覚するのみではなく，一回拍出量の増加を動悸として自覚する。また，大動脈弁閉鎖不全症や僧帽弁閉鎖不全症などの逆流性弁膜疾患，心室中隔欠損症や心房中隔欠損症などの左右短絡を有する先天性心疾患においても，一回拍出量の増大を動悸として訴える。
④心収縮力の増加に基づくもの：大動脈弁狭窄症や高血圧では，後負荷の増大から心収縮力の増強をきたし，動悸を訴えることがある。
⑤心因性：パニック障害，不安神経症など器質的異常を認めない状態が含まれる。
⑥生理的：運動に伴う生理的現象である。

ただし，これらの状態に対する感受性は個人差が大きく，症状として訴えられない場合も多くあったり，過剰に強い症状を自覚したりすることもあり，それぞれの主観によって大きく左右されるものであることを前提に，診療に当たる必要がある。

3　動悸の見方，考え方

「動悸」と一言で言っても，患者の訴えは様々である．実際に「動悸がします」という訴えをする患者はほとんどいない．「ドキドキする」というのはまだ具体的なほうで，「心臓がギュッとなる」「胸がガーンとなる」「胸が詰まる」という表現，あるいは「心臓がキュッとなる」「痛い」「チクチクする」「絞めつけられる」など，胸痛疾患として扱ってもよいような症状を訴えてくるものも多い．これらの中から，我々が「動悸」として分類すべきものを探していくことになる．

動悸を症状とする疾患の中には，全く心配のない心因性のものから，緊急性を要する致命的な病状も含まれていることを念頭に置いて診断する必要がある．不整脈を原因とする動悸が多いが，それでも不整脈の出現していない時間帯には何もわからないのであるから，安易に否定することは不可能である．不整脈が多いため，まず安静時の心電図検査を行って診断を進めていくことになるが，必要に応じてHolter（ホルター）心電図検査，運動負荷心電図検査も加えていく．胸部エックス線では心血管疾患の存在を確認したり，呼吸器疾患等の他の疾患の存在を確認したりする．心エコー検査も多くの情報を与えてくれるので，器質的心疾患の存在の有無の検索に必須の検査である．なお，失神などの随伴症状を伴うものには特に注意が必要であり，具体的な診断がつかない場合には，電気生理学的検査など侵襲的な検査も必要になる．

血圧異常や呼吸器疾患などを原因とする二次性の動悸もあり得るので，バイタルサインから始まって，基本的な全身診察も重要である．またこれら二次性の動悸には身体的特徴や，明らかな随伴症状を伴う原疾患を持つものがあるので，診察で見逃さないよう注意する必要があるし，血液検査所見が重要な場合もある．薬剤性のものでは服薬歴の聴取が重要である．

各種診察および検査において異常が認められず，心疾患やその他の器質的異常が存在しない場合は，診断が確定できない場合でも危険性に乏しいことが多く，また治療を要さないものがほとんどであるので，緊急性を伴わない症状としてHolter心電図検査を繰り返したり，発作時の心電図を確認したりする努力を続ける一方で，心因性である可能性も高いことを患者に説明して安心してもらうことも重要である．

4　確定診断までのプロセス（図15-1）

動悸の原因としては不整脈が多いので，診断にはその存在を確認する必要がある．心電図で確認できれば，そのまま診断が確定する．ただし，診察時に動悸を訴えている場合は容易であるが，診察時に無症状の場合は困難であり，他の方法を用いて明らかにする必要がある．通常は24時間Holter心電図検査を施行することが多い．運動負荷心電図検査も有用である．可能であれば有症状時に自分で脈をとってもらうことも重要である．

不整脈のあるものは比較的診断しやすいが，不整脈を自覚できない動悸にも，いわゆる不整脈に分類される上室性頻拍や心房粗動，心室頻拍，あるいは完全房室ブロックなどの徐脈性不整脈が存在するので注意が必要である．

丁寧な医療面接も重要である．動悸の起こり方や誘因，持続時間，持続的なのか断続的なのか，そして治まり方などである．例えば一過性の心房細動や発作性上室性頻拍では，始まりと終わりが明らかに区別できることが多い．

図 15-1 動悸の確定診断までのフローチャート

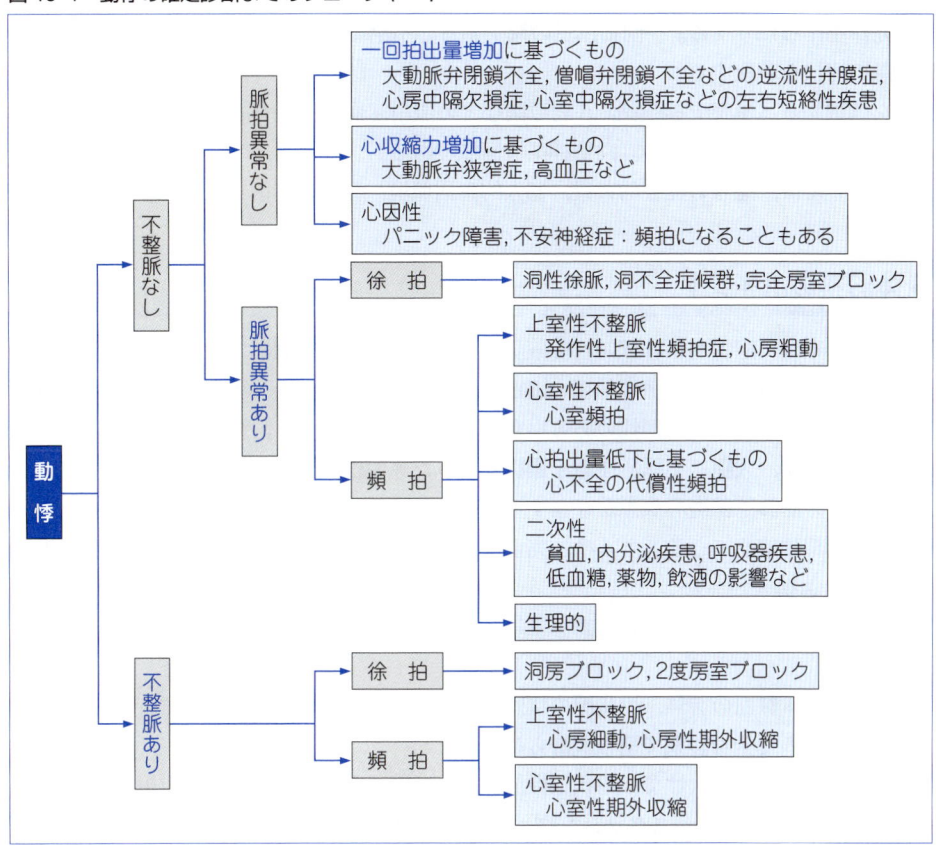

```
                          ┌─ 脈拍異常なし ─┬─ 一回拍出量増加に基づくもの
                          │               │    大動脈弁閉鎖不全，僧帽弁閉鎖不全などの逆流性弁膜症，
                          │               │    心房中隔欠損症，心室中隔欠損症などの左右短絡性疾患
                          │               ├─ 心収縮力増加に基づくもの
                          │               │    大動脈弁狭窄症，高血圧など
              ┌─不整脈なし─┤               └─ 心因性
              │           │                    パニック障害，不安神経症：頻拍になることもある
              │           │
              │           └─ 脈拍異常あり ─┬─ 徐拍 ── 洞性徐脈，洞不全症候群，完全房室ブロック
              │                           │
              │                           │       ┌─ 上室性不整脈
              │                           │       │    発作性上室性頻拍症，心房粗動
動悸 ─┤                           │       ├─ 心室性不整脈
              │                           └─ 頻拍 ─┤    心室頻拍
              │                                   ├─ 心拍出量低下に基づくもの
              │                                   │    心不全の代償性頻拍
              │                                   ├─ 二次性
              │                                   │    貧血，内分泌疾患，呼吸器疾患，
              │                                   │    低血糖，薬物，飲酒の影響など
              │                                   └─ 生理的
              │
              └─不整脈あり ─┬─ 徐拍 ── 洞房ブロック，2度房室ブロック
                           │
                           └─ 頻拍 ─┬─ 上室性不整脈
                                    │    心房細動，心房性期外収縮
                                    └─ 心室性不整脈
                                         心室性期外収縮
```

　不整脈以外では，すべて不整脈なしに分類される病態で動悸を自覚する．弁膜症や一回拍出量の低下，先天性心疾患などには，心エコー検査が重要であり，動悸の診断に心電図同様必須の検査になる．また二次性のものについては胸部エックス線等の基本的な検査に加えて，血液検査所見が重要である．

　心因性のものは，その背景となる因子や個人の素因が重要であり，これらの聴取も重要であるが，上記の器質的な問題を除外しないと確定診断に至らないので注意が必要である．

5　医療面接のポイント

・動悸の起こり方，治まり方は最も重要で，明らかな開始点，終点が区別できれば発作性の頻拍や心房細動が疑わしい．一方で，気がついたら断続的に動悸を自覚していたというものは，期外収縮が散発していることが多い．
・前の項目で示したように，発作時の脈拍異常は重要な所見であり，「脈が飛ぶ」「脈が抜ける」などというものは期外収縮や心房細動，房室ブロックなどの不整脈を疑わせる．
・随伴症状も重要である．失神を伴うものは重症であることが多く，心室頻拍は生命にも関わるし，房室ブロックや洞不全症候群も危険である．また大動脈弁狭窄も失神を伴う場合は緊急事態である．二次性の動悸でホルモン異常によるものでは，そのホルモンの主要な効果による症状が存在するはずで，

例えば甲状腺機能亢進症では手の震えや発汗，暑がりになったなどの症状，褐色細胞腫では発作性の動悸に発汗を伴ったりする。一回拍出量の減少する心不全では，労作時の息切れや，起坐呼吸の有無，基礎疾患の症状を聴取する。
・服薬歴を聴取する。気管支拡張薬，β刺激薬などの服用，血管拡張をきたしやすいカルシウム拮抗薬やα遮断薬も動悸の原因になる。向精神薬も同様である。
・心因性については，患者の社会的背景，個人的生活環境，発作の誘因などの聴取が重要である。

6 身体診察のポイント

・脈拍異常：診察時に症状があればこれを確認する。触診や聴診で確認できる。不整脈のある場合は，その触れ方からある程度不整脈の種類を確定できる。脈の間隔が全く不規則であれば絶対性不整脈で心房細動である。基本的に規則性のある場合は結滞（脈拍の途切れ）の有無を確認する。脈拍の数，リズムのみならず，大脈，小脈，速脈，遅脈といった脈の性状も観察する。
・心音，心雑音の聴診：基礎心疾患が存在する場合は，聴診で診断可能なこともある。また不整脈の状態を触診と同様に確認できる。さらに，完全房室ブロックの大砲音のように，不整脈に関係する心音異常も聴取できる。
・血圧測定などのバイタルサインの確認：主に二次性の不整脈や，高血圧が原因の場合に診断に結びつきやすい。
・基本的身体診察：貧血の有無，甲状腺の状態，呼吸器系の異常の有無，血管雑音の有無，心不全徴候の有無などについて全身診察で情報が得られる。
・随伴症状の確認：特に二次性では甲状腺機能亢進症の眼球突出や手指の振戦，甲状腺機能低下症の圧痕を残さない浮腫，Cushing（クッシング）症候群の肥満や皮膚線条など，特徴的なものも確認できる。

7 検査のポイント

・心電図：動悸の診断で最も重要である。不整脈を記録して診断できる。
・Holter 心電図：診察時に症状がない場合に重要な検査になる。
・胸部エックス線：基礎心疾患，呼吸器疾患等の異常を確認できる。
・血液検査：不整脈以外の動悸の原因の精査に重要。貧血，内分泌検査など。
・心エコー検査：基礎心疾患の精査に重要。
・特殊検査：呼吸機能検査は呼吸器疾患，特に喘息や肺気腫，慢性気管支炎などを確認できる。

CaseStudy

問題 15-1　　　　　　　　　　　　　　　　　　　　　　　　　　　　　　　　　　　　　E-35

医療面接

30歳の女性。動悸を訴えて受診した。

重要でない質問はどれか。

A　どのような時に動悸がしますか。　　B　食事は食べられますか。
C　暑がりですか。　　　　　　　　　　D　胸が痛むことはありますか。
E　最近生活面で変化がありましたか。

● 選択肢考察 ●

○A　動悸の起こり方は重要で，労作性なのか無関係か，精神的緊張に関係するか否か，などを聴取する。
×B　食事と動悸の関係は診断にはつながらない。
○C　甲状腺機能亢進症では，暑がりになり発汗も多くなる。
○D　この年代の女性では胸痛が存在しても狭心症の可能性は少ないが，僧帽弁逸脱の心室性期外収縮では胸痛を瞬間的に自覚することが多く，これが断続的に繰り返される。
○E　転居や転職は精神的ストレスになりやすく，心因性の動悸の原因として重要である。

● 正解　B

問題 15-2　　　　　　　　　　　　　　　　　　　　　　　　　　　　　　　　　　　　　E-35

身体診察

30歳の女性。動悸を訴えて受診した。動悸は労作とは無関係に出現する。突然出現し，治まり方も突然である。動悸以外に症状はない。

重要でない診察手技はどれか。

A　眼瞼結膜の視診　　B　頸部の触診
C　心臓の聴診　　　　D　肺の打診
E　腹部の聴診

● 選択肢考察 ●

○A　眼瞼結膜では貧血の有無を確認できる。
○B　頸部の触診で甲状腺の状態をみる。
○C　心疾患の有無は重要である。
×D　肺の打診は呼吸器疾患で重要であるが，これだけでは動悸に関連した情報は得られない。
○E　腹部を聴診する場合には常に血管雑音の有無を聴取するよう心がける。腎動脈狭窄も血管雑音を発することがある。

● 正解　D

問題 15-3　　　　　　　　　　　　　　　　　　　　　　　　　　　　　　　　　E-35

検　査
　30歳の女性。動悸を訴えて受診した。動悸は労作とは無関係に出現する。突然出現し，治まり方も突然である。動悸以外に症状はない。眼瞼結膜に貧血なく，頸部に触診上異常を認めず，心音異常・心雑音なし。腹部に血管雑音などの異常を認めない。
　重要でない検査はどれか。

A　胸部エックス線撮影　　　　　B　心エコー検査
C　Holter 心電図検査　　　　　 D　頭部単純 CT
E　血中カテコラミン 3 分画精密測定

● 選択肢考察 ●
○A　胸部エックス線では心陰影，肺野など，動悸に関連する多くの情報を得られる。
○B　心エコー検査では弁膜症や先天性心疾患，心機能などの情報が得られ，動悸の診断に必須である。
○C　Holter 心電図検査は来院時に症状のない不整脈を疑う患者で重要である。有症状時の心電図を証明できる。
×D　頭部単純 CT では頭蓋内疾患を診断できるが，動悸の原因疾患とは直接関係するものが少ない。
○E　血中カテコラミン 3 分画精密測定は褐色細胞腫の診断で必須である。
● 正解　D

問題 15-4　　　　　　　　　　　　　　　　　　　　　　　　　　　　　　　　　E-34

病態生理
　30歳の女性。動悸を訴えて受診した。動悸は労作とは無関係に出現する。突然出現し，治まり方も突然である。動悸以外に症状はない。眼瞼結膜に貧血なく，頸部に触診上異常を認めず，心音異常・心雑音なし。腹部に血管雑音などの異常を認めない。心電図（無症状時，有症状時）を示す。

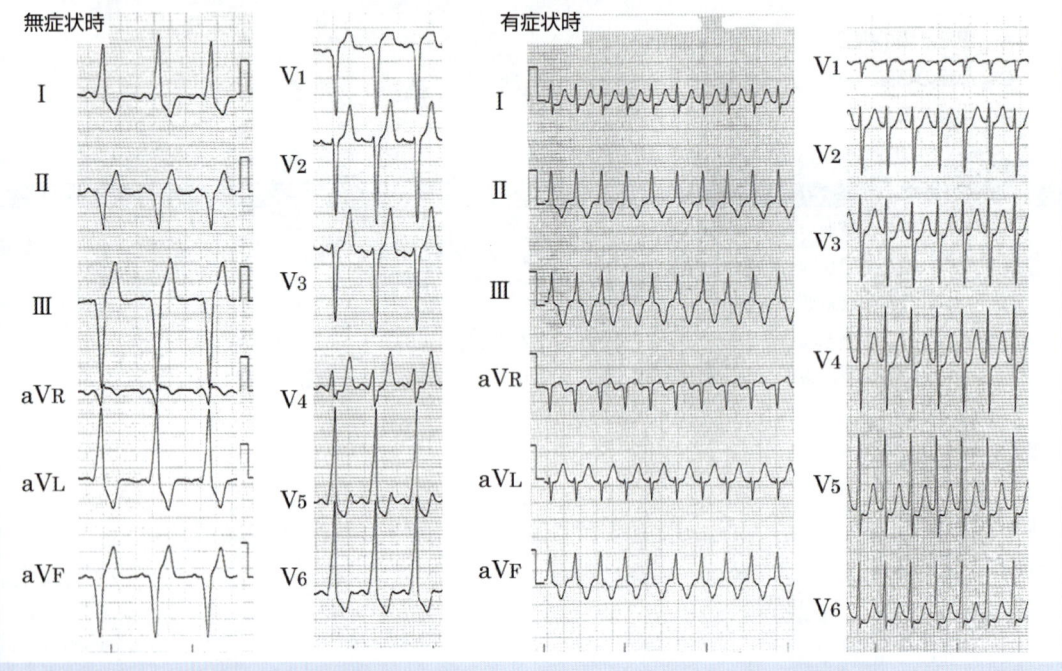

無症状時　　　　　　　　　　　　　　　　　　有症状時

この病態について正しいのはどれか。

A 動脈硬化が関与する。
B 発作時にリエントリーが関与する。
C 発作時に房室ブロックが起こりやすい。
D Purkinje（プルキンエ）線維の異常がある。
E 脚ブロックが原因になる。

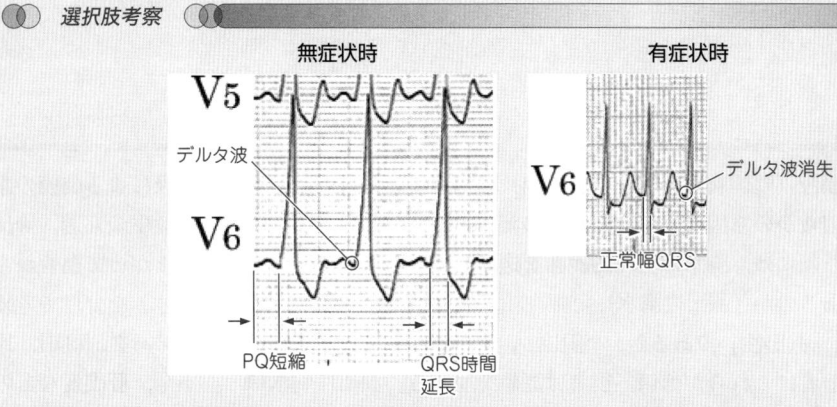

● 選択肢考察

無症状時／有症状時

V5 デルタ波 V6 PQ短縮 QRS時間延長
V6 デルタ波消失 正常幅QRS

心電図は無症状時に PQ 短縮，QRS 時間が延長し，特徴的なデルタ波をもつ WPW 症候群であることがわかる。有症状時にはデルタ波が消失し正常幅 QRS の頻拍である，発作性上室性頻拍である。

×A 発作性上室性頻拍は，原因に心房筋の電気的性質を持つ Kent（ケント）束が関与する，先天性の異常である。
○B Kent 束を逆行性に心室から心房へ電気的興奮が伝わる，リエントリー機序が生じる。
×C 房室結節は正常なので，房室ブロックは特に起こりやすいことはない。
×D 上記のごとく副伝導路が形成される異常であり，Purkinje 線維の異常はない。
×E QRS の幅が広いが，これは Kent 束から始まった心室筋の興奮による波で，脚の伝導は問題ない。

● 正解　B

CHAPTER 16　胸　水

1　胸水とは

胸膜腔（壁側胸膜と臓側胸膜の間）に生理的に存在する量よりも多量の液体が貯留した状態，および貯留した液体。

2　病態生理

生理的状態でも胸膜腔（壁側胸膜と臓側胸膜の間）には液体成分の貯留があり，呼吸による胸膜の摩擦を緩衝している。何らかの原因による血液からの漏出の増加，胸膜腔内での液体の産生の亢進，排出過程での滞りが生じた際には，胸水は生理的範囲を逸脱して貯留することになる。したがって血管から漏出してきた胸水であるのか（漏出性胸水），胸膜腔に病変が存在するのか（滲出性胸水）を分けて考えることが重要である。「漏出性」であるか，「滲出性」であるかの鑑別は，胸水中のタンパク，LDH，比重などで分けられ，前者はこれらが低値，後者は高値を呈する。漏出性胸水は，心不全，肝硬変などの肝機能障害，腎不全，低栄養状態でみられることが多い。他方，滲出性胸水は，一般菌および結核菌などに起因する炎症（肺炎胸膜炎，結核性胸膜炎など）による胸水の産生亢進，悪性腫瘍による胸膜腔での産生亢進，排液の障害（癌性胸膜炎）のほか，自己免疫の障害に起因する膠原病（関節リウマチ，SLE）でみられる。一般的に漏出性胸水の際には貯留は両側性で，胸膜癒着など特別な要因がないかぎり量に左右差はないことが多い。他方，炎症や悪性腫瘍に起因する滲出性胸水は患側に貯留することが多い。

3　胸水の見方，考え方

胸水による症状としては，肺の虚脱による呼吸困難，胸膜刺激による咳が挙げられるが，急速な貯留ではなく緩徐な経過で貯留した際には，ほぼ一側胸郭を占めるような大量胸水が存在していても呼吸困難は軽度であることもある。急速に貯留する胸水が疑われた際には，その病態を確認するばかりでなく，生命予後に関わる事態であることを認識し，速やかな処置を実施する。

胸水の見方，考え方としては，「漏出性」であるか，「滲出性」であるかを鑑別することが，最も重要である。これらいずれの性状を有する胸水であるかをまず明らかにし，さらにその基礎となっている病態を診断することが求められる。また，全身の栄養状態，心・肝・腎などの主要臓器機能の評価，炎症の存在，悪性腫瘍の存在など胸水以外の臨床情報を総動員して胸水の病態を推定することも重要である。

4　確定診断までのプロセス（表 16-1，図 16-1）

胸水は，呼吸困難，咳などの訴えがあり，胸水貯留に特徴的な身体所見，すなわち聴診上呼吸音の減弱，打診上濁音が患側でみられた際には疑わなければならない。胸水の鑑別診断は，①漏出性胸水か滲出性胸水か，②急速な経過での貯留か緩徐な経過での貯留か，③炎症，腫瘍，膠原病などを想起させる

病歴や所見があるか，心，肝，腎などの主要臓器機能障害による症状，検査値が同時にみられるかを判断し，病態および基礎となっている疾患を絞り込む。

漏出性胸水か滲出性胸水かは，胸水の試験穿刺を行うことで明らかとなる。胸部エックス線写真は胸水の診断に有用であり，一側性か両側性か，貯留量はどうかをみる。さらに以前に撮影した写真が存在すれば比較し，いつ頃からどのような経過で貯留してきたのか推定することも重要である。

表 16-1 胸水の鑑別診断の対象疾患

A．漏出性
　①心不全
　②肺性心
　③腎不全
　④肝硬変
　⑤低栄養状態
B．滲出性
　①炎症性疾患：肺炎胸膜炎（細菌性が多い。肺炎の炎症が胸膜腔に波及），結核性胸膜炎
　②悪性疾患：原発性肺癌，悪性胸膜中皮腫，転移性腫瘍による癌性胸膜炎（乳癌，胃癌，婦人科腫瘍など）
　③自己免疫疾患：関節リウマチ，全身性エリテマトーデス

図 16-1 胸水の確定診断までのフローチャート

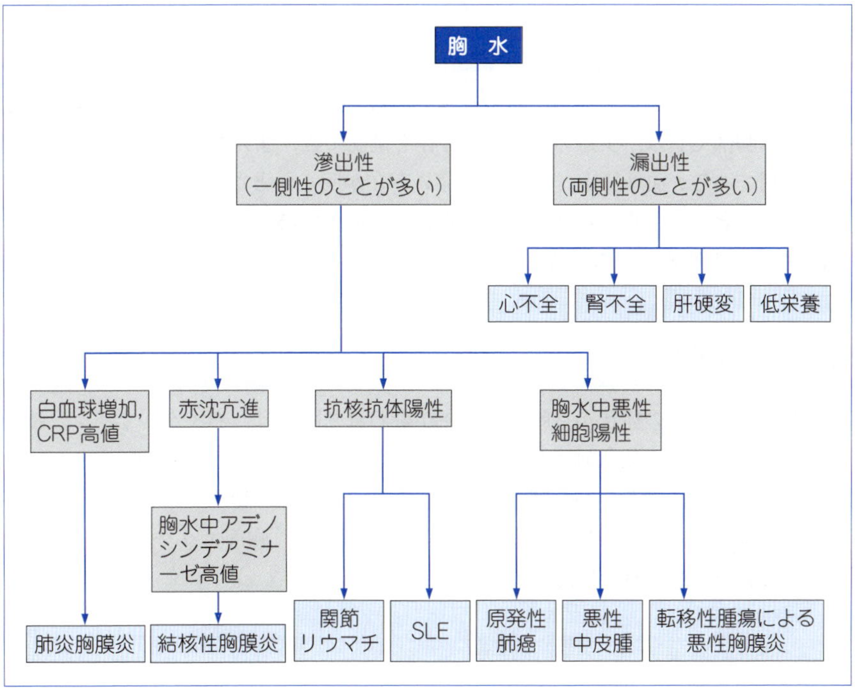

```
                    胸 水
         ┌────────────┴────────────┐
      滲出性                     漏出性
  （一側性のことが多い）      （両側性のことが多い）
                         ┌──────┬──────┬──────┐
                       心不全  腎不全  肝硬変  低栄養
  ┌──────┬──────┬──────┬──────┐
白血球増加， 赤沈亢進  抗核抗体陽性  胸水中悪性
CRP高値                            細胞陽性
                                ┌──────┬──────┐
           胸水中アデノ
           シンデアミナ
           ーゼ高値
   │        │        ┌────┬────┐  ┌────┬────┬────┐
 肺炎胸膜炎 結核性胸膜炎 関節    SLE  原発性 悪性  転移性腫瘍による
                    リウマチ       肺癌  中皮腫  悪性胸膜炎
```

CHAPTER 16 胸 水 ● 135

5 医療面接のポイント

- 自覚症状：呼吸困難，胸痛，咳などの症状が重要で，特に呼吸困難の程度，増悪の経時的変化を把握することが必要である。
- 既往歴：不整脈や心不全などの循環器疾患，肝硬変などの肝疾患，ネフローゼ症候群，慢性腎不全などの腎臓疾患の有無を聴取する。咳，痰，発熱などの感染症の有無，血痰，体重減少など肺および肺以外の臓器の腫瘍性疾患を疑う病歴があるかを聴取する。

6 身体診察のポイント

　胸水は一側性であるのか，両側性であるのかで多くの場合，鑑別する病態を絞り込んでいくことが可能である。身体診察で胸水が一側性であれば，打診上濁音，聴診上呼吸音減弱が患側でみられ，これらの所見の左右差の有無が重要となる。またバイタルサイン，特に呼吸数，チアノーゼの有無を確認し，救急対応が必要な重篤な病態であるかどうかを判断する。黄疸，腹水，vascular spider，手掌紅斑などは慢性肝疾患を示唆する所見である。心雑音，不整脈，頸静脈怒張などは心不全を示唆する所見であり，ばち状指は慢性閉塞性肺疾患や肝硬変を示唆し，これらに伴う胸水が鑑別に挙げられる。感染症を示唆する発熱，上大静脈症候群による上半身の浮腫を伴う際には胸郭内悪性疾患が示唆される。

7 検査のポイント

　胸部エックス線撮影は，胸水の存在診断の基本である。立位での撮影で肋横隔膜角の鈍化の有無の確認が重要である。胸部CTは，少量の胸水でも存在を確認でき，また同時に肺内や縦隔病変も確認できるため診断に有用である。血球算定，CRPで炎症の存在が明らかとなる。心エコー検査は右心負荷を明らかにすることができる。さらに重要な検査は胸腔穿刺検査であり，採取した胸水のタンパク，比重，LDHなどから貯留した胸水が「漏出性」であるか「滲出性」であるかを鑑別できる。

8 初期対応のポイント

　呼吸困難，胸痛，咳などの症状から胸水の存在が疑われた際には，バイタルサイン，特に呼吸数と，チアノーゼの有無を確認し，救急対応が必要な重篤な病態であるかどうかを判断する。打診，聴診で胸水が一側性であるか両側性であるかを判断する。心不全，肝硬変，腎不全などに伴う胸水か，胸郭内病変に伴う胸水か，炎症，腫瘍，膠原病の関与があるかを考慮し，胸部エックス線撮影，CT撮影を実施し，必要に応じて胸腔穿刺検査を実施する。

CaseStudy

問題 16-1　　　　　　　　　　　　　　　　　　　　　　　　　　　　　　　　E-37

医療面接

70歳の男性。喫煙は1日20本を50年。健診で胸部エックス線写真を撮影したところ，右側の大量胸水を指摘され来院した。

重要な質問はどれか。

A　喘鳴はありますか。　　　B　血痰はありますか。
C　体重増加はありますか。　D　夜間呼吸困難はありますか。
E　腹囲増加はありますか。

選択肢考察

×A　気管支喘息や心不全でみられる症状である。心不全の胸水は通常，両側性。
○B　肺癌や肺結核では一側性の胸水貯留があり，血痰はこれらの疾患にみられる症状である。
×C　腎不全による全身の浮腫の際に体重増加はあるが，腎不全の胸水貯留も通常，両側性である。
×D　気管支喘息や心不全でみられる症状である。心不全の胸水は通常，両側性。
×E　肝硬変のほか心不全，腎不全で腹水貯留があるが，それらでみられる胸水は通常，両側性である。

正解　B

問題 16-2　　　　　　　　　　　　　　　　　　　　　　　　　　　　　　　　E-37

身体診察

74歳の男性。肺癌による癌性胸膜炎と診断された。ここ2週間で息切れの増悪がみられ，胸水の増加が疑われた。

患側胸部でみられる所見はどれか。

A　樽状胸　　　　　B　打診上鼓音
C　女性化乳房　　　D　声音伝導低下
E　聴診上呼気延長

選択肢考察

×A　慢性閉塞性肺疾患でみられる所見である。
×B　胸水貯留では打診上濁音になる。
×C　慢性閉塞性肺疾患，慢性肝疾患でみられる所見である。
○D　胸水貯留で声音伝導は低下する。
×E　呼気延長は気管支喘息でみられる所見である。

正解　D

CHAPTER 16　胸　水

問題 16-3　　　　　　　　　　　　　　　　　　　　　　　　　　E-37

検　査

　68歳の女性。肺内の腫瘤陰影と同側の胸水を指摘され，肺癌が疑われ紹介来院した。

　胸水穿刺検査で最も重要なのはどれか。

A　比重検査　　　　　　B　培養検査
C　細胞診検査　　　　　D　生化学検査
E　遺伝子増幅（PCR）検査

● 選択肢考察

×A　漏出性胸水か滲出性胸水かの指標であるが，癌の診断はできない。
×B　感染症による胸水貯留で重要な検査である。
○C　悪性細胞が確認されれば癌性胸水であると診断することができるので重要である。
×D　漏出性胸水か滲出性胸水かの指標であるが，癌の診断はできない。
×E　結核性胸膜炎の診断に有用な検査である。

● 正解　C

問題 16-4　　　　　　　　　　　　　　　　　　　　　　　　　　E-36

病態生理

　80歳の男性。慢性閉塞性肺疾患（COPD）で通院治療していたが，夜間に呼吸困難の増強があり救急車で搬送され来院した。顔面，両下肢に著明な浮腫があり，胸部エックス線写真で両側に胸水貯留がみられた。

　胸水に関連する病態はどれか。

A　右心室圧上昇　　　B　左心室圧上昇
C　右心室圧低下　　　D　左心室圧低下
E　両心圧正常

● 選択肢考察

○A，×B，×C，×D，×E

慢性閉塞性肺疾患増悪に伴う右心不全であり，右心室の圧は高くなっている。そのため心臓への血液の環流は不良となり，その結果，両側胸水の貯留をきたすことになる。

● 正解　A

CHAPTER 17 胸痛

1 胸痛とは

患者が前胸部あるいは側胸部に感じる疼痛を胸痛という。

2 病態生理

胸痛は胸壁から胸腔内までの諸臓器の炎症，虚血・壊死，組織損傷，圧迫などの異常病変の存在によって生じる自覚症状であるが，腹部臓器の疾患でも胸痛として訴えることがある。

疼痛知覚受容器は，皮膚，肋骨骨膜，壁側胸膜にはあるが，臓側胸膜，肺実質，心膜，動脈壁，心臓にはないとされる。したがって，臓器によっては，胸痛として感じさせる局所の異常刺激を伝達する神経は痛覚神経とは限らない。肋間神経，横隔神経は支配領域の知覚神経であり，皮膚，肋骨や胸膜などの疼痛刺激を直接伝達する。しかし，気管，気管支疼痛は迷走神経を介し，心筋の虚血・壊死による胸痛は交感神経の心臓求心性線維から脊髄視床路を介し，大脳知覚領野に伝達されることによって生じる。大動脈壁の切迫破裂や大動脈解離発症時の激しい胸痛は壁の緊張（壁張力の増大）を感知する知覚終末枝が刺激され，やはり，交感神経内の求心線維を介して大脳へ伝達されると考えられている。

胆石症，膵炎，胃・十二指腸潰瘍などの上腹部疾患では放散痛として胸部痛を起こすことがある。

3 胸痛の見方，考え方

胸痛患者を診察するときには，生命に危険を及ぼす疾患が隠されていることを常に念頭に置く必要がある。特に，急激で激しい胸痛が起こった場合，初期対応を誤ったり遅れたりすると急性死する危険性がある三大胸痛疾患，すなわち急性心筋梗塞，急性大動脈解離，肺塞栓症については迅速に鑑別診断を進めなければならない。このような重篤な疾患では，しばしば，疼痛部位を患者本人が明確に示すことができず，両手で前胸部全体を押さえて訴えることが多く，重症感が強いため，精神的不安・不穏を伴う。痛みは強そうだが，指で指し示して「ここが痛いです」というような小範囲の場合は肋間神経痛や肋軟骨炎のような胸郭の問題であることが多く，楽観的に診断を進めることができる。

胸痛の随伴症状は鑑別すべき疾患を絞るうえで重要である。急性心筋梗塞では交感神経系の過緊張により，精神的には高度の恐怖感，不安感を伴い，著しい冷汗，四肢末梢冷感をきたす。Valsalva（ヴァルサルヴァ）洞動脈瘤破裂や僧帽弁腱索断裂では胸痛とともに呼吸困難，心悸亢進，全身虚脱などの高度の急性心不全症状を伴う。一方，大動脈解離では胸痛は最も激しいにもかかわらず，心タンポナーデ・破裂をきたしていないかぎり循環不全に陥ることはない。気をつけるべきは，解離病変が大動脈分枝に及び，その閉塞を伴う場合である。高頻度に，心・脳・脊髄・腹部内臓器・四肢の虚血症状を伴うことがあることを忘れてはならない。心筋梗塞と診断され，その原因となった大動脈解離が見逃されたり，脳梗塞あるいは脊髄梗塞，四肢の末梢動脈の急性閉塞症とのみ診断されてしまうこともある。腹痛が主訴となって来院した場合，解離発症時の胸背部痛の有無を聞き漏らしたり，意識障害をきたしたために患者本人に記憶がない場合，誤診あるいは確定診断の遅れを招きやすいことに注意すべきである。

呼吸困難，息切れ，咳嗽を伴う場合，急激に発症したときには気胸や肺塞栓症を，緩徐な発現時には肺炎，胸水貯留や胸膜炎，無気肺や肺炎などの二次変化をきたした肺癌などを疑ってよい。急性気管支炎では咳嗽時，前胸部に激しい疼痛をきたすことがある。

発熱，悪寒などの感染症状を伴うときには，肺炎・気管支炎，膿胸や急性胸膜炎，心膜炎，心筋炎などが疑われる。

4 確定診断までのプロセス

鑑別診断を行うには，胸痛の起こり方，胸痛部位によって鑑別疾患を絞り（図17-1），臓器別に鑑別疾患（表17-1）を想定して診断を進める方法が合理的である。

急に発症したか，緩徐か，前胸部か，側胸部か，の4つを組み合わせると，比較的容易に鑑別すべき疾患を想定することができる。さらに，胸痛の随伴症状は鑑別診断の重要な判断資料となる。

前胸部で急性発症例では心筋梗塞，狭心症などの急性冠症候群や大動脈解離，Valsalva洞動脈瘤破裂，僧帽弁腱索断裂などの重篤疾患を鑑別すべきで，緩徐発症例では心膜炎，心筋炎，食道憩室炎や縦隔炎などの心臓，縦隔の炎症性疾患を考える。大動脈弁狭窄症や僧帽弁逸脱症，神経循環無力症（心臓神経症）などは疾患自体，慢性的疾患であるが，胸痛に関しては突然発症する疾患群である。

Tietze（ティーツェ）病は第2～4肋骨の肋軟骨炎で前胸部痛をきたし，圧痛を伴う。胃潰瘍や胆石症，膵炎なども放散痛として前胸部痛をきたすことがあり，鑑別が必要である。

側胸部痛で急性発症する肺塞栓症は突然死の危険があり，迅速診断が要求される。気胸の中でも緊張

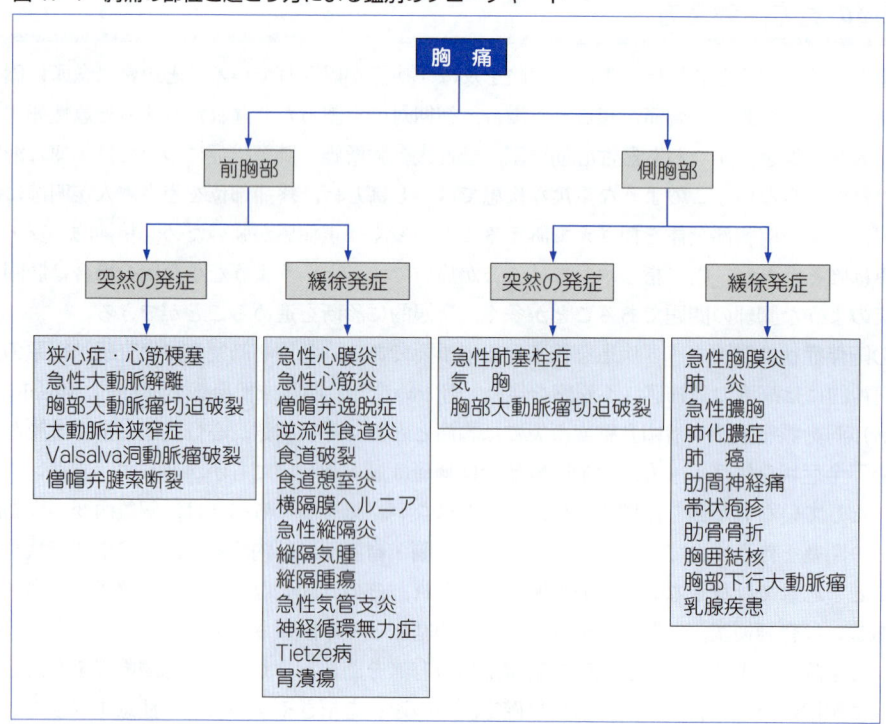

図 17-1 胸痛の部位と起こり方による鑑別のフローチャート

```
                          胸 痛
              ┌────────────┴────────────┐
            前胸部                      側胸部
         ┌────┴────┐               ┌────┴────┐
      突然の発症  緩徐発症         突然の発症  緩徐発症
```

突然の発症	緩徐発症	突然の発症	緩徐発症
狭心症・心筋梗塞	急性心膜炎	急性肺塞栓症	急性胸膜炎
急性大動脈解離	急性心筋炎	気胸	肺炎
胸部大動脈瘤切迫破裂	僧帽弁逸脱症	胸部大動脈瘤切迫破裂	急性膿胸
大動脈弁狭窄症	逆流性食道炎		肺化膿症
Valsalva洞動脈瘤破裂	食道破裂		肺癌
僧帽弁腱索断裂	食道憩室炎		肋間神経痛
	横隔膜ヘルニア		帯状疱疹
	急性縦隔炎		肋骨骨折
	縦隔気腫		胸囲結核
	縦隔腫瘍		胸部下行大動脈瘤
	急性気管支炎		乳腺疾患
	神経循環無力症		
	Tietze病		
	胃潰瘍		

表 17-1　胸痛の鑑別診断の対象疾患（臓器別）

A．心臓・大血管疾患
　・狭心症，心筋梗塞
　・大動脈弁狭窄症，僧帽弁逸脱症，Valsalva 洞動脈瘤破裂，僧帽弁腱索断裂
　・急性心筋炎
　・神経循環無力症（心臓神経症）
　・急性心膜炎
　・急性大動脈解離，大動脈瘤切迫破裂
B．肺・胸膜疾患
　・急性肺塞栓症
　・気　胸
　・肺　癌
　・急性肺炎，肺化膿症，急性膿胸
　・急性胸膜炎，胸水貯留
C．縦隔疾患
　・縦隔炎，縦隔気腫
　・逆流性食道炎，食道破裂，食道裂孔ヘルニア，横隔膜ヘルニア
　・縦隔腫瘍
D．胸壁疾患
　・肋間神経痛，帯状疱疹，肋骨骨折，肋軟骨炎，Tietze 病，胸壁外傷

性気胸ではショック症状をきたすことがあり診断を急ぐ。緩徐発症には肺炎（肺実質には疼痛知覚受容器はないが，炎症が胸膜に及ぶことで胸痛をきたす）や，胸膜炎，急性膿胸などの肺・胸膜の炎症性疾患や帯状疱疹に伴った肋間神経痛，肋軟骨炎，肋骨骨折などの胸郭の疾患が考えられ，圧痛を伴いやすい。胸部大動脈瘤では腫瘤が巨大となった場合，肋骨を圧迫・侵蝕することで，側胸部痛をきたすことがある。

5　医療面接のポイント

　詳しい医療面接で，胸腔内の循環器・呼吸器疾患か，あるいは表在の胸壁疾患かなどの見当をつけることが可能である。
　胸痛を主訴とした患者が来院した場合，まず行うべきことは，①疼痛の部位（前胸部か，側胸部か），②疼痛発症時の身体状況（運動時か，安静時か），③疼痛発生の起こり方（いきなり急激にか，徐々にか），④疼痛の範囲（指で示せる程度の小範囲か，どこか指し示すことができないほど広範囲か，帯状か），⑤疼痛の性状（刺されるような鋭い痛みか，鈍痛か，圧迫あるいは絞扼感を伴っているか），⑥疼痛の強さ（気を失うほどか，それほどでもないか），⑦疼痛の増強経過（起こったときが最も痛かったか，短時間の間に徐々に増強したか，同じ程度の持続痛か），⑧疼痛の持続時間，⑨疼痛の移動の有無，⑩圧痛があるか，⑪疼痛に伴った合併症状（呼吸困難，冷感，意識障害，倦怠感，嘔気など），⑫体位や深呼吸で痛みは変化するか，などを詳しく聴取することである。
　さらに，家族歴，既往歴によって重大疾患の誘因となる危険因子の有無を知ることも大切である。脂質異常症，高血圧，糖尿病，静脈血栓症などの有無，親族の突然死の有無，喫煙歴などの聴取も忘れてはならない。

CHAPTER 17　胸　痛　●　141

6　身体診察のポイント

　身体診察は胸痛だからといって胸部だけをみるのではなく，頭から手足の先まで詳しく診察し，わずかな異常も見逃さないことが大切である．

　胸痛が高度であるという判断は，患者が短い返答はできるが長々としゃべれない，採血・注射や導尿など疼痛を伴う処置に無関心なこと，などで可能である．

　視診，触診で，四肢の冷感，皮膚蒼白・湿潤，脈拍微弱，冷汗，意識混濁などのショック症状を伴う場合には，広範囲急性心筋梗塞症や心タンポナーデを伴った急性大動脈解離，肺塞栓症，緊張性気胸などの循環不全を伴う疾患群を考える．激しい胸痛のわりに，末梢循環は良好で，血圧は高く，脈拍も触知しやすいからといって楽観視してはならない疾患は急性大動脈解離である．大動脈破裂による突然死のリスクが高い．本症では重要臓器の血管閉塞を伴いやすく，中枢神経症状，四肢の脈拍・冷感の左右差あるいは上下肢差，腹部圧痛，下肢麻痺などの存在を見逃してはならない．

　心不全を伴う Valsalva 洞動脈瘤破裂や僧帽弁腱索断裂，あるいは静脈還流が阻害される心タンポナーデを伴った急性大動脈解離，緊張性気胸では頸静脈怒張も重要な所見である．

　胸部に皮下気腫はないか，乳房や胸壁に腫瘤はないか，肋骨および肋間に圧痛がないか，呼吸時の胸壁運動に左右差がないか，吸気時に胸骨上窩や肋間に陥没はないか（陥没呼吸），皮疹はないか，などにより食道破裂や気管・気管支破裂，乳癌，肋間神経痛，Tietze 病，肋骨骨折，帯状疱疹，気道閉塞，肺感染症などの鑑別ができる．

　胸部打診，聴診で呼吸器疾患の鑑別を行う．気胸では打診上，患側の胸部に鼓音を呈し，呼吸音は減弱あるいは消失する．肺・胸膜の感染症では患部胸壁打診で濁音，聴診で水泡音やラ音（coarse crackles）などの呼吸音の異常，胸膜の摩擦音などを認める．

　Valsalva 洞動脈瘤破裂では前胸部の広範囲に聴く収縮期および拡張期雑音（to and fro murmur）あるいは連続雑音，僧帽弁腱索断裂では心尖部での汎収縮期雑音および拡張期ランブルが特徴的である．僧帽弁逸脱症では収縮中期クリック音，大動脈弁狭窄症では収縮期駆出雑音を聴取する．急性大動脈解離で解離病変が大動脈弁付着部まで及ぶと大動脈弁閉鎖不全をきたすため，拡張期雑音を聴取することができる．

7　検査のポイント

　患者の救命のため緊急対応を要する疾患を優先的に考慮して適切な検査法を選択する．三大胸痛疾患や緊張性気胸などがそれらに当たる．

　心筋梗塞は，心電図における異常 Q 波，ST 上昇，心筋逸脱酵素（CK，CK-MB，AST，LDH）の上昇によって診断され，それらの検査成績が陰性ならば，急性大動脈解離あるいは肺塞栓症を考え，緊急造影 CT 検査を行い，大動脈が隔壁で真腔と偽腔によって二腔化していれば急性大動脈解離，肺動脈に陰影欠損像があれば肺塞栓症の確定診断がなされる．大動脈解離では A 型か B 型かの病型診断が治療上，重要である．

　Valsalva 洞動脈瘤破裂や僧帽弁腱索断裂では，胸部エックス線でしばしば，心陰影拡大と肺うっ血像あるいは肺水腫像を認める．

　Valsalva 洞動脈瘤が右室に破裂しているか，右房か，はドプラ法を併用した超音波心エコー検査で診断

できる．僧帽弁腱索断裂による僧帽弁の逆流度や大動脈弁狭窄症の左室−大動脈圧較差も同様に心エコー検査で早期診断可能である．

気胸は胸部エックス線で診断されるが，特に緊張性気胸では縦隔偏位を見逃さないことである．肺実質の炎症性疾患や胸膜炎も胸部エックス線で診断されるが，胸部 CT 検査はより確定診断に有用である．

8 初期対応のポイント

初期対応が患者の生命予後を左右するのは，胸痛三大疾患である急性心筋梗塞，急性大動脈解離，肺塞栓症，および緊張性気胸などである．それらの疾患の診断がつき次第，専門医への管理依頼あるいは専門施設への転送を図る．

心筋梗塞症では，直ちに CCU に収容し，発症 3 時間ないし 6 時間以内であれば，バルーンカテーテルによる閉塞冠動脈拡張（PTCA），ステント留置による責任冠動脈血行再建，または冠動脈内あるいは経静脈的血栓溶解療法による再灌流法が，梗塞範囲拡大・心機能悪化を防止し，死亡率を減少させるのに有効である．

急性大動脈解離では，経静脈的降圧薬投与による降圧療法，必要ならばモルヒネ投与による鎮痛を行い，その間に上行大動脈に解離病変のある Stanford（スタンフォード）分類 A 型（DeBakey（ドゥベイキー）分類 I，II 型）と診断されれば，緊急的外科治療を準備する．上行大動脈に解離病変のない B 型（DeBakey 分類 III 型）では，合併症がなければ降圧療法を継続し，臓器灌流障害の有無について厳重に観察する．

肺塞栓症の診断がついたならば，肺動脈へカテーテル挿入を行っての血栓溶解療法の適応があり，ショック状態に陥った場合には体外循環下に外科的肺動脈血栓除去術が選択される．

緊張性気胸では緊急的胸腔脱気ドレナージが救命的である．

Valsalva 洞動脈瘤破裂や僧帽弁腱索断裂で急性心不全による肺水腫をきたしている場合は，利尿薬，血管拡張薬，強心薬投与を行い，心機能の改善が得られなければ早期外科的治療の適応とすべきである．

CaseStudy

問題 17-1　　　　　　　　　　　　　　　　　　　　　　　　　　　　　　E-39

医療面接

34歳の女性。今朝の起床時，左大腿部から足先までのチアノーゼと圧痛を伴った腫張に気づき，立ち上がったとたんに右胸部痛および咳嗽，呼吸困難が出現したため救急車で来院した。

重要でない質問はどれか。

- A　胸が痛んだとき，気を失いそうでしたか。
- B　初めての経験ですか。
- C　最近，大きな手術を受けていませんか。
- D　常用している薬はありますか。
- E　不整脈を指摘されたことはありますか。

選択肢考察

- ○A　ショック症状があったか，胸痛が激しかったか，の判断ができる。
- ○B　再発しやすい基礎疾患があるか否かの鑑別のために必要な質問である。
- ○C　手術侵襲，手術部位の安静，長期臥床などが誘因となる疾患を鑑別するために必要な質問である。
- ○D　血液性状に影響のある薬物，特に経口避妊薬，ホルモン補充薬などの使用を質問することは大切。
- ×E　不整脈は片側下腿浮腫の原因あるいは誘因とはなりにくい。

正解　E

問題 17-2　　　　　　　　　　　　　　　　　　　　　　　　　　　　　　E-39

身体診察

26歳の男性。胸痛と息切れを主訴に受診した。胸部エックス線写真を示す。

診察でみられない所見はどれか。

- A　胸部鼓音
- B　呼吸音消失
- C　頸静脈怒張
- D　気管支狭窄音
- E　口腔粘膜チアノーゼ

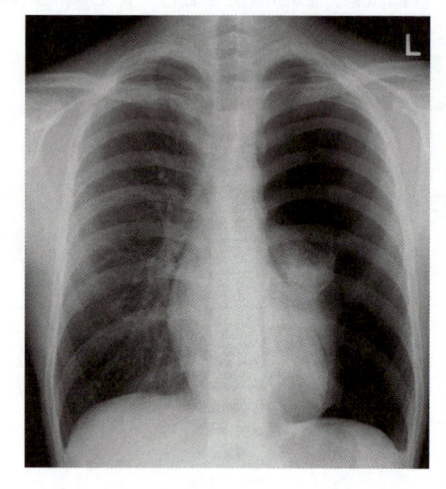

● 選択肢考察 ●

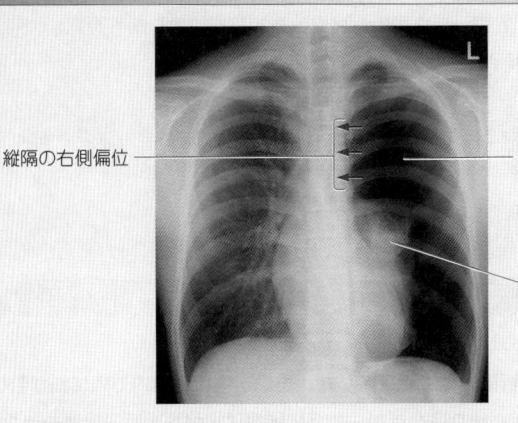

縦隔の右側偏位 ─── 肺紋理が認められず，エックス線の透過性の亢進した左胸腔

完全虚脱した左肺

胸部エックス線所見では，左側の肺は完全に虚脱し，気胸と診断できる。しかも，縦隔は若干右側へ偏位していることから，緊張性気胸である。

- ○ A 患側の肺は完全虚脱であり，胸部打診上は鼓音を呈する。
- ○ B 肺は虚脱し，呼吸音は消失している。
- ○ C 患側胸腔は陽圧であり，静脈還流は阻害されている。
- × D 気管が狭窄することはない。
- ○ E 低酸素血症および循環不全によりチアノーゼを呈する。

● 正解 D

問題 17-3　　　　　　　　　　　　　　　　　　　　　　　　　　E-39

検 査

　35歳の男性。小児期から心雑音があり，小さい心室中隔欠損症で自然閉鎖するから心配ないといわれていた。これまで全く健康で，運動制限も不要であった。本日朝，洗面中に突然，前胸部に激痛をきたし，その後呼吸困難をきたし，横になるとますます苦しくなったため救急車を要請した。来院時，意識は清明であり，胸痛は消失していたが，起坐呼吸状態であった。身長 168 cm，体重 55 kg。脈拍 110/分。血圧 96/18 mmHg。口唇に軽度チアノーゼあり，爪床で毛細血管拍動を認める。頸静脈は怒張し，前胸部広範囲に 3/6 度の to and fro 雑音を聴取する。肝は 2 cm 触知するが，下腿に浮腫はない。

　確定診断のために最も有用な検査はどれか。

A　胸部エックス線撮影　　　B　経胸壁的心エコー検査
C　胸部造影 CT　　　　　　D　肺血流シンチグラム
E　胸部単純 MRI

● 選択肢考察 ●

　小児期から VSD があり，成人になって胸痛を伴って発症し，to and fro 雑音，脈圧拡大による速脈を呈した場合，Valsalva 洞動脈瘤破裂を最も考えなければならない。しばしば急性心不全に陥り，緊急的手術療法が必要となることが多い。

× A　心陰影拡大，肺うっ血像が想定されるが，確定診断は困難である。
○ B　心内病変の診断に有用で，ドプラ法を用いれば血流の短絡部位の診断も可能。
× C　心内構造の病変に対する診断は困難である。
× D　肺病変は考えられない。
× E　心内構造の異常病変に対する診断能は低い。しかも緊急を要し，患者の急変の危険性がある場合には適さない。

●　正解　B

問題 17-4　　　　　　　　　　　　　　　　　　　　　　　　　　　　　　　　　　　　E-38

病態生理

58歳の男性。胸痛発作を主訴に救急車で来院した。出勤途中に電車内で急に胸が苦しくなり，徐々に前胸部に絞扼感を伴う胸痛が出現した。座り込んだが，さらに胸痛は増強し，呼吸困難もきたし，発作出現後約40分で来院した。脈拍112/分。血圧90/50 mmHg。顔面蒼白で，皮膚冷汗あり。心雑音はないが，下背部に小水泡音を聴取する。腹部平坦で，肝脾を触知しない。下腿に浮腫なし。血液学所見：赤血球456万，Hb 14.9 g/dL，Ht 48%，白血球18,200。血清生化学所見：CK 1,800 IU/L（基準200以下），CK-MB 356 IU/L（基準25以下），AST 442 IU/L，LDH 862 IU/L（基準400以下）。胸部エックス線写真および心電図を示す。

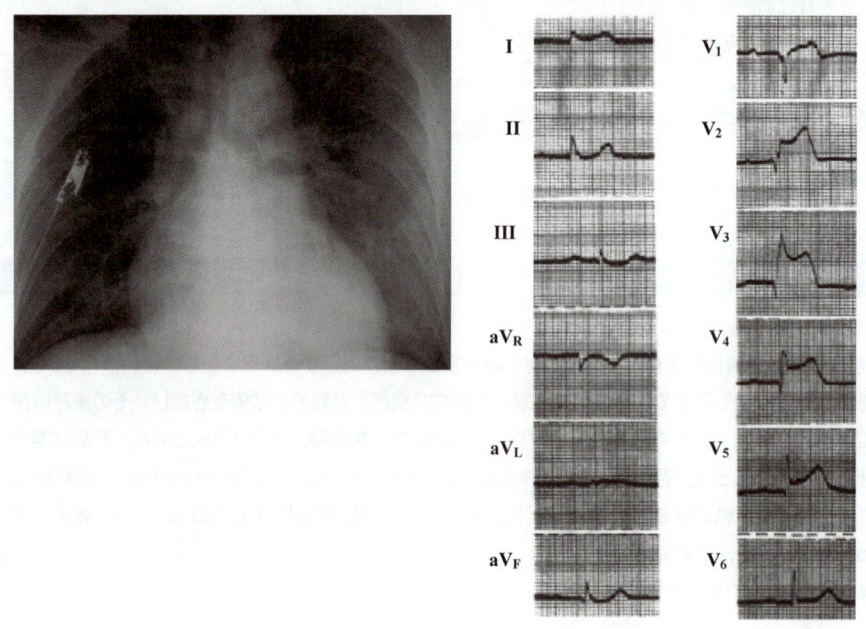

誤っているのはどれか。

A　胸痛は心筋の疼痛知覚神経を介して知覚領野に伝えられて感じる。
B　著しい冷汗，四肢冷感，精神不安は高度の交感神経緊張による。
C　胸痛は心筋の虚血から壊死に進行する過程に従って増強する。
D　心筋逸脱酵素の最大血中濃度によって心筋梗塞の範囲を推測できる。
E　呼吸困難は左心不全による肺うっ血に起因する。

● 選択肢考察 ●

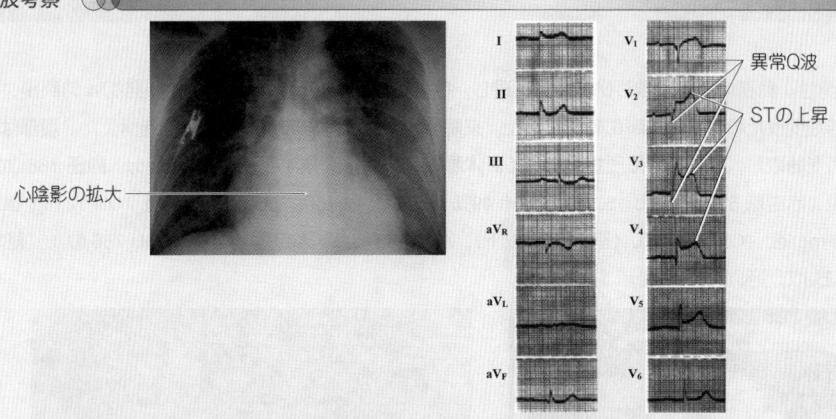

心陰影の拡大

異常Q波
STの上昇

胸部エックス線，心電図から急性前壁中隔心筋梗塞と診断できる。

× A 心筋には疼痛知覚神経はない。
○ B 心筋機能の突然の異常失調に対する防御反応として交感神経系の緊張を生じる。
○ C 大動脈解離では発症直後が最強の疼痛であるが，心筋梗塞による胸痛は心筋虚血から不可逆的心筋壊死が完成するまで漸増漸減する。
○ D 心筋細胞内酵素は心筋壊死量に比例して最大血中濃度が上昇する。
○ E 心筋梗塞が広範囲となると，左室の血液拍出機能の低下により左心不全をきたす。

● 正解　A

問題 17-5　　　　　　　　　　　　　　　　　　　　　　　　　　　　　　　　　E-40

初期治療

59歳の男性。勤務中，急に激しい胸痛が出現し，徐々に背部から腰部に移行した。発症4時間後，他院で鎮痛薬の投与を受けたのち，救急車にて来院した。来院時，意識朦朧であったが，腹痛を訴えた。腹部は平坦，軟で腸蠕動音を聴取し，広い範囲に圧痛を認める。体温 36.8℃。呼吸数 17/分。脈拍 94/分。血圧 168/70 mmHg。血液学所見：赤血球 522万，Hb 15.5 g/dL，Ht 49%，白血球 14,700。血清生化学所見：UN 12 mg/dL，クレアチニン 0.9 mg/dL，CK 578 IU/L（基準200以下），AST 452 IU/L，ALT 212 IU/L，LDH 756 IU/L（基準400以下）。胸部および腹部造影CTを示す。

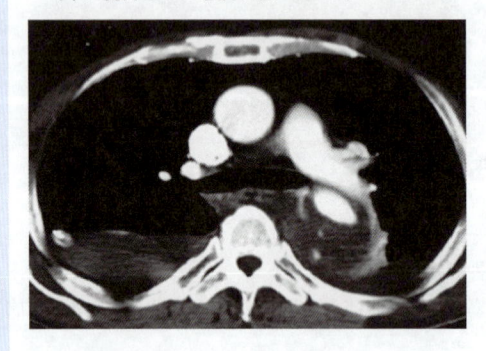

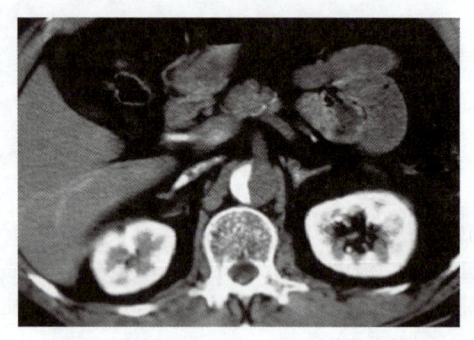

初期対応で正しいのはどれか。

A　降圧薬点滴静注ののち経過観察　　B　β遮断薬投与ののち経過観察
C　上行大動脈置換術　　　　　　　　D　胸部下行大動脈ステント挿入
E　上腸間膜動脈血行再建術

● **選択肢考察**

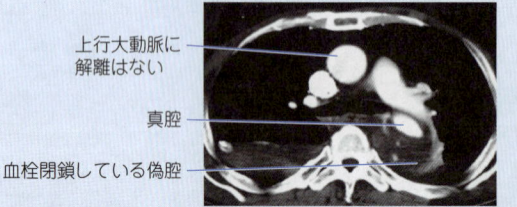

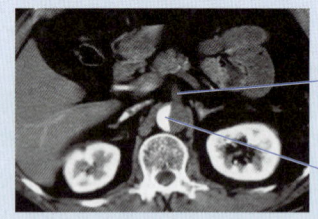

胸部造影CT上，B型大動脈解離で，偽腔は造影剤によって造影されず，血栓閉鎖している。腹部では真腔は扁平化し，上腸間膜動脈は造影剤でエンハンスされない偽腔から起始している。上腸間膜動脈自体も造影剤によって造影されず，血行が途絶している。腸管虚血の疑いが濃厚である。

×A，×B　経過観察中，腸管壊死の危険性あり。
×C　上行大動脈に解離病変はない。
×D　偽腔は既に血栓化しているので，適応はない。
○E　緊急開腹し，上腸間膜動脈に対するバイパス術による血行再建が適応となる。

● **正解　E**

CHAPTER 18 呼吸困難

1 呼吸困難とは

　無意識下に行われる呼吸に努力を要するため，不快・苦痛が自覚される症状である。なお必ずしも呼吸困難の強さと低酸素血症の程度は一致しない。

2 病態生理

　呼吸困難を引き起こす原因は多数あるが，最終的には脳幹部に存在する呼吸中枢の活動性が亢進するために自覚される症状である。

　呼吸は呼吸中枢と末梢受容体が複雑なネットワークを形成し調節されている。末梢に存在し呼吸調節に関与するものとして特に化学調節系と神経調節系は大きな役割を有している。

　化学調節系は頸動脈体，大動脈体および延髄腹側に存在する化学受容体が関与している。頸動脈体は主に酸素分圧を感知し舌咽神経を経由して，延髄の化学受容体は主に二酸化炭素分圧を感知し反回神経を経由して，呼吸中枢に刺激が伝達される。

　神経調節系は気道から肺，胸壁，呼吸筋，関節および胸郭に存在する受容体が関与する。ところで，肺は吸気により伸展すると呼気へ移行し，呼気が終わると吸気に移行する。これは Hering-Breuer (ヘーリング・ブロイエル) 反射と呼ばれる。

　その他にも鼻腔，皮膚さらには行動調節系と呼ばれる上位中枢からの呼吸中枢への調節も関与している。つまり呼吸調節には多くの因子が複雑に関与している。このため呼吸困難は呼吸器疾患，心疾患に限らず血液疾患，神経・筋疾患，内分泌疾患，精神的疾患など多くの疾患で出現する。

3 呼吸困難の見方，考え方

　呼吸困難の原因は大きく心因性と器質的疾患に分けられる。

　器質的疾患の診断には発症の仕方，体位，呼吸パターン，咳・痰などの随伴症状などの情報が役立つ。

　発症の仕方は原因疾患を鑑別するために重要な項目である。発症経過から突然の発症，急性および慢性に分けられる。

　身体診察でまず重要なのは視診である。

　体位では起坐位と側臥位が挙げられる。起坐位は左心不全，気管支喘息の重積発作でみられる。左心不全では静脈還流を減少させるため，気管支喘息発作では補助呼吸筋を働きやすくするためである。側臥位は一側肺の大量胸水や気胸でみられる。

　重症度の判定には呼吸数が重要であり，必ず測定する。35回以上の頻呼吸や数回以下の徐呼吸は要注意である。

　呼吸パターンから原因疾患を推測できることがある（図18-1）。浅く速い呼吸は急性呼吸促迫症候群/急性肺障害（ARDS/ALI），急性間質性肺炎など拘束性換気障害を呈する疾患でみられる。これに対して気管支喘息，慢性閉塞性肺疾患（COPD）の急性増悪などの閉塞性換気障害を呈する疾患では深く遅い

図 18-1 呼吸の異常

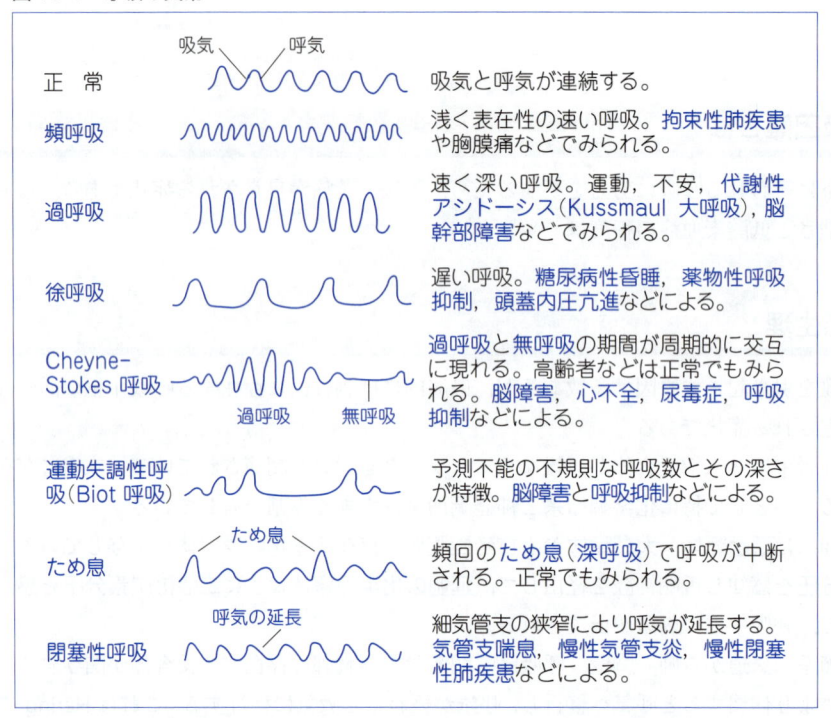

種類	波形	説明
正常	吸気／呼気	吸気と呼気が連続する。
頻呼吸		浅く表在性の速い呼吸。拘束性肺疾患や胸膜痛などでみられる。
過呼吸		速く深い呼吸。運動，不安，代謝性アシドーシス（Kussmaul 大呼吸），脳幹部障害などでみられる。
徐呼吸		遅い呼吸。糖尿病性昏睡，薬物性呼吸抑制，頭蓋内圧亢進などによる。
Cheyne-Stokes 呼吸	過呼吸／無呼吸	過呼吸と無呼吸の期間が周期的に交互に現れる。高齢者などは正常でもみられる。脳障害，心不全，尿毒症，呼吸抑制などによる。
運動失調性呼吸（Biot 呼吸）		予測不能の不規則な呼吸数とその深さが特徴。脳障害と呼吸抑制などによる。
ため息	ため息	頻回のため息（深呼吸）で呼吸が中断される。正常でもみられる。
閉塞性呼吸	呼気の延長	細気管支の狭窄により呼気が延長する。気管支喘息，慢性気管支炎，慢性閉塞性肺疾患などによる。

呼吸がみられ，呼気が延長する。また神経・筋疾患では浅く弱い呼吸がみられる。なお Cheyne-Stokes（チェーン・ストークス）呼吸，Biot（ビオー）呼吸などの失調性呼吸は心不全，尿毒症および脳血管障害でみられる。

　咳，痰，発熱，胸痛および血痰・喀血などの随伴症状は診断の絞り込みに役立つ。なお上気道閉塞では吸気性呼吸困難がみられるのに対して，気管支喘息，COPD などの下気道が閉塞する疾患では呼気性呼吸困難が出現する。

　触診では胸郭の可動性（コンプライアンス）や左右差などが診断できる。

　聴診では呼吸音と心音をよく聴取する。正常呼吸音は気管音，気管支音および肺胞呼吸音から構成される。なお呼吸音はいきなり肺胞音からではなくまず気管音から聴取することが重要である。気管音は頸部気管で聴取され，音の長さ・高さが吸気相より呼気相で大きい。気管支音は気管分岐部などで聴取され，吸気相と呼気相で音の長さ・高さがほとんど同じである。肺胞音は音の長さ・高さが呼気相より吸気相で大きく聴取される。異常呼吸音はラ音とその他の異常音に分類される。ラ音は連続性と断続性に分類される。連続性ラ音は wheezes と rhonchi に，断続性ラ音は coarse crackles と fine crackles に分類される。その他の異常音には胸膜摩擦音と Hamman（ハンマン）徴候がある。

　なお呼吸困難は自覚症状であるために客観的に判定することも重要である。このため日常診療では Fletcher-Hugh-Jones（フレッチャー・ヒュー・ジョーンズ）の呼吸困難度分類，MRC-ATS（Medical Research Council-American Thoracic Society），visual analogue scale（VAS）および修正 Borg scale などが用いられている。

4 確定診断までのプロセス （図18-2，表18-1）

　呼吸困難の発症の仕方は突然の発症，急性および慢性に分類される。突然とは数時間単位で発症するものである。PaO_2正常で$PaCO_2$低下のときには過換気症候群を考える。PaO_2低下のときには呼吸器疾患，循環器疾患など多数の疾患を考える。なお上気道閉塞では気管音は正常と異なり吸気に強く聴取され，吸気性呼吸困難がみられる。また頻度は低いが慢性期の外傷性横隔膜ヘルニアが閉塞絞扼期に移行すると突然の呼吸困難がみられる。突然の呼吸困難で発症する疾患は致死的となることがあり迅速な診断，治療が必要である。

　<u>急性の呼吸困難</u>は数日単位で発症するものであり，多くの呼吸器疾患でみられる頻度が高い。

　<u>慢性の呼吸困難</u>は数か月単位で発症するものである。呼吸器疾患のみならず循環器疾患，神経・筋疾患，代謝・内分泌疾患，血液疾患など多数の疾患が含まれる。

　呼吸機能検査ではCOPDを代表とする<u>閉塞性換気障害</u>を呈する疾患と，間質性肺炎に代表される<u>拘束性換気障害</u>を呈する疾患に大別される。

　<u>動脈血ガス分析</u>は呼吸状態の診断に有用である。血液ガスを"読む"ということは，ただ単にPaO_2と$PaCO_2$の測定値をみるのみでなく，HCO_3^-の値から呼吸性および代謝性要因の関与を，さらにはそれらによる代償の有無を診断することである。また低O_2血症があるときには必ず$AaDO_2$を計算する癖をつける。$AaDO_2$が正常のときには基本的には肺に異常はないと考えてよく，このため神経筋疾患をはじめとする肺胞低換気をきたす疾患を考える。これに対して$AaDO_2$が開大しているときには<u>シャント，拡散障害，換気・血流不均等分布</u>の関与を考える。なお多くの呼吸器疾患ではこの三要因は複合して低酸素血症の原因となる。室内吸入気下では$AaDO_2 = 150 - PaCO_2/0.8 - PaO_2$で計算される（正常は10 Torr以下）。

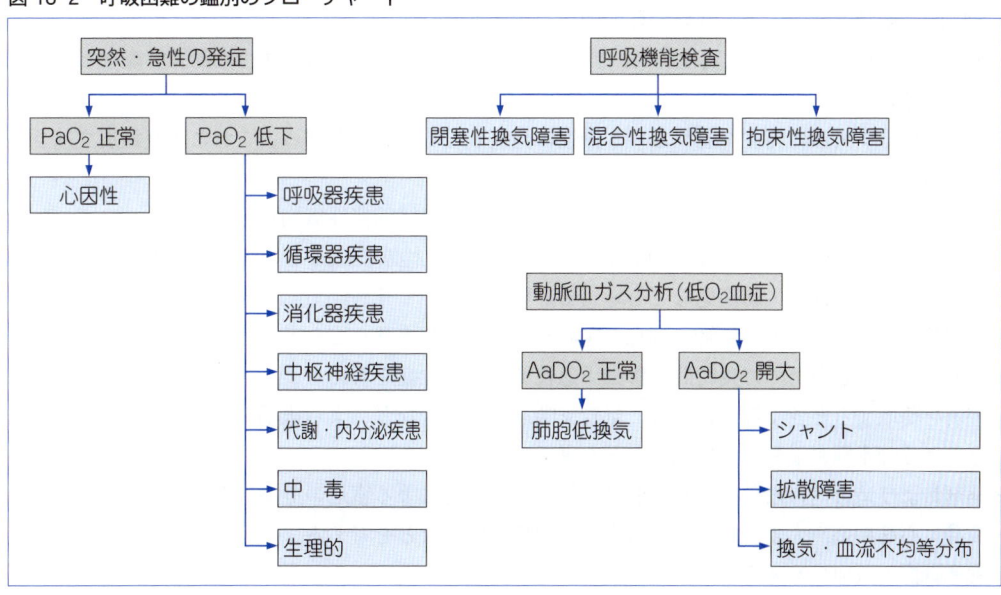

図18-2　呼吸困難の鑑別のフローチャート

表 18-1 呼吸困難の鑑別診断の対象疾患

A．発症経過からの鑑別
  1．突然・急性の発症
    1）PaO_2 正常〜高値，$PaCO_2$ 低下
      ①過換気症候群
    2）PaO_2 低下
      ①呼吸器疾患
        ・上気道閉塞：気道異物，喉頭浮腫
        ・肺疾患：自然気胸，肺血栓塞栓症，気管支喘息，急性縦隔炎，ガス吸入
      ②循環器疾患：急性心筋梗塞，大動脈解離
      ③消化器疾患：消化管穿孔，横隔膜ヘルニア
      ④中枢神経疾患：脳出血，脳塞栓症
      ⑤代謝・内分泌疾患：糖尿病性ケトアシドーシス，甲状腺機能亢進症
      ⑥中毒：CO中毒
      ⑦生理的：運動，高熱
  2．慢性の経過
    呼吸器疾患，循環器疾患，神経・筋疾患，代謝・内分泌疾患，血液疾患，生理的
B．呼吸機能検査からの鑑別
  ①閉塞性換気障害
  ②拘束性換気障害
  ③混合性換気障害
C．動脈血ガス分析からの鑑別
  ①$AaDO_2$ 正常：肺胞低換気（肺には異常ないと考えてよい）
  ②$AaDO_2$ 開大：シャント，拡散障害，換気・血流不均等分布

5 医療面接のポイント

- 腹部外傷の既往歴：遅発性横隔膜ヘルニアを考える。
- 家族歴：遺伝性疾患の鑑別や環境因子が関与する疾患を疑う。また間質性肺炎では家族内発症がみられることがある。
- 喫煙開始後数週間以内：急性好酸球性肺炎を考える。
- 長期間の喫煙：COPD，間質性肺炎，肺癌などの呼吸器疾患や心筋梗塞，大動脈解離などの心血管系疾患を考える。
- 発症の仕方：突然の発症，急性ないし慢性に発症したものか聴取する。これにより鑑別すべき疾患がある程度しぼられてくる。
- 繰り返す呼吸困難：気管支喘息，慢性肺血栓塞栓症，月経随伴性気胸などを疑う。
- 労作時のみの呼吸困難：COPD，間質性肺炎，慢性肺血栓塞栓症などの呼吸器疾患，貧血などの血液疾患，さらには神経・筋疾患などを考える。
- 夜間就寝時の呼吸困難：気管支喘息，左心不全による肺水腫などを考える。
- 長期臥床，同じ姿勢での長時間の移動：急性肺血栓塞栓症を考える。
- 喘鳴を聴取するとき：細気管支炎，気管支喘息，COPDなどによる末梢気道が閉塞する疾患，左心不全による肺水腫および上気道閉塞などを考える。
- 薬剤および造影剤の投与後，ハチ刺され後：喉頭浮腫による窒息の危険がある。
- 胸痛：心筋梗塞，大動脈解離，胸膜炎，肺血栓塞栓症などを考える。
- 悪寒戦慄：敗血症を考える。

- 発熱：気管支炎，肺炎，肺化膿症，肺結核などの感染性疾患を考える。
- 血痰・喀血：肺癌，気管支拡張症，肺結核，肺真菌症および肺動静脈瘻などを考える。

6　身体診察のポイント

- 急激な発症ではバイタルサインを直ちに確認する。

＜特徴的な所見＞

- 呼気臭：糖尿病性ケトアシドーシスのアセトン臭，尿毒症のアンモニア臭，嫌気性菌感染での悪臭など。
- 口すぼめ呼吸：COPDで出現する。
- 鼻翼呼吸：急性間質性肺炎など急速進行性の呼吸不全でみられる。
- 頸部所見：リンパ節腫大，甲状腺腫大，皮下気腫などが診断できる（COPDでみられる頸部所見：胸鎖乳突筋の肥厚，気管短縮，気管牽引，鎖骨上窩の陥凹）。
- ばち状指：間質性肺炎，気管支拡張症，肺癌などの呼吸器疾患，チアノーゼ性先天性心疾患，肝硬変および慢性腸疾患などの消化器疾患，血液疾患および内分泌疾患など多数の疾患でみられる。
- Osler（オスラー）結節：細菌性心内膜炎を考える。
- 助産師の手，Trousseau（トルソー）徴候：過換気症候群を考える。
- 羽ばたき振戦：高二酸化炭素血症，高アンモニア血症，低血糖，腎不全などでみられる。
- 樽状胸，Hoover（フーヴァー）徴候：COPDでみられる。
- くも状血管腫，手掌紅斑：肝硬変を考える。
- 皮下出血：脂肪塞栓症や顕微鏡的多発血管炎，Wegener（ウェゲナー）肉芽腫症などの血管炎症候群でみられる。
- 紫斑：顕微鏡的多発血管炎，Wegener肉芽腫症などの血管炎症候群でみられる。
- 気管音の異常：上気道狭窄を考える。
- 連続性ラ音：気管支喘息，COPD，肺水腫などで聴取される。
- fine crackles：特発性肺線維症など肺の線維化をきたす疾患で聴取される。
- coarse crackles：肺水腫，気管支拡張症などで聴取される。
- 胸膜摩擦音：胸膜炎で聴取される。
- Hamman徴候：縦隔気腫，左側気胸で聴取される。

＜各疾患が疑われる所見＞

- 心疾患が疑われる所見：頸静脈怒張，浮腫など。
- 膠原病が疑われる所見：Raynaud（レイノー）現象（SSc，DM，MCTD，SLE），光線過敏症・蝶形紅斑（SLE），ヘリオトロープ疹・Gottron（ゴットロン）徴候（DM），皮膚硬化・指尖潰瘍（SSc），ソーセージ様指（MCTD），結節性紅斑・口腔内アフタ（Behçet（ベーチェット）病），関節の腫張・変形およびリウマチ結節（RA），など。
- 内分泌疾患が疑われる所見：甲状腺腫大・粘液水腫（甲状腺機能低下症），舌の肥厚・手足の肥大（末端肥大症），紫斑（Cushing（クッシング）症候群），下腿潰瘍（糖尿病），など
- 血液疾患が疑われる所見：結膜の蒼白，皮下出血，関節腫張など。
- 神経・筋疾患が疑われる所見：筋の肥大・萎縮など。

7　検査のポイント

- **動脈血ガス分析**：呼吸性因子のみならず代謝性因子の関与，さらにはそれらによる代償性の有無などが診断できる。
- **低酸素血症の原因**：吸入気酸素分圧の低下，肺胞低換気，換気・血流不均等分布，拡散障害およびシャントが原因となる。
- **AaDO$_2$ の開大**：換気・血流不均等分布，拡散障害およびシャントが原因となる。
- 胸部エックス線写真：疾患の診断・鑑別に役立つ。なお急性肺血栓塞栓症などでは肺野に異常がないことが診断の契機となることがある。このため陽性所見のみでなく陰性所見も重要である。また気道異物の診断には通常の吸気撮影に加え，呼気撮影が有用である。
- 胸部 CT：呼吸器疾患の診断・鑑別に有用性が高い。
- 心エコー：心疾患，肺高血圧などの診断に有用である。
- 血液検査：血算，一般生化学検査に加え各種の特異的検査を考慮する。
- その他の検査：胸部 MRI，肺血流・換気シンチグラムなどを考慮する。

8　初期対応のポイント

- 急激な呼吸困難で発症する疾患は迅速な対応が必要となる。このため素早いバイタルサインの確認，簡潔な病歴聴取が必要である。
- 小児および高齢者では本人からの病歴聴取ができないことがあり，家族ないし隣人から情報を得ることが重要である。
- 急激ないし急性に発症したものでチアノーゼがみられるときには，まず酸素投与を行う。
- COPD などの高二酸化炭素血症を伴う慢性の II 型呼吸不全で，チアノーゼがみられるときの高濃度酸素投与は CO$_2$ ナルコーシスを引き起こす危険がある。
- 急激な呼吸困難のときには人工呼吸などの呼吸管理の準備を行う。

CaseStudy

問題 18-1　　　　　　　　　　　　　　　　　　　　　　　　　　　　E-43

医療面接

68歳の男性。約2年前から労作時に呼吸困難がみられ，徐々に進行するために来院した。ばち状指がみられる。胸部聴診では両側肺野でfine cracklesを認める。

病歴聴取で<u>必要性の低い</u>のはどれか。

A　膠原病の既往はありますか。
B　毎日服用している薬剤はありますか。
C　以前には何の仕事をされていましたか。
D　家に鳥を飼っていますか。
E　横になると息苦しさはひどくなりますか。

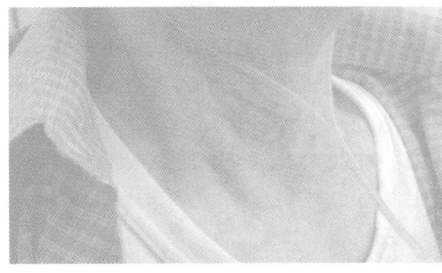

●選択肢考察●

ばち状指がみられ，胸部聴診でfine cracklesを聴取することから，慢性に進行する間質性肺疾患が考えられる。

○A　膠原病は間質性肺炎を引き起こす。
○B　多くの薬剤は間質性肺炎の原因となる。
○C　じん肺などの職業性肺疾患は間質性肺炎の原因となる。
○D　慢性鳥飼病は鳥の羽，フケなどの吸引により間質性肺炎を引き起こす疾患である。
×E　気管支喘息，左心不全による肺水腫などでは横になると呼吸困難が増悪する。

●正解　E

問題 18-2　　　　　　　　　　　　　　　　　　　　　　　　　　　　E-43

身体診察

72歳の男性。昨年から坂道を登るときに呼吸困難がみられるようになったが，年のせいと考えていた。しかし最近になり，安静時にも呼吸困難がみられるようになったため来院した。来院時の頸部所見を示す。

<u>出現頻度の低い</u>身体所見はどれか。

A　ばち状指
B　呼気の延長
C　Hoover徴候
D　口すぼめ呼吸
E　肺肝境界の低下

（☞ p.1 カラー写真 No.5）

選択肢考察

胸鎖乳突筋の肥厚

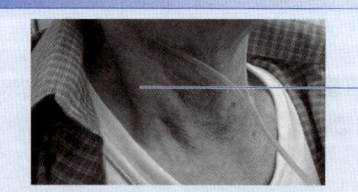

頸部所見では胸鎖乳突筋の肥厚がみられる。COPD で出現する頸部所見の一つである。

- ×A COPD では，ばち状指の出現頻度は高くない。ばち状指は呼吸器疾患では肺癌，気管支拡張症，間質性肺炎で高頻度に出現する。
- ○B COPD は閉塞性肺障害のため，呼気延長がみられる。
- ○C 横隔膜の平低化により，吸気時に下部胸郭が内側に陥凹する。
- ○D COPD では，肺胞の早期虚脱を防止するために自然に口すぼめ呼吸を会得していることがある。
- ○E 肺の過膨張により肺肝境界は低下する。

正解 A

問題 18-3　　　　　　　　　　　　　　　　　　　　　　　　　　　　　　　　　　　　E-43

検　査

68 歳の男性。労作時呼吸困難を主訴に来院した。喫煙歴 40 本/日を 50 年。口すぼめ呼吸がみられる。胸部聴診では両側肺で肺胞呼吸音の減弱を認める。

診断のためにまず行うべき検査はどれか。

- A　心電図
- B　動脈血ガス分析
- C　胸部エックス線撮影
- D　胸部 CT
- E　スパイロメトリ

選択肢考察

- ×A COPD の診断では心電図は他疾患を除外するために必要である。
- ×B 動脈血ガス分析は呼吸不全の診断や代謝性因子の評価などのために行われる。
- ×C COPD の診断では胸部エックス線は他疾患の除外のために必要である。
- ×D 胸部 CT では多発する低吸収域の検出や気道壁の評価などが可能である。
- ○E COPD の確定診断には，スパイロメトリにより閉塞性換気障害を検出することが必須である。

正解 E

問題 18-4　　　　　　　　　　　　　　　　　　　　　　　　　　　　　　　　　　　　E-41

病態生理

　58歳の女性。半年前から倦怠感が出現し，最近になり呼吸困難がみられるようになったために来院した。動脈血ガス分析（room air）：pH 7.42，PaO_2 70 Torr，$PaCO_2$ 58 Torr，HCO_3^- 25.2 mEq/L。

　低酸素血症の原因として考えられるのはどれか。

- A　心不全
- B　COPD
- C　特発性肺線維症
- D　筋萎縮性側索硬化症
- E　慢性肺血栓塞栓症

選択肢考察

　動脈血ガス分析で低酸素血症がみられるときには，単にPaO_2，$PaCO_2$の値に注目するだけでなく$AaDO_2$を計算する。$AaDO_2$の開大は換気・血流不均等分布，拡散障害およびシャントが原因となる。なお肺胞低換気では$AaDO_2$は正常である。ところで室内吸入気下では$AaDO_2 = 150 - PaCO_2/0.8 - PaO_2$で計算できる。本例では$150 - 58/0.8 - 70 = 7.5$ Torrであり$AaDO_2$は正常である。

- ×A，×B，×C　拡散障害などのため$AaDO_2$は開大する。
- ○D　肺胞低換気では$AaDO_2$は開大しない。
- ×E　換気・血流不均等分布などのため$AaDO_2$は開大する。

正解　D

問題 18-5　　　　　　　　　　　　　　　　　　　　　　　　　　　　　　　　　　　　E-44

初期治療

　22歳の女性。3日前から試験が始まりストレスを感じていた。本日朝になり急に呼吸困難が出現したために救急車で来院した。なお昨年も同様の発作があり来院している。来院時，両手にしびれや硬直がみられる。チアノーゼはない。胸部聴診では異常はみられない。

　まず行うべき処置はどれか。

- A　酸素投与
- B　紙袋再呼吸
- C　鎮静薬の投与
- D　抗けいれん薬の投与
- E　安静にさせ落ち着かせる。

選択肢考察

×A，×B，×C，×D，○E

　過換気症候群は精神的要因などが原因となり発症する疾患である。若い女性に多いが，最近では中高年発症も増加している。治療として以前は紙袋再呼吸が推奨されていたが，施行中の低酸素血症の危険性が指摘され，また施行中の死亡例が報告され現在では推奨されていない。まずは本人に心配ないことをよく説明し，静かな環境で落ち着かせることが大切である。

正解　E

CHAPTER 19 咳・痰

1 咳・痰とは

　咳（咳嗽）とは，気道内の異物や分泌物を体外に排出するための生理的な生体防御反応である。
　痰（喀痰）とは，気道から口腔外へ排出された異物や分泌物で，気道粘膜の上皮細胞による線毛運動では排出できない状態になったものである。

2 病態生理

(1) 咳のメカニズム
　咳嗽刺激が生じると，吸気状態を惹起し，声門が閉鎖する。さらに補助呼吸筋が動員され，胸腔内圧の上昇が起こると同時に声門が開放され，胸腔内の空気が呼出されて咳となる。

(2) 痰のメカニズム
　気道粘膜が，線毛による運搬・排出能力を超えるほど過剰に分泌されて痰となる。

3 咳・痰の見方，考え方，確定診断までのプロセス

(1) 咳の要因
1）病態的な要因
- 呼吸器系：気管支喘息，気管支炎，咽頭炎，喉頭炎，肺結核，気道異物
- 循環器系：心不全
- アレルギー：花粉症，動物

2）生活環境的要因：喫煙，大気汚染，光化学スモッグ，室内外の温度差
3）加齢的要因：誤嚥

(2) 咳の分類
1）**乾性咳**（嗽）……痰を伴わない。
- 原因：炎症，腫瘍，化学的・物理的要因，温度変化
- 主要疾患：急性……マイコプラズマ肺炎，クラミジア肺炎，気胸，過敏性肺炎
　　　　　　慢性……間質性肺炎，咳喘息，肺気腫，胃食道逆流

2）**湿性咳**（嗽）……痰を伴う。
- 原因：気道の炎症，アレルギー，気道分泌物の刺激
- 主要疾患：急性……細菌性気管支炎・肺炎，気管支喘息（発作時）
　　　　　　慢性……びまん性汎細気管支炎，気管支拡張症，慢性気管支炎，肺水腫，肺結核，肺化膿症

(3) 咳・痰の特徴（起こりやすい時間帯・季節と疾患）
- 早朝（明け方）……………気管支喘息
- 朝・起床時…………………慢性気管支炎

- 就寝時……………………肺水腫
- 就寝中……………………心不全
- 冬季………………………COPD
- 秋季（台風のシーズン）…気管支喘息

4　医療面接のポイント

(1) 咳・痰を誘発する要因
1）生活的要因
- 能動・受動喫煙
- 換気の不良

2）自然環境的要因
- 空気（冷温，高温，乾燥）
- 屋内外の気温差

3）一般環境的要因
- 大気汚染

(2) 咳・痰の性状
1）自覚症状
- 呼吸困難，息切れ，疲労感，胸痛，不整脈……呼吸器系や循環器系を疑う。

2）過度の咳
- 呼吸困難の程度
- 心不全の重篤度
- 気胸の有無
- 睡眠障害

3）痰の性質
- 症状出現の時間
- 痰の量・色調
- 泡沫性の有無
- 血痰を含むか
- 喘鳴や呼吸困難の有無

5　身体診察のポイント

(1) バイタルサイン
- 呼吸：数，深さ，リズム，喘鳴の有無
- 脈：不整脈の有無
- 意識状態：睡眠不足による意識低下，疲労感
- 血圧：高血圧，変動の状況
- 体温：感染症などの有無

(2) 胸部聴診
- 連続性（乾性）ラ音，断続性（湿性）ラ音
- coarse crackles

(3) 胸痛の有無
- 過度の咳→胸腔内圧↑→右心不全→気胸

(4) 精神・神経症状
- 呼吸困難による不安→死の恐怖
- 睡眠障害→疲労感，頭痛

6 検査のポイント

- 胸部エックス線撮影：心・肺の異常陰影
- 肺機能検査：一秒率，％肺活量
- 気管支鏡検査：肺腫瘍など
- 気管支造影：気管支拡張症など
- 血算，赤血球沈降速度，CRP：感染症
- 動脈血ガス分析
- 心電図，心エコー
- 痰の培養検査，蓄痰

※基礎疾患の検索が重要

7 初期対応のポイント

(1) 肺理学療法
- 体位ドレナージ：重力を利用して気道内の貯留物を排出する。
- スクイージング：痰の貯留部位を呼気に合わせて圧迫し排出させる。
- ハッフィング：鼻から大きく吸気を行い，強く速く呼気をすることによって有効な咳を出す。
- タッピング：肺野を振動させることによって分泌物を除去する（胸痛や胸腔内出血がある場合は**禁忌**）。

(2) 吸入療法
- ネブライザーなどによる吸入
- 加湿による分泌物の粘稠度の低下
- 気管支拡張薬，ステロイドによる痰の排出促進

※水分補給も粘稠度を低下させ喀出しやすくする。

(3) 薬物療法
- 乾性咳（嗽）：鎮咳薬
- 湿性咳（嗽）：去痰薬，気管支拡張薬，病態によってはステロイド，抗菌薬の投与

(4) 適切な酸素投与

CaseStudy

問題 19-1　　　　　　　　　　　　　　　　　　　　　　　　　　　　　　E-46

医療面接

50歳の男性。咳と痰を主訴に来院した。1か月前から頑固な咳が生じた。
重要でない質問はどれか。

- A　タバコは吸われますか。
- B　咳をすると必ず痰が出ますか。
- C　いつ，どのようなときに咳が出ますか。
- D　よく飲んでいる薬はありますか。
- E　関節が痛むことがありますか。

◉ 選択肢考察 ◉

- ○A　化学的刺激からくる痰や，タバコによる肺癌などで生じる痰は重要。
- ○B　湿性咳か乾性咳かの鑑別に重要。
- ○C　咳の生じる時間帯によって疾患を絞ることができる。
- ○D　ACE阻害薬の副作用などによっても咳は生じる。
- ×E　他の選択肢と比べ，咳の原因を調べるための質問としては重要性は低い（ただし，膠原病に伴う肺疾患は頭の片隅に）。

◉ 正解　E

問題 19-2　　　　　　　　　　　　　　　　　　　　　　　　　　　　　　E-46

身体診察

52歳の女性。夜間，突然の呼吸困難のため搬入された。喘鳴が著明で痰の排出もあった。
鑑別診断において重要でない診察手技はどれか。

- A　指の形状の視診
- B　声音振盪の触診
- C　胸部ラ音の聴取
- D　四肢の冷感の触診
- E　バイタルサイン

◉ 選択肢考察 ◉

- ○A　ばち状指やチアノーゼなどが生じているかを確認し，心肺疾患の存在を調べる。
- ○B　声音振盪の減弱や亢進を確認し，呼吸器系の疾患を鑑別してゆく。
- ○C　ラ音の種類によって病変部位や病態を把握する。
- ×D　ショックの程度を確認するには重要だが，咳と痰の診察手技として選択肢の中では重要度は低い。
- ○E　体温の上昇度によって感染症などの有無を確認したり，高血圧があってACE阻害薬などの降圧薬を服用していないかを確認できる。

◉ 正解　D

問題 19-3　　　　　　　　　　　　　　　　　　　　　　　　　　　　　　　　　　E-46

検　査

54歳の男性。咳と痰を主訴に来院した。3日前から発熱があり，市販のかぜ薬を服用したが治らなかった。重要でない検査はどれか。

- A　血液学検査
- B　甲状腺機能検査
- C　胸部エックス線撮影
- D　喀痰の Gram（グラム）染色
- E　喀痰細胞診

● 選択肢考察 ●

- ○A　白血球数の増加（特に好中球数）と赤沈値の亢進は細菌感染を疑えるし，好酸球数増加はアレルギー性疾患の存在を疑える。
- ×B　甲状腺の機能亢進や低下によって種々の症状を出現させるが，咳と痰を主訴とする患者の検査として，選択肢の中では重要性は低い。
- ○C　肺炎では胸部エックス線で異常陰影が存在するし，肺の腫瘍病変の存在も確認できる可能性がある。
- ○D　グラム陽性か陰性か，球菌か桿菌かの区別によって起炎菌を推測でき，治療方針が決定できる。
- ○E　肺門部腫瘍の発見に有用であり，患者に苦痛を与えずに反復して行える。

● 正解　B

問題 19-4　　　　　　　　　　　　　　　　　　　　　　　　　　　　　　　　　　E-45

病態生理

56歳の男性。2年前から咳と痰が多いのを自覚していた。喫煙歴：20本/日，36年。身長160cm，体重48kg。胸部エックス線写真で両側肺の透過性亢進と横隔膜の平低下が認められた。動脈血ガス分析（自発呼吸，room air）：PaO_2 65 Torr，$PaCO_2$ 46 Torr，HCO_3^- 26 mEq/L。スパイロメトリ：%VC 84%，1秒率58%。
この病態について最も考えられる原因はどれか。

- A　呼吸中枢障害
- B　間質性肺障害
- C　拘束性換気障害
- D　閉塞性換気障害
- E　混合性換気障害

● 選択肢考察 ●

×A　×B　×C　○D　×E

%VCは正常，一秒率低下によって閉塞性換気障害が考えられる。

● 正解　D

問題 19-5　　　　　　　　　　　　　　　　　　　　　　　　　　　　E-46

初期治療

58歳の女性。咳，痰および呼吸困難のため来院した。2年前から咳と痰とが持続し，特に1〜3月の冬季に症状が悪化した。体温 37.2℃，呼吸数 28/分，脈拍 114/分，整。動脈血ガス分析（自発呼吸，room air）：PaO_2 54 Torr，$PaCO_2$ 36 Torr。

まず行うべき処置はどれか。

A　鎮咳薬の投与　　B　酸素吸入
C　抗菌薬の点滴　　D　輸　液
E　人工呼吸

選択肢考察

COPDを疑わせる症例である。

× A　痰を喀出させるための咳は止めるべきではない（**禁忌**）。
○ B　PaO_2 が 60 Torr 以下の低酸素血症に対してはまず酸素吸入を行う。
× C　細菌などによる感染症の治療法としては有効であるが，酸素吸入よりも優先順位は低い。
× D　輸液は静脈確保として重要であり，また痰の排出を促進できるが，まず行うべきものではない。
× E　意識消失や高炭酸ガス血症が出現した場合の適応であり，本例ではまず行うべき処置ではない。

正解　B

CHAPTER 20 血痰・喀血

1 血痰・喀血とは

　気管や気管支の粘膜の傷や損傷した肺から出血した血液が痰とともに出たものである。血痰と喀血の相違は，痰の中の血液量による。一般に血痰は痰に血液が混じる程度のもの。喀血はほぼ血液そのものを喀出するものであり，おびただしい量（通常 2 mL 以上）の血液が含まれる。

2 病態生理

　痰は，咳刺激，気管支の粘膜病変，気管支粘膜の萎縮や炎症，異物による刺激や損傷，肺の損傷などで生じる。細菌感染，炎症，物理的・化学的刺激などにより気管支腺が増殖し，粘液分泌量も増加する。炎症が進めば血液成分が混じった痰の喀出や喀血となる。

3 血痰・喀血の見方，考え方

　血痰・喀血は重大な疾患が隠れているサインと考え，確定診断まで適切にアプローチを行う。短時間で処置をしなければ生命にかかわる場合もある。

①本当に血痰・喀血なのか？　吐血ではないか？

　喀血や吐血では急激に血液が排出されるため，緊急に診断，処置を施す必要がある。まず，胃や食道などの消化管出血である吐血と鑑別する。鑑別点は，
- 喀血は咳嗽とともに生じる。吐血は嘔吐とともに吐き出される。
- 喀血は泡状で鮮紅色，アルカリ性の赤い血が混じっていることが多い。吐血は吐物中に胃内容物が混じるため，胃酸で酸化されて血液の色は暗赤色，黒色に近い（しかし，食道静脈瘤の破裂や Mallory-Weiss（マロリー・ワイス）症候群による大出血の際は鮮紅色で，喀血との鑑別が困難なこともある）。
- 吐血は酸性のため，しばしば酸臭がある。
- 喀血は泡沫や痰が混じるが，吐血は食物残渣を含むことがある。
- 喀血は呼吸障害，胸部に異常所見を伴うことがあるが，吐血は主に腹部所見である。

②口腔内，上気道からの出血か？

　睡眠中の鼻出血が咽頭，喉頭を刺激し，咳とともに出てきたものを喀血と訴える患者もいる。歯肉炎，歯槽膿漏による出血が咽頭や喉頭部に流入し，その喀出を血痰と思い込むこともある。就寝中に咽頭，喉頭腔に貯留した血液塊を起床時に喀出することが多く，問診も重要である。また強い咳により咽頭粘膜の表面の血管が一時的に破れて血液が混入することもある。

③全身性疾患からの出血か？

　血液疾患（白血病，血友病，紫斑病，血小板減少症など）由来の口腔内出血が血痰としてみられることがある。Wegener（ウェゲナー）肉芽腫症，顕微鏡的多発血管炎などの ANCA（抗好中球細胞質抗体）関連血管炎では血管の壊死が肺にも影響し，血痰が出現する。全身性エリテマトーデス（SLE）では間

質性肺炎，肺うっ血などに伴って血痰を認める。Goodpasture（グッドパスチャー）症候群は肺の出血と腎臓の糸球体腎炎が疾患の主体となり，血痰や喀血が初発症状となる。

　血痰・喀血が確かであれば，全身状態（意識レベル，呼吸，血圧，脈拍など）をチェックする。大量の喀血であれば，原因検索に時間を費やすより，直ちに止血しなければ窒息，血圧低下，ショックから生命にかかわる。気道確保し，呼吸状態・バイタルサインをチェックして蘇生術を行う。痰に血が混じる程度の受診なら，検査する時間的余裕はあろうと考えて，次項のプロセスから原因を検索する。

　なお現実に血痰を訴えて受診する患者の中で，検査する時点では既に血痰が止まり，胸部エックス線や胸部CT，気管支鏡検査などを行っても原因となる疾患が不明なこともある。これらの多くは喫煙習慣や非特異的な急性気管支炎を背景とした小血管の破壊，さらに鼻腔，歯肉，歯根，咽頭，喉頭などからの一時的な出血が疑われる。

　血痰が重篤な疾患の唯一の症状である場合もある。肺門部（肺の中枢部）由来の肺癌は少量の血痰が唯一の症状となり，それをきっかけにして気管支鏡検査で早期の肺癌が発見されることがある。40歳以上の喫煙者（Brinkman index 20本/日×20年＝400以上）で少量の血痰が続く場合には必ず肺癌も念頭に置いて検査のプランを立てるべきである。

4　確定診断までのプロセス（図20-1）

①まず問診，病歴にて外傷，異物，口腔内疾患，薬剤（抗凝固薬服用）によるものなどを鑑別する。外傷は肺挫傷（肺の内部の出血）や気管支表面の血管の損傷などで生じる。肋骨骨折，刺傷，銃創などがある。異物での喀血は誤って食物などを気道に吸い込んだ際の，気管粘膜の擦傷や潰瘍から生じる。問診の段階で呼吸困難や胸痛も訴えていれば，肺血栓塞栓症や大動脈瘤など緊急を要する疾患を考慮する。

②胸部エックス線での異常の有無（肺野陰影，陰影の性状）で鑑別疾患を絞る。

- 異常がなければ気管支炎が多いが，その他，血液検査で血液疾患（白血病，血友病，再生不良性貧血，血小板減少症）を鑑別する。
- 副鼻腔炎，喉頭癌が原因のこともあり，耳鼻科で喉頭ファイバーにて確認するべきである。
- 循環器疾患が原因のこともある。うっ血性心不全では泡沫状喀痰が多く，患者は呼吸困難により起坐呼吸をとることが多い。
- 僧帽弁狭窄症，大動脈瘤，肺高血圧症など心血管由来の疾患もある。心電図，心エコーも行う。大動脈瘤の診断には胸部造影CTも有用である。
- 気管支拡張症は頻度の高い疾患で，悪臭のある膿性の痰が続く場合は疑う。気管支が拡張して元に戻らなくなった状態のことで，咳，痰，血痰，発熱，呼吸困難，ときに大喀血を引き起こすこともある。胸部エックス線では通常は異常なく，胸部CTで確認する。
- 心陰影の陰に隠れた肺癌をCTで確認することもある。
- 気管支鏡は気管支内の出血原因を肉眼的に観察し，気管支の粘膜欠損，潰瘍からの出血や，まれに気管支結石，中枢側気管支発症の扁平上皮癌の診断に有用である。
- 肺血栓塞栓症は胸部エックス線で異常が現れない場合が多く，確定診断には肺血流シンチグラムを，肺動脈塞栓には肺動脈造影を行うが，一般には造影CTをまず行う。
- まれに代償月経からの血痰もある。

図 20-1　血痰・喀血の確定診断までのフローチャート（診断名重複あり）

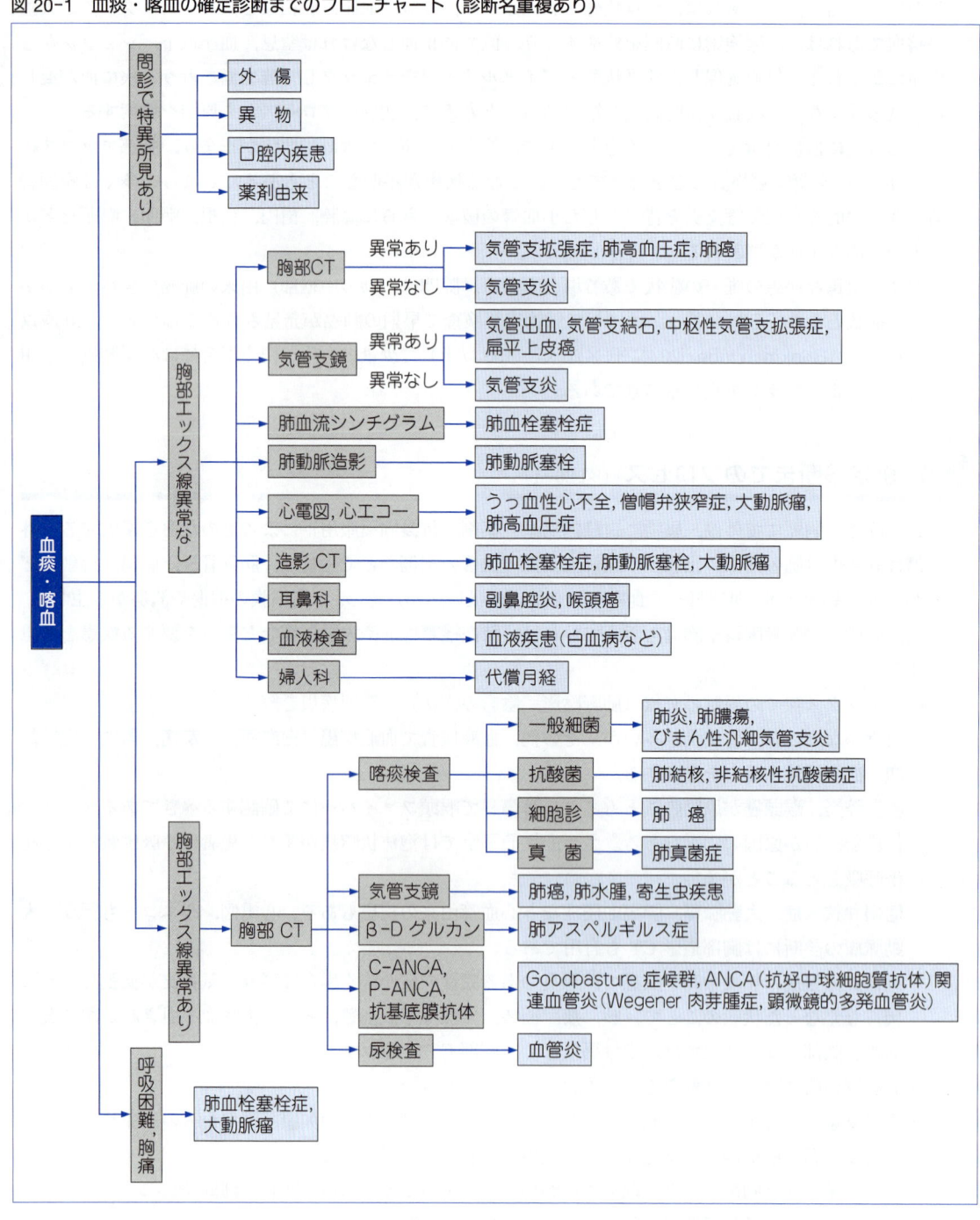

```
血痰・喀血
├─ 問診で特異所見あり
│   ├─ 外傷
│   ├─ 異物
│   ├─ 口腔内疾患
│   └─ 薬剤由来
├─ 胸部エックス線異常なし
│   ├─ 胸部CT ─ 異常あり → 気管支拡張症, 肺高血圧症, 肺癌
│   │         異常なし → 気管支炎
│   ├─ 気管支鏡 ─ 異常あり → 気管出血, 気管支結石, 中枢性気管支拡張症, 扁平上皮癌
│   │          異常なし → 気管支炎
│   ├─ 肺血流シンチグラム → 肺血栓塞栓症
│   ├─ 肺動脈造影 → 肺動脈塞栓
│   ├─ 心電図, 心エコー → うっ血性心不全, 僧帽弁狭窄症, 大動脈瘤, 肺高血圧症
│   ├─ 造影CT → 肺血栓塞栓症, 肺動脈塞栓, 大動脈瘤
│   ├─ 耳鼻科 → 副鼻腔炎, 喉頭癌
│   ├─ 血液検査 → 血液疾患（白血病など）
│   └─ 婦人科 → 代償月経
├─ 胸部エックス線異常あり
│   └─ 胸部CT
│       ├─ 喀痰検査
│       │   ├─ 一般細菌 → 肺炎, 肺膿瘍, びまん性汎細気管支炎
│       │   ├─ 抗酸菌 → 肺結核, 非結核性抗酸菌症
│       │   ├─ 細胞診 → 肺癌
│       │   └─ 真菌 → 肺真菌症
│       ├─ 気管支鏡 → 肺癌, 肺水腫, 寄生虫疾患
│       ├─ β-Dグルカン → 肺アスペルギルス症
│       ├─ C-ANCA, P-ANCA, 抗基底膜抗体 → Goodpasture 症候群, ANCA（抗好中球細胞質抗体）関連血管炎（Wegener 肉芽腫症, 顕微鏡的多発血管炎）
│       └─ 尿検査 → 血管炎
└─ 呼吸困難, 胸痛 → 肺血栓塞栓症, 大動脈瘤
```

③胸部エックス線で異常陰影を認めれば炎症性疾患や腫瘍を考える。適宜胸部 CT，喀痰検査，気管支鏡検査，尿検査なども行い診断する。

- 細菌性肺炎の中でグラム陰性菌，嫌気性菌によるものは肺組織に壊死を起こし，肺膿瘍は多量の膿性痰を伴う。
- びまん性汎細気管支炎では初期から血痰を伴う。
- 肺結核は結核菌が肺に感染し，発熱，胸痛，血痰，体重減少，咳などを訴える。非結核性抗酸菌症も胸部 CT や喀痰検査で菌を同定する。
- 肺水腫は肺に水が貯まり呼吸困難を伴う。
- 肺真菌症は真菌により壊死を起こし，中でもアスペルギルス症では喀血をみることが多い。胸部エックス線，CT 画像での空洞や喀痰からの菌の同定，β-D グルカンを検査する。
- 肺癌は早期発見，早期診断，早期治療が患者にとって大事なことであり，喀痰の細胞診，気管支鏡検査を速やかに行う。
- Goodpasture 症候群は肺胞や腎臓の糸球体の基底膜に対する自己抗体が原因の疾患であり，腎機能検査，尿検査や血中の抗基底膜抗体を測定する。
- 血管炎疑いでは尿検査で血尿の有無をみる。Goodpasture 症候群，Wegener 肉芽腫症，顕微鏡的多発血管炎の鑑別には C-ANCA，P-ANCA，抗基底膜抗体などを調べる。
- 寄生虫・原虫による肺吸虫症やアメーバ赤痢が肝膿瘍から横隔膜穿孔，肺腫瘍へと進行すると，喀血に至ることがある。

5　医療面接のポイント

- 『本当に血痰？　喀血？　吐血，消化器系からではない？　口腔，鼻からの出血？』──呼吸器疾患なのか，他の疾患なのかを聞きとって判断する。
- 『呼吸器疾患，耳鼻科の疾患，消化器疾患，心疾患，血液疾患，腎疾患などの既往，基礎疾患は？』──→基礎疾患からの出血を疑う。
- 『血痰，喀血は安静時？　睡眠中？　起床時？』──睡眠中の鼻出血が咽頭，喉頭を刺激し咳とともに喀出することがある。口腔内の歯肉炎，歯槽膿漏などによる出血が咽頭や喉頭部に流入し，就寝中に咽頭，喉頭腔に貯まり起床時の喀出を血痰と思い込むこともある。
- 『今回初めて？　喫煙歴は？　普段から？』──→喫煙者では容易に気管支炎症状から血痰が慢性的に出やすくなる。
- 『抗凝固療法を受けていないか？』──→服薬中は出血傾向が強くなる。
- 『咳，痰，発熱，呼吸困難，胸痛などを伴うか？』──→気道・肺の感染症，肺塞栓症を疑う。
- 『長期臥床，長時間の飛行機旅行，出産後，下肢の手術後の突然発症は？』──→肺塞栓症を疑う。

6　身体診察のポイント

- バイタルサイン：大量喀血により出血性ショックを起こしていれば直ちに救命措置を行う。
- 色や性状により考える。

　　血線──→病変が気道系の出口に近い。

鮮血──→多量なら重症の可能性あり．
　　　暗赤色──→慢性化しているか，消化器系か？
- 起坐呼吸，頸静脈の怒張，肝脾腫，下肢の浮腫などを認めれば心不全を考える．
- 胸部聴診上，coarse crackles があれば肺感染症，心不全を疑う．
- 心雑音があれば，心臓弁膜症を疑う．
- ばち状指があれば慢性呼吸器疾患を考える．

7　検査のポイント

- 血液検査では，血算で貧血，感染，血液疾患の鑑別を行う．血清生化学検査で感染症（CRP 値上昇），腎障害の有無（Goodpasture 症候群など）を確認し，出血・凝固検査も基礎疾患によって（血液疾患の有無）考慮する．
- 胸部エックス線で肺基礎疾患のおおよその鑑別を行う．浸潤影，間質影，腫瘍影，気管支拡張像，空洞影，胸膜癒着，無気肺，胸水など．
- 喀痰検査は一般細菌，抗酸菌，腫瘍細胞の有無を確認する．
- 気管支鏡検査は出血部位の確認，原疾患検索，止血処置のために行う．
- 尿検査は血尿の有無をみる．血液疾患，血管炎，Goodpasture 症候群など．

CaseStudy

問題 20-1　　　　　　　　　　　　　　　　　　　　　　　　　　　　E-48

医療面接

30歳の女性。痰に血が混じったことに驚き受診した。
最も適切でない質問はどれか。

A　血はどのような色ですか。
B　歯，口，鼻，胃の病気，心臓疾患，血液疾患などはありますか。
C　常に飲んでいるお薬はありますか。
D　発熱，呼吸困難，胸痛などを伴いますか。
E　手や足に脱力や麻痺，しびれ感などはありますか。

● 選択肢考察 ●
○A　消化管出血である吐血と鑑別する。吐血は吐物中に胃内容物が混じるため，血液の色が暗赤色，黒色に近い。
○B　口腔，耳鼻科の疾患，消化器疾患，心疾患，血液疾患，腎疾患などの既往，基礎疾患を探る。
○C　抗凝固療法を受けていれば出血傾向がある。
○D　肺感染症，肺塞栓症などをまず疑う。
×E　主に脳血管障害や整形外科疾患などを考える質問である。

● 正解　E

問題 20-2　　　　　　　　　　　　　　　　　　　　　　　　　　　　E-48

身体診察

62歳の男性。咳，血痰，発熱を主訴に外来受診した。胸部エックス線写真を示す。
最も重要でない診察手技はどれか。

A　心音聴診
B　呼吸音聴診
C　肝の触診
D　指の形状の観察
E　呼吸の姿勢観察

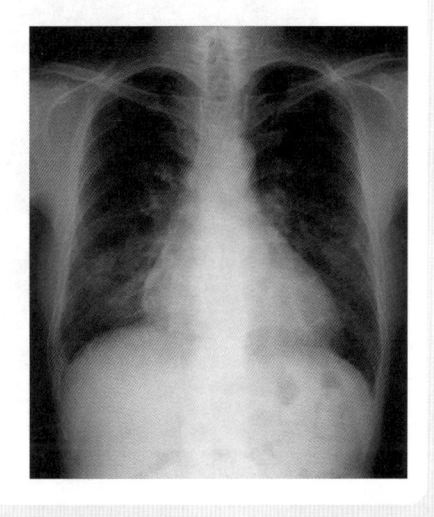

選択肢考察

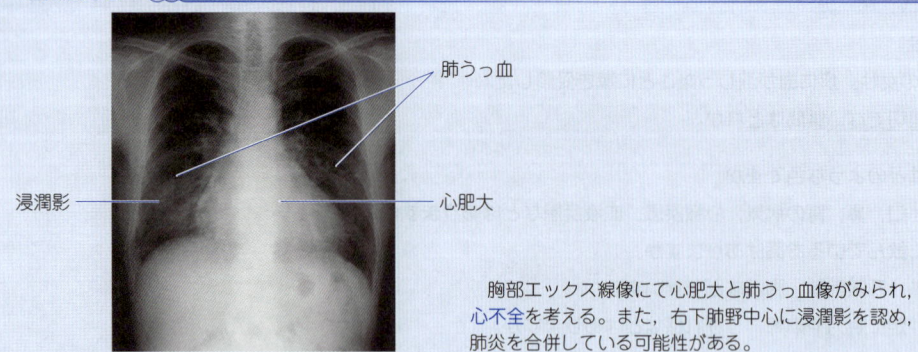

肺うっ血
浸潤影
心肥大

胸部エックス線像にて心肥大と肺うっ血像がみられ、**心不全**を考える。また、右下肺野中心に浸潤影を認め、肺炎を合併している可能性がある。

- A　弁膜症，肺高血圧症の鑑別をする。
- B　**肺炎，肺水腫，気管支喘息，左心不全**，気胸，気道異物などの鑑別を行う。
- ×C　この中では重要性が最も低い。肝の腫大は肝疾患のほか、右心不全などでもみられる。**右心不全**は咳、血痰を引き起こす直接の原因とはなりにくい。
- D　**ばち状指**で慢性低酸素血症の鑑別を行う。
- E　**起坐呼吸**があれば心不全症状を考える。

正解　C

問題 20-3　　　　　　　　　　　　　　　　　　　　　　　　　　　　E-48

検　査

64歳の女性。感冒症状と血痰を主訴に外来を受診した。この患者の胸部エックス線写真と胸部 CT を示す。

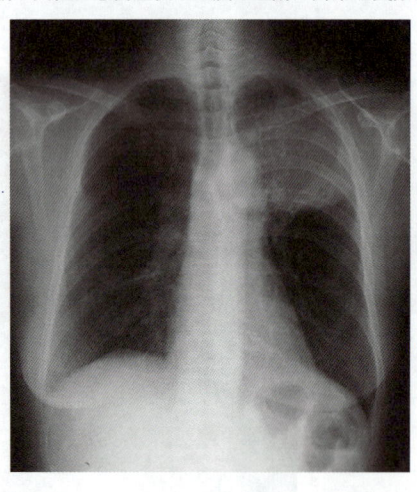

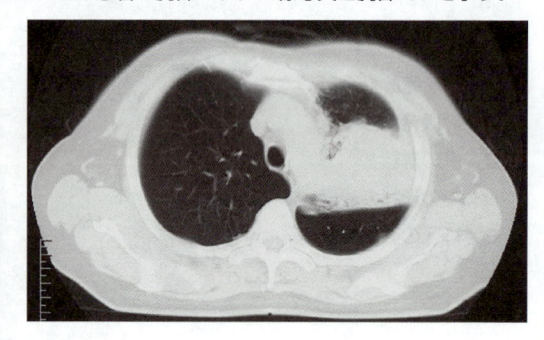

確定診断のためにこの時点で<u>重要でない</u>検査はどれか。

- A　胸部単純 CT
- B　喀痰検査
- C　尿検査
- D　気管支鏡検査
- E　血清生化学検査

● 選択肢考察 ●

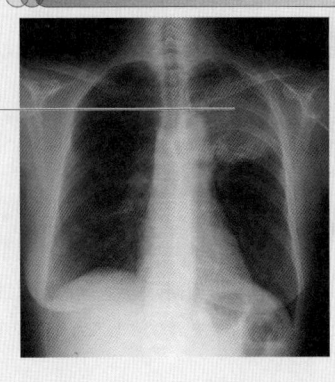

無気肺を認める。上区枝の一部が閉塞しているだけで，舌区や背部に含気が残っており，上葉の完全無気肺にはなっていないためグレーに写っている

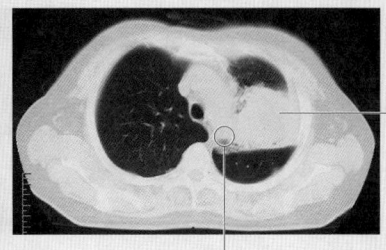

末梢の含気が失われて無気肺を呈している

上区枝が腫瘍でつまっているものと思われる（境界ははっきりしない）

左上肺野に進行した腫瘍陰影がある。左肺上区枝が腫瘍により閉塞し，無気肺を呈している。

- A 胸部単純 CT ではエックス線で判別できない情報を得ることができる。
- B 喀痰検査で一般細菌，抗酸菌，腫瘍細胞を鑑別する。
- ✕ C 尿検査は血尿の有無を調べ，血液疾患，血管炎，Goodpasture 症候群などを鑑別するが，本例では重要ではない。
- D 気管支鏡検査で肉眼的に原疾患を探る。
- E 血清生化学検査で感染症，腫瘍マーカー，腎障害，血液疾患の鑑別を行う。

● 正解　C

問題 20-4　　　　　　　　　　　　　　　　　　　　　　　　　　　　　　　　　　E-47

病態生理

　28 歳のロシア人女性。咳，血痰を主訴に来院した。長時間の飛行機旅行，出産，下肢の手術などは最近経験していない。肺炎が疑われ抗菌薬を処方されたが改善せず，当科に受診した。胸部単純 CT を示す。

　この患者の血痰発生のメカニズムで最も考えられるのはどれか。

- A　喫煙による肺小血管の破壊
- B　口腔内の歯肉炎，歯槽膿漏などによる出血
- C　胃粘膜の潰瘍性出血
- D　肺結核，真菌症などの感染症
- E　肺血栓塞栓症による出血

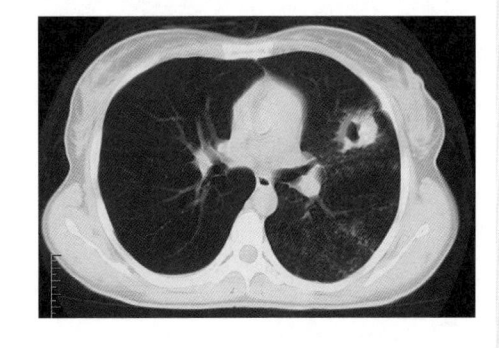

CHAPTER 20　血痰・喀血　● 171

● 選択肢考察

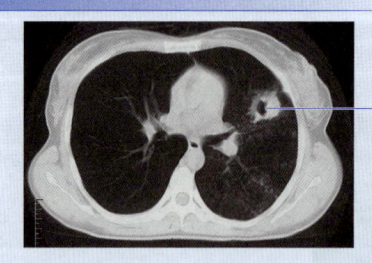

空洞陰影を認める
（肺結核の疑い）

× A 血痰を主訴に来院し精査しても原因不明なことがある。多くは喫煙習慣（喫煙者であれば気道，肺の免疫力が低下しており，肺感染症を念頭に入れる）や非特異的な急性気管支炎を背景とした小血管の破壊であるが，この症例は明らかにそれだけではない。
× B 問診，診察から除外することは可能であろう。
× C 消化器系の吐血との鑑別は容易である。
○ D 抗菌薬の効果がなくとも，肺結核，真菌症などほかの感染症も考えられる。また，胸部単純CTにて空洞陰影を認め，肺結核が疑われる。
× E 問診，状況から考えにくい。

● 正解 D

CHAPTER 21 めまい

1 めまいとは

本人あるいは周囲が静止しているにもかかわらず，動いているように感じる，あるいは，まっすぐに立った姿勢が保てない状態をめまいという。

2 病態生理

スムーズな立ち居振る舞いを行うには，平衡バランスの維持が重要である。身体のバランスは，運動反射と姿勢反射を中枢で制御することで維持されている。この機構のいずれかの箇所で障害が生じると，めまいあるいは平衡失調が起こる。姿勢反射は，前庭迷路，視器，四肢・軀幹の筋や関節の深部知覚が入力系として関与する。出力系としては運動反射が関与し，錐体路系，錐体外路系が作動して眼球運動や身体各部の筋運動を起こし，姿勢を維持する。入力系からの信号は，脳幹部を経て小脳に入り統合・制御され，出力系で四肢・軀幹の筋・関節が調整される。

入力系として最も大きな器官が内耳（図 21-1）の三半規管と耳石である。三半規管には外側半規管，前半規官と後半規官があり，各半規管には膨大部がある。膨大部内に感覚有毛細胞があり，内リンパ流動で動毛が偏位し各半規管方向の回転加速度を感知する。外側半規管では，内リンパの向膨大部流動は刺激，反膨大部流動は抑制となる。前半器官，後半器官はその逆となる。回転加速度が半規管に加わった場合，左右の外側半規管は一方が刺激，他方が抑制として働く。右前半規官と左後半規官，右後半規官と左前半規官は，左右の外側半規管と同様に各々相反する刺激を受ける。耳石器には，卵形囊と球形

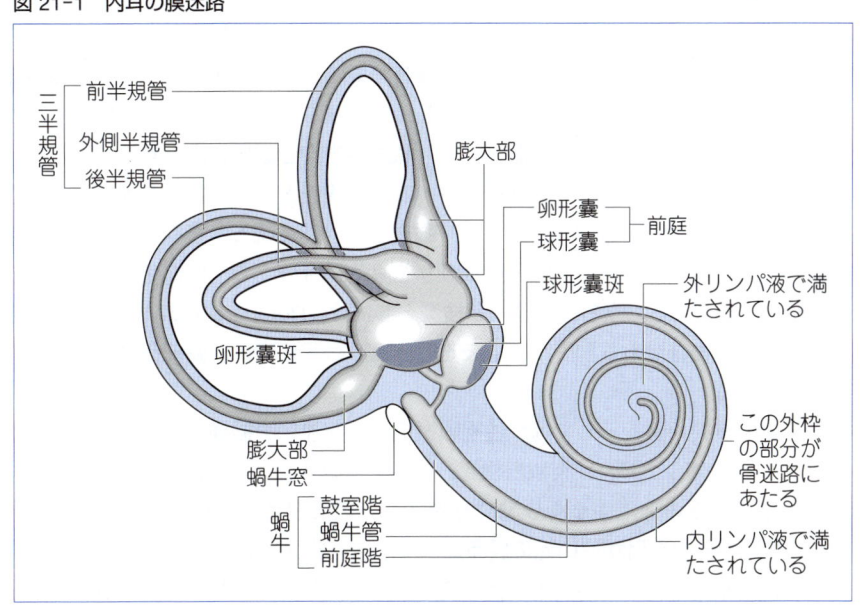

図 21-1　内耳の膜迷路

囊があり，いずれも平衡斑と呼ばれる部位に有毛細胞があり，その上に耳石を乗せている。運動に伴う耳石のずれで，直線加速度，重力，遠心力を感知する。

　我々が歩いたり立ったり座ったりするとき，目で見ているものが上下・左右に揺れることはない。これは，三半規管，耳石器の働きによって眼球の位置調節がスムーズに行われるためである。内耳による眼球の調節を前庭眼反射といい，めまい検査の際に役立つ。一側の半規管に障害が起こると，障害側の半規管が刺激状態となったり抑制状態となったりする。一側の半規管が刺激状態になると，刺激側に徐々に眼球が偏倚し，一定の限度を越えると立ち直り反射によって眼球が急速に元の位置に戻る，この眼球運動を眼振という。

　頭の位置を変えたり，斜面に立ったときには，頭の位置や動きが内耳を介して頭の保持や姿勢保持を行う。この反応を前庭脊髄反射といい，全身の骨格筋の緊張を保持し，四肢・軀幹の平衡を保つ。

　めまいや乗り物酔いを起こすと嘔気，嘔吐，冷汗などの症状が現れる。これは，前庭器が発する刺激が自律神経系に与える影響で，前庭自律神経反射と呼ばれる。

　小脳は，前庭平衡覚，視覚，深部知覚からの感覚情報を受け，これらの情報を総合的に分析し，四肢・軀幹および眼球の平衡を統合抑制している。脳幹部，特に網様体は前庭平衡覚，視覚，深部知覚からの入力が小脳に伝達される通り道であり，また逆に小脳からの出力系情報の通り道に当たり，無数のニューロンが密接に結合しており，無意識な身体の運動作用が円滑に行われる。

3　めまいの見方，考え方

(1) めまいに対する検査

　めまいは身体の平衡機能が維持されない状態である。前庭系は，両側の筋の緊張を保ち姿勢維持を行っている。一側の前庭は，同側の筋の緊張を保持している。一側の前庭に障害が起こると，同側の筋の緊張が低下し，直立時には障害側に倒れやすく歩行すると障害側に偏倚する。偏倚が起こると，視覚や深部知覚系が働き，中枢の制御で偏倚を立ち直らせるための立ち直り反射が起こり，元の姿勢を維持しようとする。すなわち，めまいが起こると身体は偏倚と立ち直りを繰り返すことになる。四肢・軀幹の偏倚と立ち直りをみるための検査が，四肢平衡機能検査である。また，偏倚と立ち直りは眼球運動に現れやすく，眼球が一側へゆっくりと偏倚（緩徐相）し，立ち直り反射によって急速に立ち直る（急速相）。この一連のリズミカルな眼球の動きを眼振といい，急速相方向を眼振方向とする。

　めまい検査のうち，主に偏倚と立ち直りを観察する眼振検査としては，物を固視した状態で眼振を観察する注視眼振検査と，Frenzel（フレンツェル）眼鏡を掛け非注視として観察する頭位眼振検査，頭位変換眼振検査がある。四肢・軀幹の偏倚と立ち直りをみる検査のうち，偏倚をみる下肢の検査としては歩行検査，足踏み検査がある。立ち直りをみる検査としては，Romberg（ロンベルグ）検査，Mann（マン）の検査，片足立ち検査がある。また，上肢で行う遮眼書字検査は，偏倚をみると同時に小脳性の失調性文字が観察できる。

　めまい検査で最も重要な検査としては，注視眼振検査，非注視眼振検査のほかに，電気眼振計による記録（ENG）がある。ENGでは，注視眼振検査，遮眼・遮眼メンタル負荷，閉眼・閉眼メンタル負荷時の眼振を記録できる。その他，ゆっくり動く物をスムースに追うことができるかをみる視標追跡検査（ETT），目の前を流れる物を目が追い元に戻る反射がうまく行えるかをみる視運動性眼振検査を行う。また，外耳道に冷水や温水を入れ外側半規管を刺激し，眼振が誘発されるかをみる温度眼振検査（誘発

眼振検査）を行い，半規管の左右差の有無を観測する。

(2) めまいの性質，病歴，随伴症状

めまいの性質を分けると，以下のようになる。

　①激しいめまい（真のめまい）：回転感，流動感，落下感，傾斜感
　②軽いめまい（真のめまい）：浮動感，浮揺感，船酔い感
　③その他のめまい（空間知覚に関係ないめまい）：不安定感，立ちくらみ，意識消失，胸内圧迫
　④平衡失調：歩行障害，つまずき，転倒，偏倚，不安定

めまいの診断には，病歴が重要である。

　①発症の仕方：突然・急激，徐々に，自発性，誘発性
　②経過：一回発作，反復発作，だらだら持続，徐々に悪化
　③性質：回転性，非回転性
　④持続時間：瞬間的，秒，2～3分，数十分，時間，週，月
　⑤随伴症状：蝸牛症状，手足のしびれ，運動麻痺，神経症状
　⑥誘発因子：頭位変換，首の捻転，起立，耳の圧迫，音響，重いものを持つなどの負荷，圧変化
　⑦既往歴：中耳炎，結核，梅毒，高血圧，低血圧，糖尿病，脳梗塞，脳出血，てんかん，頭部外傷，音響外傷

随伴症状としては以下のものが重要である。

　①自律神経症状：冷汗，顔面蒼白，悪心，嘔吐
　②蝸牛症状：難聴，耳鳴，耳閉塞感，音響過敏
　③神経症状：知覚・運動の異常，意識障害，ろれつが回らない，一側の手足のしびれ，嚥下障害，複視

4　確定診断までのプロセス（図21-2，表21-1）

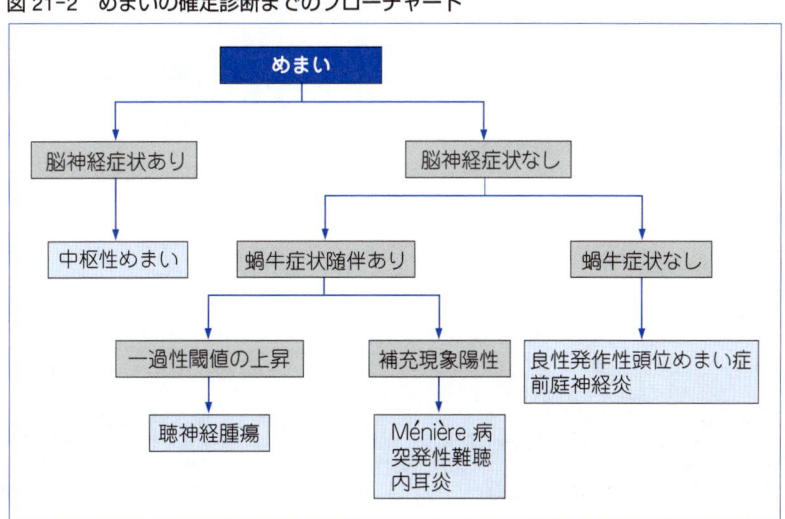

図21-2　めまいの確定診断までのフローチャート

```
                めまい
         ┌────────┴────────┐
     脳神経症状あり      脳神経症状なし
         │         ┌────────┴────────┐
     中枢性めまい  蝸牛症状随伴あり    蝸牛症状なし
              ┌────┴────┐            │
         一過性閾値の上昇  補充現象陽性  良性発作性頭位めまい症
              │            │         前庭神経炎
           聴神経腫瘍    Ménière病
                        突発性難聴
                        内耳炎
```

表 21-1 めまいの鑑別診断の対象疾患

A．内耳性めまい疾患（末梢性めまい）
　①Ménière 病
　　・発作性めまいを反復する
　　・回転性めまいが多く，持続時間は数十分から数時間
　　・水平回旋混合性眼振のことが多い
　　・めまい発作に難聴，耳鳴，耳閉塞感などの蝸牛症状が随伴する
　　・難聴は低音障害型感音難聴（内耳性難聴，補充現象陽性）で聴力は変動する
　　・病態は内リンパ水腫
　②突発性難聴に合併しためまい
　　・突然発来する高度感音難聴（内耳性難聴，補充現象陽性）
　　・50〜60％の症例にめまいが随伴する
　③Ramsay Hunt 症候群
　　・末梢性顔面神経麻痺
　　・耳介（外耳道，鼓膜，口腔内，口唇）の帯状疱疹
　　・内耳障害（難聴，めまい）
　④前庭神経炎
　　・めまいは一回発作，多くは回転性
　　・めまいは数日から数か月かけて消退する
　　・水平回旋混合性眼振のことが多い
　　・めまい発作の 1，2 週間前に上気道感染（風邪）に罹患していることがある
　　・一側（患側）の半規管（温度眼振反応で）機能の高度低下あるいは廃絶
　　・蝸牛症状は伴わない
　⑤良性発作性頭位めまい症
　　・特定の頭位でめまいが誘発される
　　・めまいは数秒から 2，3 分で治まる
　　・頭位を変えるとめまいが誘発される
　　・めまいには潜伏時間があり，めまいは減衰しながら消失する
　　・頭位眼振検査，頭位変換眼振検査で，めまいを伴う回旋性の眼振をみる
　　・蝸牛症状は伴わない
　⑥内耳炎
　　・細菌性：急性・慢性中耳炎内耳波及，ウイルス性：流行性耳下腺炎，麻疹，インフルエンザなど
　　・回転性めまいからふらふら感まで多様
　　・聴覚症状が随伴する
　⑦真珠腫性中耳炎
　　・真珠腫が増殖し骨迷路を破壊
　　・骨迷路が破壊されると，外耳道の圧迫，吸引でめまいが起こる
　⑧聴神経腫瘍
　　・進行性難聴あるいは突発性難聴として発症する
　　・頑固な耳鳴
　　・めまいはほとんどなく，急に振り向いたときにふらっとする程度
　　・腫瘍が増大すると温度眼振反応無反応
　　・聴性脳幹反応はⅠ〜Ⅴ波間潜時炎症から無反応まで様々
　　・小脳橋角部まで進展すると注視眼振検査で Bruns-Cushing 眼振（健側小頻打性眼振，患側大打性眼振）
　⑨外リンパ瘻
　　・鼓室内圧あるいは頭蓋内圧が上がるようなエピソードがある（力む，咳き込む，鼻をかむなど）
　　・難聴，耳鳴，耳閉感，めまい，平衡障害を起こす
　　・前庭窓，蝸牛窓のいずれかあるいは両窓の破綻で外リンパ（髄液）が鼓室内に流出する
B．中枢性めまい疾患
　①脳幹部血管障害（出血・梗塞）
　②小脳橋角部腫瘍
　③小脳血管障害（出血・梗塞）
　④小脳腫瘍
　⑤脊髄小脳変性症

＊めまいは内耳障害，あるいは脳幹・小脳障害（中枢性）で起こり，内耳障害によるめまいが 80％以上を占める。めまいの性状のみから内耳性か中枢性かを鑑別することは難しい。
＊中枢性めまいでは発作性のめまいは少なく，持続性のめまいのことが多く，脳神経症状や神経症状を伴う。
＊内耳性めまいは回転性めまいを訴えることが比較的多いが，非回転性めまいを訴えることもあり注意が必要である。中枢性は非回転性のめまいのことが多いが，中枢の血管性めまいでは，発症時に発作性の回転性めまいを訴えることもある。ただし，CBT および医師国家試験レベルでは「回転性めまい＝内耳性」と考えてよいかもしれない。

内耳性めまいの診断は，蝸牛症状の随伴の有無で決めるとよい。難聴，耳鳴，耳閉塞感がめまいに随伴するなら，Ménière（メニエール）病，突発性難聴を考える。蝸牛症状の随伴がなければ，前庭神経炎，良性発作性頭位めまい症を考える。めまいに随伴しない難聴は考慮する必要はない。
　進行性難聴と頑固な耳鳴を伴う軽度のめまいは聴神経腫瘍を考える。
　脳神経症状，神経症状，失調があれば中枢性めまいを考える。眼振検査からは，定方向性眼振であれば内耳性を考える。ただし，良性発作性頭位めまい症では，眼振方向が変わることが特徴であるが，眼振出現時にめまいを伴う。注視眼振検査で注視方向性眼振があれば中枢性を考える。また，頭位眼振検査，頭位変換眼振検査で垂直性眼振があれば中枢性を考える。

5 医療面接のポイント

- 医療面接では，現病歴として，めまいが，①何をしていたときに，②どのようなめまいが，③どのくらいの時間続き，④その後どのようにして，⑤どのようになったか，⑥その後は繰り返しているのか，⑦今はどうか，⑧そのとき他の随伴症状はあるか，を順番に聞く。
- 既往歴については，①めまいは今回が初めてか，②何度目のめまいか，③初めのころのめまいと最近のめまいは同じか，④違うならばどのように違うのか，⑤全身・頭部打撲などの既往，⑥中耳炎の既往，⑦高血圧，糖尿病，脂質異常症の既往，⑧運動はしているか，⑨乗り物酔いをしやすいか，⑩現在薬を飲んでいるか，を聞く。

6 身体診察のポイント

- 耳鏡所見で，鼓膜の状態と鼓膜穿孔の有無を確認する。鼓膜穿孔と耳漏があるなら慢性中耳炎を考え，めまいがあるなら内耳波及を考える。上鼓室（弛緩部）の内陥と白色塊あるいは肉芽，悪臭のある耳漏，出血性耳漏があるなら真珠腫性中耳炎，外耳道の圧迫でめまいが起こるのであれば瘻孔症状。
- 耳痛があり，鼓膜が発赤膨隆し難聴とめまいを訴えているなら，急性中耳炎の内耳波及を考える。耳痛，耳介のヘルペス疹があり，末梢性顔面神経麻痺とめまいを訴えているなら Ramsay Hunt（ラムゼイハント）症候群を考える。
- 鼓膜所見のないめまいであれば，Ménière 病，前庭神経炎，良性発作性頭位めまい症，中枢性めまいを考える。

7 検査のポイント

（1）聴覚検査
　1）正常聴力であれば，前庭神経炎，良性発作性頭位めまい症，中枢性めまいを疑う。
　2）伝音難聴であれば，慢性中耳炎，真珠腫性中耳炎を疑う。
　3）感音難聴であれば，Ménière 病，突発性難聴，聴神経腫瘍を疑う。
　　a．補充現象陽性：Ménière 病，突発性難聴
　　b．後迷路性難聴：聴神経腫瘍

（2）眼振検査

  1）注視眼振検査

    a．定方向性水平性あるいは水平回旋混合性眼振であれば内耳性めまいを疑う。

    b．注視方向性眼振であれば中枢性めまいを疑う。

    c．Bruns-Cushing（ブルンス・クッシング）眼振は，小脳橋核部腫瘍で出現。

  2）頭位・頭位変換眼振検査

    a．水平性，水平回旋混合性眼振であれば内耳性めまいを疑う。

    b．垂直性であれば中枢性めまいを疑う。

    c．検査時に，眼振とめまいが誘発されるなら，良性発作性頭位めまい症である。

（3）電気眼振計記録（ENG）

  1）視運動性眼振（OKN）の失調は，小脳性，脳幹性を考える。

  2）指標追跡検査（ETT）の失調も小脳性，脳幹性を考える。

（4）誘発眼振検査（温度眼振検査）

  一側の高度機能低下あるいは廃絶は，前庭神経炎，聴神経腫瘍を疑う。

（5）画像検査

  1）CT：側頭骨 CT で上鼓室から乳突蜂巣へかけて骨破壊があれば，真珠腫性中耳炎を考える。

  2）MRI：聴神経腫瘍，脳腫瘍，梗塞の診断に有用。変性疾患では所見が出にくい。

CaseStudy

問題 21-1　　　　　　　　　　　　　　　　　　　　　　　　　　　　　　　　E-50

医療面接

45歳の女性。1週前から毎朝起きる時に回転性めまいがあり，頭を動かすとふらふらして嘔気，悪心が強く来院した。

重要でない質問はどれか。

A　めまいの持続時間はどのくらいですか。
B　寝る時にめまいは起こりますか。
C　めまいの前後で聞こえは変化しますか。
D　めまい発作時に心臓がドキドキしますか。
E　手足のしびれ，ろれつが回らないなどがありますか。

※問題 21-1〜3 の解説は問題 21-4「選択肢考察」にまとめて掲載。

正解　D

問題 21-2　　　　　　　　　　　　　　　　　　　　　　　　　　　　　　　　E-50

身体診察

45歳の女性。1週前から毎朝起きる時に回転性めまいがあり，頭を動かすとふらふらして嘔気，悪心が強く来院した。寝て枕に頭がつくと，また寝返りをするとめまいが起こる。洗濯物を干すために上を向いたときや，靴をはこうとして下を向いたときにもめまいが起こる。めまいは軽いときには数秒で，ひどいときでも2〜3分で治まる。手足のしびれはなかった。

みられる可能性が高いのはどれか。

A　鼓膜穿孔
B　反回神経麻痺
C　軟口蓋麻痺
D　直立不能
E　耳鼻科診察で異常所見なし

正解　E

問題 21-3　　　　　　　　　　　　　　　　　　　　　　　　　　　　　　　　E-50

検査

45歳の女性。1週前から毎朝起きる時に回転性めまいがあり，頭を動かすとふらふらして嘔気，悪心が強く来院した。寝て枕に頭がつくと，また寝返りをするとめまいが起こる。洗濯物を干すために上を向いたときや，靴をはこうとして下を向いたときにもめまいが起こる。めまいは軽いときには数秒で，ひどいときでも2〜3分で治まる。手足のしびれはなかった。耳鼻咽喉科的検査にて異常所見は認められなかった。

確定診断のために最も有用な検査はどれか。

A　純音聴力検査
B　注視眼振検査
C　頭位眼振検査
D　視運動性眼振検査
E　温度眼振検査

正解　C

問題 21-4　　　　　　　　　　　　　　　　　　　　　　　　　　　　　　E-49

病態生理

　45歳の女性。1週前から毎朝起きる時に回転性めまいがあり，頭を動かすとふらふらして嘔気，悪心が強く来院した。寝て枕に頭がつくと，また寝返りをするとめまいが起こる。洗濯物を干すために上を向いたときや，靴をはこうとして下を向いたときにもめまいが起こる。めまいは軽いときには数秒で，ひどいときでも2〜3分で治まる。手足のしびれはなかった。耳鼻咽喉科的検査にて異常所見は認められなかった。頭位眼振検査でめまい感を伴う回旋成分の強い眼振を認めた。頭位変換眼振検査では坐位と懸垂頭位で眼振方向が逆転した。

　この症例の障害部位はどれか。

A　三半規管　　B　耳石器
C　蝸牛　　　　D　脳幹網様体
E　小脳虫部

選択肢考察

　頭位変換時に誘発される回転性めまいで，数秒から3分以内で治まるとあり，良性発作性頭位めまい症を考える。良性発作性頭位めまい症は内耳性のめまいであり，脳神経症状は生じず，頻拍はきたさない。原因は不明のことが多いが，慢性中耳炎，頭部外傷，ストレプトマイシンの使用などが原因となることがある（本例では原因を思わせる既往や症状はみられない）。耳鼻科的な診察では耳，鼻，咽頭，喉頭には所見を認めることはない。また，脳神経症状や四肢平衡機能検査にて異常を認めない。眼振検査のうち，頭位眼振検査では右頭位，左頭位で潜伏減衰があり，めまい感を伴う回旋成分の強い眼振が誘発される。また，頭位変換眼振検査では坐位と懸垂頭位で方向の変わる回旋成分の強い眼振が誘発され，眼振は潜伏減衰があり，めまい感を伴う。病態的には，耳石器障害と考えられている。

正解　B

問題 21-5　　　　　　　　　　　　　　　　　　　　　　　　　　　　　　E-50

医療面接

　40歳の女性。数年前に健診で右耳の聞こえが悪いこと指摘されたが，子どもの受験があり放置していた。今回，内科を受診したついでに耳鼻科を受診した。

　重要でない質問はどれか。

A　耳の聞こえは変化していますか。
B　耳鳴りはありますか。
C　めまいはありますか。
D　日常生活で会話に支障がありますか。
E　筆談の必要がありますか。

※問題21-5〜7の解説は問題21-8「選択肢考察」にまとめて掲載。

正解　E

問題 21-6　　　　　　　　　　　　　　　　　　　　　　　　　　　　　E-50

身体診察

40歳の女性。数年前に健診で右耳の聞こえが悪いこと指摘されたが，子どもの受験があり放置していた。今回，内科を受診したついでに耳鼻科を受診した。聞こえは徐々に悪くなっていて，耳鳴もあり右耳だけでは話しかけられても分からない。また，急に角を曲がったり，振り向いた時にふらっとする。鼓膜は正常であった。純音聴力検査を施行した。

みられる可能性が高いのはどれか。

A　伝音難聴　　　B　混合難聴
C　感音難聴　　　D　低音障害型感音難聴
E　C^5-dip

● 正解　C

問題 21-7　　　　　　　　　　　　　　　　　　　　　　　　　　　　　E-50

検　査

40歳の女性。数年前に健診で右耳の聞こえが悪いこと指摘されたが，子どもの受験があり放置していた。今回，内科を受診したついでに耳鼻科を受診した。聞こえは徐々に悪くなっていて，耳鳴もあり右耳だけでは話しかけられても分からない。また，急に角を曲がったり，振り向いた時にふらっとする。鼓膜は正常であった。純音聴力検査で 60 dB の感音難聴を認め，自記オージオメトリーで右耳は Jerger Ⅲ型を示した。

診断のために有用でない検査はどれか

A　アブミ骨筋反射　　　B　温度眼振検査
C　聴性脳幹反応　　　　D　ティンパノメトリー
E　頭部 MRI

● 正解　D

問題 21-8　　　　　　　　　　　　　　　　　　　　　　　　　　　　　　　　　　　　　　　E-49

病態生理

　40歳の女性。数年前に健診で右耳の聞こえが悪いこと指摘されたが，子どもの受験があり放置していた。今回，内科を受診したついでに耳鼻科を受診した。聞こえは徐々に悪くなっていて，耳鳴もあり右耳だけでは話しかけられても分からない。また，急に角を曲がったり，振り向いた時にふらっとする。鼓膜は正常であった。純音聴力検査で 60 dB の感音難聴を認め，自記オージオメトリーで右耳は Jerger Ⅲ型を示した。アブミ骨筋反射の reflex decay は陽性であった。聴性脳幹反応で右Ⅰ～Ⅴ波間潜時は延長していた。温度眼振反応で左右差は認められなかった。頭部 MRI 所見を示す。

　この症例の障害部位はどれか。

A　三半規管
B　コルチ器
C　蝸牛神経
D　上前庭神経
E　下前庭神経

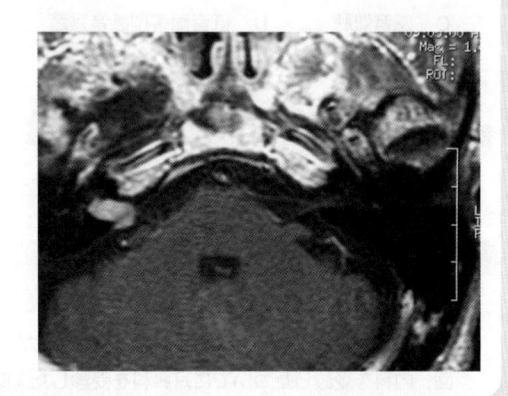

● 選択肢考察

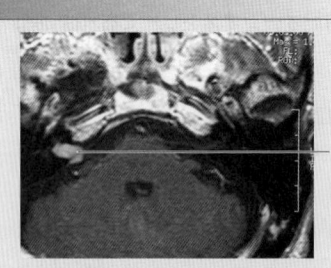

聴神経腫瘍

　進行性の感音難聴で，頑固な耳鳴が出現し，めまい発作はないが急激な体位変化でふらっとした感覚があり，平衡機能が徐々に障害されてきており聴神経腫瘍を考える。受診動機から考えると，筆談が必要なほどの状態ではないであろう。聴覚障害は感音難聴で後迷路性難聴。一過性閾値の上昇がみられ，自記オージオメトリーでは Jerger Ⅲ型を示す。このため，アブミ骨筋の reflex decay は 10 秒間音を聴取している間に疲労現象が出現し，アブミ骨筋反射でみられる筋収縮が 50% 以下に低下する。ティンパノメトリーは鼓膜のコンプライアンスをみる検査であり，聴神経腫瘍とは関連しない。画像診断では MRI が有用である。聴神経腫瘍は下前庭神経由来が多く，このため温度眼振反応は必ずしも廃絶とはならず，正常や低下のことも多い。

● 正解　E

CHAPTER 22 頭痛

1 頭痛とは

脳頭蓋部に感じる痛みを意味する。顔面頭蓋部の疼痛は顔面痛として区別される。

2 病態生理

脳は痛みを全く感じないが，脳を頭蓋に繋ぎ留めている動脈，静脈，脳神経は痛みに敏感である。例えば髄液量減少により脳が沈下したり，占拠性病変により疼痛感受性組織が牽引・偏位・圧迫されるとき，あるいは髄膜炎やくも膜下出血などにより痛覚が敏感になったときに頭痛を生じる。前者の機序を牽引性頭痛（traction headache），後者を炎症性頭痛（inflammatory headache）と呼ぶ。その他にも頭痛の原因となるメカニズムは存在する。

痛覚は，テント上は三叉神経，テント下は舌咽・迷走神経と第1～3頸神経の支配を受ける。基本的にテント上の痛覚刺激は，耳を通る垂線の前方に，テント下のそれは垂線の後方に頭痛が起こる。いずれの病変であっても頭部全体に頭痛を感じるのは，三叉神経系と上位頸神経系が延髄脊髄移行部で複合体を形成するためである。

3 頭痛の見方，考え方

頭痛診療は頭痛分類を知ることから始まる。国際頭痛学会は，2004年に国際頭痛分類第2版（ICHD-II）を発表した。第1部：一次性頭痛（機能性頭痛），第2部：二次性頭痛（症候性頭痛），第3部：神経痛・顔面痛から構成される頭痛を14項目に分類している（表22-1）。この多岐にわたる頭痛の診断には，慎重な問診と順序立てた診察，検査が必要である。

まず，頭痛診療で大切なことは，生命に直結する頭痛を鑑別することである。それには，頭痛を経過から，①単発性急性頭痛と②反復性慢性頭痛に分けて考えると分かりやすい。例外はあるが，①単発性急性頭痛はくも膜下出血や脳腫瘍のように器質的に異常が生じて起こる二次性頭痛が，②反復性慢性頭痛は片頭痛や緊張型頭痛のような一次性頭痛が対応する。①単発性急性頭痛は，a. 突発性頭痛（雷鳴頭痛）と，過去3か月未満に悪化してくるb. 進行性頭痛に大別される。

一次性頭痛は，原則的には問診と血圧測定を含む一般診察・神経学的診察で診断可能である。二次性頭痛を除外するために採血，尿検査，神経画像検査を行う。注意点としては，鑑別疾患として頭蓋内疾患のみを考えてしまわないこと。表22-1で触れる内科，眼科，耳鼻咽喉科等の疾患も念頭に置いて診察に当たる。

4 確定診断までのプロセス

頭痛の鑑別診断は，まず問診が重要な役割を果たす。問診の内容は，①患者背景：性別，年齢，家族歴，既往歴（外傷歴），治療（内服）歴，②時間的プロフィール：発症時期，頻度，持続時間，発症様

表 22-1　頭痛の鑑別診断の対象疾患

A．一次性頭痛（機能性頭痛）
　①片頭痛
　②緊張型頭痛
　③群発頭痛（自律神経性頭痛）
　④その他
B．二次性頭痛（症候性頭痛）
　①頭頸部外傷による頭痛
　　・急性外傷後頭痛
　　・慢性外傷後頭痛
　　・外傷性頭蓋内血腫（急性硬膜外血腫，急性硬膜下血腫，慢性硬膜下血腫，脳内出血，脳挫傷）
　　・その他（頭蓋骨骨折など）
　②頭頸部血管障害による頭痛
　　・脳梗塞，一過性脳虚血発作
　　・脳出血，くも膜下出血
　　・脳血管奇形（脳動静脈奇形など）
　　・動脈炎（側頭動脈炎）
　　・解離性脳動脈瘤
　　・脳静脈血栓症
　　・その他
　③非血管性頭蓋内疾患による頭痛
　　・脳腫瘍
　　・低髄液圧症候群
　　・その他
　④薬剤乱用性頭痛
　⑤感染症による頭痛
　　・髄膜炎
　　・脳　炎
　　・全身性感染症による頭痛（感冒）
　　・その他
　⑥ホメオスターシスの障害による頭痛
　　・代謝性頭痛（低酸素血症，高炭酸ガス血症など）
　　・高血圧性頭痛（高血圧性脳症）
　　・中毒性頭痛
　　・その他
　⑦顔面・頭蓋の構成組織の障害による頭痛
　　・頭蓋骨疾患（頭蓋骨腫瘍，その他）
　　・頸部疾患（頸椎症，その他）
　　・眼疾患（急性緑内障，その他）
　　・耳鼻咽喉疾患（副鼻腔炎，その他）
　　・歯，顎疾患
　⑧精神疾患による頭痛（心因性頭痛）
C．頭部神経痛・中枢性顔面痛
　①頭部神経痛および中枢性顔面痛
　　・三叉神経痛
　　・舌咽神経痛
　　・後頭神経痛
　　・その他
　②その他

＊上記の疾患分類は，国際頭痛分類第2版（2004）に準じて作成した．鑑別診断で押さえておくべき疾患にアンダーラインを引いた．

式，好発時間，③頭痛の特徴：頭痛の場所，性状，強さ，支障度，随伴症状，④修飾因子：誘因，増悪因子，軽快因子，が挙げられる．

次に診察を行う．①バイタルサイン，②一般身体・神経学的所見（項部硬直の有無，眼底検査も含む）．この段階で，一次性頭痛は基本的に診断可能である．

問診，診察で二次性頭痛を疑った場合や二次性頭痛を除外しておきたい場合は血液生化学・尿検査や神経画像検査（CT/MRI）を行う．

そして最終的に髄膜炎，くも膜下出血（画像上陰性だが問診，診察で強く疑う場合）の疑いがある場合に腰椎穿刺（頭蓋内圧亢進症状が著明な場合，禁忌であることはいうまでもない）を行う．頭部CTで異常所見がある場合には必要に応じて造影撮影，血管撮影などの追加を検討する．

以上のプロセスで診断を行うが，二次性頭痛の原因は多岐にわたる．頭蓋内疾患に限らず眼科，耳鼻咽喉科的疾患を疑う場合や，パニック発作，不安神経症などの精神科疾患を疑う場合には，その専門医との連携が重要になる（図22-1）．

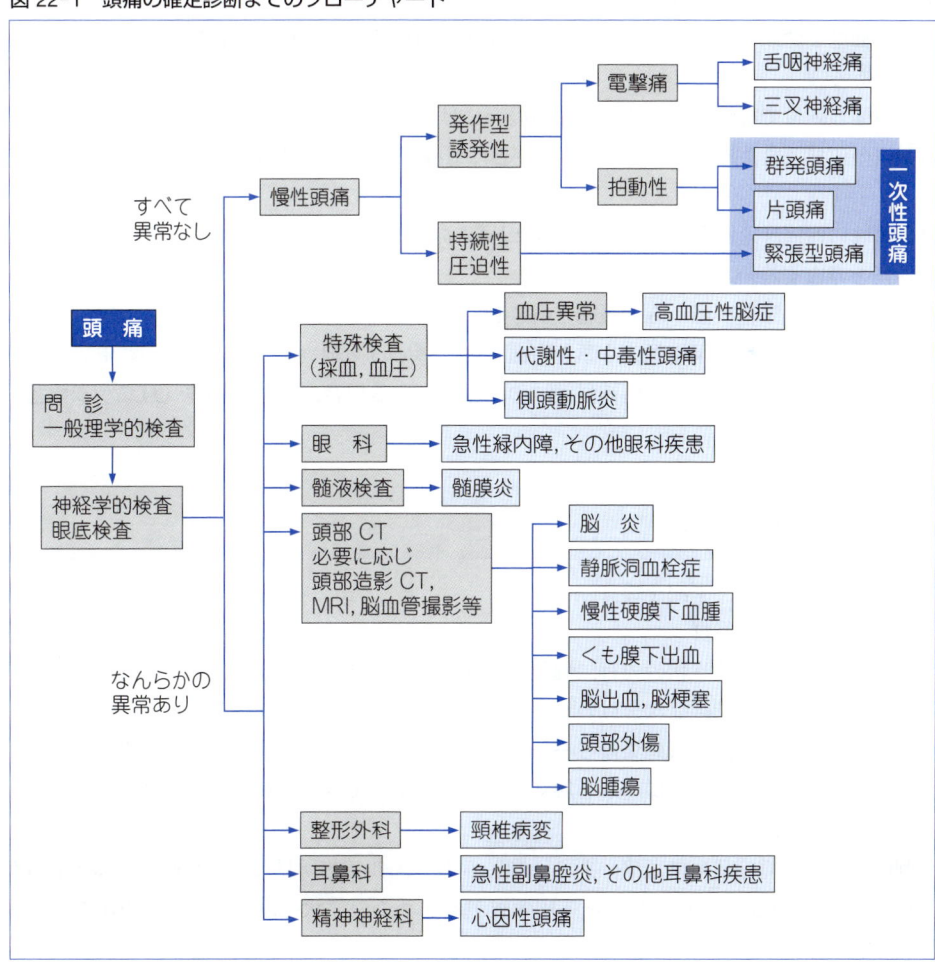

図22-1 頭痛の確定診断までのフローチャート

5　医療面接のポイント

- 反復性慢性頭痛（6 か月以上同様のパターン）は，一次性頭痛を疑う。
  一次性頭痛診断のポイントとなる特徴を記載する。
  ①片頭痛：発作性，拍動性，一定部位の頭痛，前兆あり（閃輝暗点），若年女性，家族歴
  ②緊張型頭痛：持続性，頭重感，絞扼感，両側性，筋緊張，精神的緊張，肩凝り
  ③群発頭痛：激痛，片側性，飲酒で誘発，30 分～2 時間以内の発作，鼻汁，流涙
- 二次性頭痛には，①突発性頭痛（雷鳴頭痛）と②進行性頭痛がある。
  ①雷鳴頭痛：突然の発症で「最初にして最悪の頭痛」あるいは「いつもと違う頭痛」が特徴である。この訴えを聞いたらまず，くも膜下出血を疑わなければならない。その他，脳血管障害全般（脳出血，脳梗塞など）を疑う。必ず頭部 CT を施行し頭蓋内所見をチェックする。
  ②進行性頭痛：「週あるいは月単位で進行している頭痛」が特徴である。頭蓋内圧亢進症状の有無を確認する。神経症状，精神症状の有無を確認する。頭蓋内占拠性病変（脳腫瘍など）の確認のため，頭部 CT/MRI を施行する。
- 頭部外傷の既往歴：急性頭部外傷の頭痛は当然だが，3 週～1, 2 か月前の頭部外傷歴がある場合は慢性硬膜下血腫を念頭に置く。緩徐に進行する頭痛，頭重感，あるいは精神症状，片麻痺などの巣症状が特徴である。
- 立位で増強し臥位で軽快，消失する頭痛の場合には低髄液圧症候群を疑う。
- 眼科領域の頭痛（急性緑内障など）：視力，視野，眼痛の訴えがある場合には眼科医での診察を考慮する。
- 耳鼻科領域の頭痛（急性副鼻腔炎，中耳炎など）：鼻閉感，鼻汁，耳閉感などを訴える場合には耳鼻科での診察を考慮する。
- 頸椎疾患の有無：頸椎疾患からも頭痛を引き起こす。
- 内服薬の確認：鎮痛剤乱用性頭痛や頭蓋内血管に影響する薬剤（テオフィリン，ニトログリセリンなど）による副作用も考慮する。精神科領域の内服薬がある場合，心因性頭痛（パニック障害，不安神経症）も考慮する。

6　身体診察のポイント

- 発熱を伴っている場合，下記を疑う。
  ①感冒性頭痛：かぜ症候群
  ②髄膜炎：感冒様の感染症状の先行，髄膜刺激症状（項部硬直），意識障害などの頭蓋内圧亢進症状
  ③脳　炎：上記に加え精神症状，けいれん，片麻痺などの巣症状
  ④全身感染症：既往歴，先行感染など→必要に応じた検査を行う（採血，エックス線など）
- 側頭動脈炎：側頭動脈に結節様隆起を触知，視診でも確認できる。特徴は高齢者，激しい拍動性，血沈亢進，CRP 増加
- 髄膜刺激症状：自覚症状には頭痛，悪心，嘔吐があり，他覚的所見には項部硬直，Kernig（ケルニッヒ）徴候，Brudzinski（ブルジンスキー）徴候がある。この症状をみたらくも膜下出血，髄膜炎などの鑑別を要する。

- 神経学的異常所見をみたら頭蓋内病変を疑い，神経画像検査を行う．
- 頭蓋内亢進症状（意識障害，嘔吐，うっ血乳頭）を認める場合も頭蓋内病変を疑い，神経画像検査を行う．
- 頭部神経痛，中枢性顔面痛（三叉神経痛，舌咽神経痛，後頭神経痛）：電撃性，疼痛部位，誘発点などから鑑別する．

7　検査のポイント

- 二次性頭痛の鑑別，否定のための検査は必要不可欠である．
- 40歳以降に初発した頭痛の場合には，頭蓋内器質的疾患を否定するために神経画像検査を考慮するべき．
- くも膜下出血は症状が軽微な場合もあるため，雷鳴頭痛を訴える患者に対しては一度は本症を疑って神経画像検査を考慮するべき．
- 頸性頭痛の診断のために，頸椎エックス線検査を行う．
- 60歳以降の側頭部痛は側頭動脈炎を疑い，CRPもしくは赤沈検査を行う．
- 髄膜炎が疑われれば髄液検査（腰椎穿刺）を行う．
- 急性閉塞隅角緑内障は片頭痛発作に類似するので，眼科所見（眼圧など）に常に注目する．
- くも膜下出血の画像診断：急性期は頭部CTが有用だが出血が軽微な場合，所見がはっきりしない．その場合は，頭蓋内圧症状が強くなければ腰椎穿刺での確認が望ましい．時間が経過した場合はMRIのFLAIR画像が有用である．1か月以上経過した場合はMRAや3D-CT（動脈瘤の確認）を施行する．
- 採血（血算，生化学，動脈血ガス等）：代謝性・中毒性頭痛の鑑別に有用である．

CaseStudy

問題 22-1　　　　　　　　　　　　　　　　　　　　　　　　　　　　　　　　E-52

医療面接

21歳の女性。片側性の拍動性頭痛を訴え受診した。以前にも同様な症状があった。高血圧，発熱はない。
重要でない質問はどれか。

- A　家族に同様の症状の人はいますか。
- B　鼻の症状はありますか。
- C　頭痛前に眼の症状は出ましたか。
- D　頭痛はいつ起きやすいですか。
- E　頭痛はどのくらい持続しますか。

選択肢考察

- ○A，○C，○D，○E　片頭痛は若年〜壮年にかけての女性に多く，40％以上に家族歴がある。片側の拍動性頭痛で前駆症状として閃輝暗点が有名である。発作型で朝型に多く，数時間続く。随伴症状もあり，嘔吐，悪心，めまい，羞明を認める。一次性頭痛は問診である程度鑑別がつく。
- ×B　副鼻腔炎も慢性頭痛の原因となるが，頭痛の質が異なる（頭重感，前頭部中心）。また，鼻閉感は群発頭痛の随伴症状でもある。

正解　B

問題 22-2　　　　　　　　　　　　　　　　　　　　　　　　　　　　　　　　E-52

医療面接

71歳の男性。1週間前から頭重感，頭痛を自覚し，歩行障害が出現したため車椅子で来院した。
重要でない質問はどれか。

- A　今日は何月何日何曜日ですか。
- B　内服している薬はありますか。
- C　痛みを誘発させるものはありますか。
- D　頭をぶつけたことはありませんか。
- E　吐き気はありますか。

選択肢考察

頭蓋内占拠性病変疑い（脳腫瘍，慢性硬膜下血腫など）。年齢と問診上，二次性頭痛を考える。神経症状も出現している。

- ○A　意識障害があるか確認することは必須事項。見当識障害の有無を調べる質問である。
- ○B　年齢的に既往歴を知ることは重要。慢性硬膜下血腫の場合，抗血小板薬の内服との関連性がある。
- ×C　一次性頭痛ほど誘発因子は関係しない。
- ○D　慢性硬膜下血腫を念頭に置き，頭部外傷歴を聴取する。
- ○E　頭蓋内圧亢進症状には頭痛，嘔吐，嘔気，意識障害がある。

正解　C

問題 22-3　身体診察　E-52

67歳の男性。2週前から感冒症状があり，3日前から発熱と頭痛が増強したため来院した。
まず行うべき診察手技はどれか。

A　Barré（バレー）徴候の有無
B　項部硬直の有無
C　指鼻試験
D　深部腱反射の左右差
E　瞳孔の左右差

● 選択肢考察 ●

髄膜炎を疑う。まず行うことは，髄膜刺激症状の確認である。髄膜炎の可能性が高ければ髄液検査で確定診断を行う。

×A　錐体路症状のチェックである。
○B　髄膜刺激症状の他覚的所見としては，①項部硬直，②Kernig徴候，③Brudzinski徴候がある。
×C　小脳症状（四肢失調）のチェックである。
×D　錐体路症状のチェックである。
×E　動眼神経（脳幹症状）のチェックである。

● 正解　B

問題 22-4　検査　E-52

42歳の女性。従来慢性頭痛を患っているが，1時間前にこれまでにない激痛を自覚し嘔吐したため救急搬送された。
まず行うべき検査はどれか。

A　腰椎穿刺
B　頭部 MRI
C　頭部 CT
D　心電図
E　動脈血ガス分析

● 選択肢考察 ●

×A，×B，○C，×D，×E
一次性頭痛を既往にもつ患者に起きた雷鳴頭痛である。いつもと違う頭痛という key word は大事で，40歳を超えている場合には特に頭蓋内病変を疑う。緊急性が高く，頭部 CT でまずチェックしておくべきである。

● 正解　C

問題 22-5　　　　　　　　　　　　　　　　　　　　　　　　　　　　　　　E-51

検　査

脳腫瘍における早朝頭痛に最も関与する血清生化学所見はどれか。

A　血中酸素濃度　　　　B　ヘモグロビン値
C　血中ナトリウム値　　D　血中二酸化炭素濃度
E　クレアチニン値

◉◉　選択肢考察　◉◉
×A，×B，×C，○D，×E

頭蓋内占拠性病変では頭蓋内圧亢進症状として頭痛を呈するが，脳圧を上げる血中物質としては二酸化炭素の影響力が強い。血中二酸化炭素濃度が増すと脳血流が増すことで脳圧は上昇する。睡眠中は覚醒時に比べ低換気となり，明け方，血中二酸化炭素濃度は増大するため，もともと脳圧が高いところにさらに負荷がかかる。

◉◉　正解　D

問題 22-6　　　　　　　　　　　　　　　　　　　　　　　　　　　　　　　E-51

病態生理

頭痛として自覚する痛覚感受性組織はどれか。

A　内頸動脈　　B　脈絡叢
C　小　脳　　　D　大　脳
E　頭蓋骨

◉◉　選択肢考察　◉◉
○A，×B，×C，×D，×E

頭蓋内組織の有痛覚部位は硬膜動脈，静脈洞，硬膜の一部（頭蓋底部，小脳テント），軟膜，くも膜，脳動静脈であり，無痛覚組織は頭蓋骨（骨膜は除く），脳実質，脳室上衣層，脈絡叢である。

◉◉　正解　A

CHAPTER 23 運動麻痺・筋力低下

1 運動麻痺・筋力低下とは

筋の収縮力の低下ないし、その持久力の低下を指す。

2 病態生理

筋の収縮力・持久力の低下は、筋疾患のほとんどで必発の症状の一つである。全身疾患やヒステリーその他の精神障害の際の易疲労性と鑑別しなければならない。

筋の収縮・弛緩のメカニズムは以下の通りである。①運動神経を電気的衝撃が神経終板まで伝わり、②神経末端からアセチルコリンが遊離し、③アセチルコリン受容体へ結合、④終板部の筋形質膜に脱分極が生じ、⑤閾値を越えると活動電位を生じて筋線維形質膜へ伝播し、⑥横管系を介して電位変化は筋小胞体に達し、⑦筋小胞体は Ca^{2+} を遊離し、⑧Ca^{2+} はトロポニン分子と結合し、トロポニン・トロポミオシン系がアクチンに及ぼしている抑制をはずし、⑨アクチンはミオシンと相互作用を起こし、太・細 2 つのフィラメントはたがいに滑り込んで筋収縮を起こす、⑩刺激が去って筋線維形質膜が再分極すると、小胞体が Ca^{2+} を取り込み、トロポニンから Ca^{2+} を奪い、⑪Ca^{2+} を失ったトロポニンの抑制が復活し、フィラメントの滑り込みが止まり、元の位置に復し筋は弛緩する。

筋収縮のエネルギーは筋細胞内のグリコーゲンや細胞外からのグルコースや酸素などが取り込まれ、筋細胞質内の解糖系とミトコンドリアの酸化的リン酸化によって生じた ATP に蓄えられ、筋収縮時に使われる。

運動単位を構成する筋線維の数の減少、筋線維の大きさの減少、筋線維の収縮力の低下、筋線維の断裂、などが筋の収縮力の低下の原因である。

運動単位を構成する筋線維の数の減少は、筋原性疾患の筋炎、筋ジストロフィーなどで認められる。

筋線維の大きさ（直径）の減少は、神経原性疾患の筋萎縮性側索硬化症、廃用性筋萎縮などで認められる。

低カリウム血性周期性四肢麻痺では、細胞外のカリウム低値や甲状腺ホルモンの作用による、筋形質膜の Na-K ポンプの活性化とその活性の正常化の障害により、筋形質膜が脱分極する。そのため、筋の収縮・弛緩の上記機序の⑤が障害されて筋の収縮が起こらなくなる。また、筋を支配している動脈の閉塞によって筋への酸素やエネルギー源のグルコースなどの供給が止まると筋収縮は低下する。糖原病などではエネルギー源のグルコースの供給障害が起こる。内分泌障害性ミオパチーの甲状腺中毒性ミオパチー、甲状腺機能低下症に伴う筋障害など代謝の様相の変化でも筋線維の収縮力低下が認められる。すなわち、生理的・生化学的障害で筋線維の収縮力の低下が生じる。

筋線維の断裂は、肉離れなどの物理的障害で認められる。

3 運動麻痺・筋力低下の見方，考え方

診察で筋力低下を判定する場合に次の 6 段階に区別する（徒手筋力テスト）。

「5」は年齢，性，患者の日常生活での筋肉労働から判断して正常と考えられる筋力を表す。
「4」はある程度の抵抗を検者が加えてもそれに打ち勝つが正常よりは明らかに弱い筋力を表す。
「3」は検者の加える抵抗によって運動は起こし得ないが重力に打ち勝つ筋力を表す。
「2」は重力を除いた状態では運動効果がある筋力を表す。
「1」は運動効果はないが筋収縮は視診，触診で確認できる筋力を表す。
「0」は筋収縮が確認できない場合の筋力を表す。

筋ごとの差を表す場合に，「3^+」とか「3^-」のように＋－符号をつける。この場合 $3^+ > 3 > 3^-$ の順に筋力は弱くなる。上腕の挙上は体側からの角度で表すと便利である。すなわち水平まで挙上可能なら「90°」と表す。握力は握力計による計測が便利で，特に経過を追うのに有効である。握力の判定には利き手を考慮して，左右差が 5 kg 以上の際は再検する必要がある。

筋力低下の分布が片側の上下肢（と同側の脳神経麻痺）の場合，片麻痺と呼ぶ。片側の上下肢の筋力低下と反対側の脳神経麻痺の場合は交代性片麻痺と呼ぶ。一側の上肢の麻痺と他側の下肢麻痺は交差性片麻痺と呼ぶ。両下肢麻痺は対麻痺と呼ぶ。一側の上肢ないし下肢の麻痺を単麻痺と呼ぶ。一つの神経根，ないし末梢神経の支配している筋群の麻痺はそれぞれ単神経根麻痺，単神経麻痺と呼ぶ。一つの筋の麻痺はその筋の名を用いて○○筋麻痺と呼ぶ。

筋力が何回か筋収縮を繰り返すうちに明らかに低下する場合は，重症筋無力症を考える。眼瞼下垂や外眼筋麻痺，複視などの眼症状を示す患者では重症筋無力症の検査としてテンシロンテストが必要である。テンシロン静注により著明な症状改善が認められる場合は，重症筋無力症の可能性が大きい。一方，筋収縮を繰り返すうちに筋力が増強してくる場合は，Lambert-Eaton（ランバート・イートン）症候群を疑う。

4 確定診断までのプロセス（表23-1，図23-1）

(1) 病歴聴取

主訴，初発症状，発病時期，発病様式，経過，既往歴，家族歴を聞く。

経過は経過グラフを作成する。一過性経過は感染・免疫・中毒・血管障害性疾患，発作性経過は発作性疾患，進行性経過は変性・腫瘍性疾患を示唆する。

既往歴では，妊娠・分娩の状態，首のすわり，処女歩行の年齢，小学校のころの徒競走の成績や遠足の様子などについても聞く。

家族歴では，特に血族結婚の有無，同病の有無を確かめ，できるだけ多くの情報を記録する。必要に

表 23-1　運動麻痺・筋力低下の鑑別診断の対象疾患

脳疾患	脳血管障害，脳腫瘍，多発性硬化症
脊髄疾患	脊髄血管障害，脊髄腫瘍，多発性硬化症，脊髄空洞症
神経根疾患	椎間板ヘルニア
末梢神経疾患	各種ニューロパチー
神経筋接合部障害	重症筋無力症，Lambert-Eaton 症候群
筋疾患	筋ジストロフィー，筋炎，筋外傷，周期性四肢麻痺

応じて家系図の作成を行う．家族歴に有意な所見がある場合は，遺伝・感染性疾患を示唆する．

システムレビュー（臓器別の症状・症候）を聴取し，基礎疾患・悪性腫瘍などの見落としのないようにする．

(2) 診 察

筋力低下のある筋分布と一致して**筋萎縮**がみられる場合は，**筋疾患や下位運動ニューロン疾患**である可能性が高い．**筋萎縮を伴わない場合は**，病初期あるいは**上位運動ニューロン疾患**を示唆する．深部腱

図 23-1　運動麻痺・筋力低下の確定診断までのフローチャート

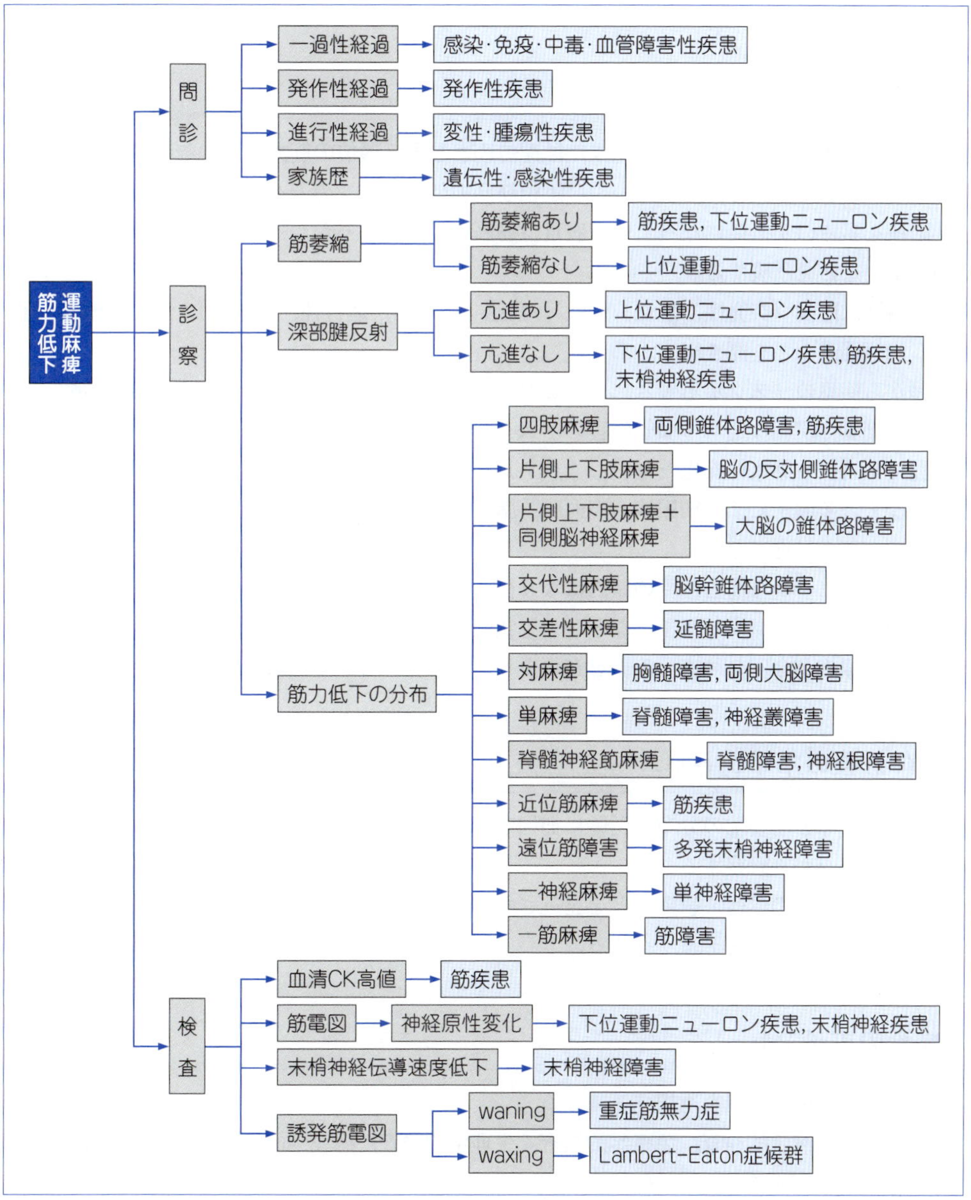

```
                          ┌─ 一過性経過 ──── 感染・免疫・中毒・血管障害性疾患
                          ├─ 発作性経過 ──── 発作性疾患
                 ┌─ 問診 ─┤
                 │        ├─ 進行性経過 ──── 変性・腫瘍性疾患
                 │        └─ 家族歴 ──────── 遺伝性・感染性疾患
                 │
                 │                   ┌─ 筋萎縮あり ── 筋疾患，下位運動ニューロン疾患
                 │        ┌─ 筋萎縮 ─┤
                 │        │         └─ 筋萎縮なし ── 上位運動ニューロン疾患
                 │        │
                 │        │           ┌─ 亢進あり ── 上位運動ニューロン疾患
                 │        ├─ 深部腱反射┤
                 │        │           └─ 亢進なし ── 下位運動ニューロン疾患，筋疾患，
                 │        │                          末梢神経疾患
                 │        │
                 │        │             ┌─ 四肢麻痺 ──────── 両側錐体路障害，筋疾患
                 │        │             ├─ 片側上下肢麻痺 ── 脳の反対側錐体路障害
 運動麻痺 ───────┤─ 診察 ─┤             ├─ 片側上下肢麻痺＋
 筋力低下        │        │             │  同側脳神経麻痺 ── 大脳の錐体路障害
                 │        │             ├─ 交代性麻痺 ────── 脳幹錐体路障害
                 │        │             ├─ 交差性麻痺 ────── 延髄障害
                 │        └─ 筋力低下の分布┤─ 対麻痺 ──────── 胸髄障害，両側大脳障害
                 │                      ├─ 単麻痺 ────────── 脊髄障害，神経叢障害
                 │                      ├─ 脊髄神経節麻痺 ── 脊髄障害，神経根障害
                 │                      ├─ 近位筋麻痺 ────── 筋疾患
                 │                      ├─ 遠位筋障害 ────── 多発末梢神経障害
                 │                      ├─ 一神経麻痺 ────── 単神経障害
                 │                      └─ 一筋麻痺 ──────── 筋障害
                 │
                 │        ┌─ 血清CK高値 ─────── 筋疾患
                 │        ├─ 筋電図 ── 神経原性変化 ── 下位運動ニューロン疾患，末梢神経疾患
                 └─ 検査 ─┤─ 末梢神経伝導速度低下 ── 末梢神経障害
                          │                 ┌─ waning ── 重症筋無力症
                          └─ 誘発筋電図 ────┤
                                            └─ waxing ── Lambert-Eaton症候群
```

反射の亢進は上位運動ニューロン疾患を，低下・消失は下位運動ニューロン疾患や筋疾患を示唆する。
　筋力低下の分布からは，四肢麻痺は両側錐体路障害や筋疾患，片麻痺は一側錐体路障害，交代性片麻痺は脳幹の一側錐体路障害，交差性片麻痺は延髄の錐体路障害，対麻痺は脊髄障害や両側大脳障害，単麻痺は脊髄障害や神経叢障害，神経髄節麻痺は脊髄障害や神経根障害，近位筋麻痺は筋疾患，遠位筋障害は多発末梢神経障害，一神経麻痺は末梢神経障害，一筋麻痺は筋障害をそれぞれ示唆する。

(3) 検　査

　血清 CK 高値は筋疾患，針筋電図で神経原性所見は下位運動ニューロン疾患や末梢神経疾患，末梢神経伝導速度低下は末梢神経障害，誘発筋電図で waning は重症筋無力症，waxing は Lambert-Eaton 症候群を示唆する。

5　医療面接のポイント

- 筋力低下の症状の訴えから，近位筋または遠位筋どちらに優位の筋力低下かを判別する。例えば，櫛で髪をとかすことが大変になった→上肢近位筋筋力低下，ビンの蓋を開けにくい→上肢遠位筋筋力低下，階段を昇るのが大変になった→下肢近位筋筋力低下，引っかかってつまずきやすい→下肢遠位筋筋力低下，などを示唆する。
- 発症の時期，形式（突発性，急性，慢性），経過（一過性，進行性，発作性），誘因，軽減因子，検査所見，治療経過などを聞き出す。
- 既往歴から疾患のリスクが示唆されることが多い。例えば，高血圧，糖尿病，脂質異常症，高尿酸血症，心房細動，喫煙などから血管障害のリスクが示唆される。
- 家族歴では遺伝や感染性疾患だけでなく，アレルギー体質などについても聞く。単一の遺伝子による遺伝でなく，多因子による糖尿病，高血圧，脂質異常症，高尿酸血症，脳血管障害，各種の癌などの家系内の有無を見逃さない。
- システムレビューから筋力低下の原因になり得る疾患を見逃さない。例えば，発汗過多になった，食欲は旺盛だが体重が減少してきたなどから甲状腺機能亢進症が示唆される。
- 患者本人や家族が今回の障害・疾患をどのように考えているか，枠組みを聞き出す。

6　身体診察のポイント

- 筋力低下の分布と筋萎縮の分布を正確に把握する。左右差，近位遠位差，深部腱反射，病的反射など診断を鑑別しながら診察する。
- 線維束性攣縮，舌の線維性攣縮などを見逃さない。
- 原因疾患の所見の有無をチェックする。

7　検査のポイント

- 診断の確定に必要な検査を選択する。
- 生化学検査，血液学的検査，免疫学的検査，生理学的検査，病理学的検査，放射線検査などの組み合わせで診断を確定する。

CaseStudy

問題 23-1　　　　　　　　　　　　　　　　　　　　　　　　　　　　　　E-54

医療面接

26歳の男性。2年前から徐々に両手指の力が弱くなり，次第に悪くなってきていることを主訴に来院した。重要でない質問はどれか。

A　家族歴で筋力低下の有無
B　家族歴で白内障の有無
C　家族歴で前頭禿げの有無
D　強く手を握るとすぐに開きにくいという症状の有無
E　一日の中での症状の変化の有無

選択肢考察

○A，○B，○C，○D，×E

症例文では，若年成人発症で慢性進行性の経過をとる両側上肢遠位筋の筋力低下を訴える病歴が示されている。したがって鑑別疾患としては，両側性慢性進行性遠位型の疾患か進行性多発ニューロパチーが挙げられる。両側進行性ということから変性疾患が示唆され，したがって家族歴は重要である。選択肢Dでは自覚症状（筋強直症状）を詳しく聞いており，これも重要。日内変動は変性疾患では少ない所見である。

正解　E

問題 23-2　　　　　　　　　　　　　　　　　　　　　　　　　　　　　　E-54

身体診察

26歳の男性。2年前から徐々に両手指の力が弱くなり，次第に悪くなってきていることを主訴に来院した。家族歴では，父と父方叔母に白内障がある。本人は強く手を握ると開きにくいことに気づいている。みられる可能性の低い所見はどれか。

A　両側の閉眼力低下　　　　　　　B　両側の胸鎖乳突筋の萎縮
C　両側四肢遠位筋の筋力低下と萎縮　D　両側腓腹筋肥大
E　両側深部腱反射低下

選択肢考察

○A，○B，○C，×D，○E

家族歴で白内障が常染色体優性遺伝を示唆する人々（男性患者の父と父方叔母）に認められ，患者本人の筋強直症状も認められる。常染色体優性遺伝をする遠位型筋萎縮と筋強直から，筋緊張性ジストロフィーが最も考えられる。診察所見で四肢遠位筋優位，顔面筋，側頭筋，咬筋，頸筋，眼瞼挙筋の筋力低下，筋萎縮をきたしやすく，そのため上下肢深部腱反射低下もきたす。筋肥大は通常はない。

正解　D

CHAPTER 23　運動麻痺・筋力低下　●　195

問題 23-3　　　　　　　　　　　　　　　　　　　　　　　　　　　　E-54

検査

26歳の男性。2年前から徐々に両手指の力が弱くなり，次第に悪くなってきていることを主訴に来院した。家族歴では，父と父方叔母に白内障がある。本人は強く手を握ると開きにくいことに気づいている。両側軽度の閉眼力低下，両側高度の胸鎖乳突筋の萎縮，両側中等度の上下肢遠位筋の筋力低下と萎縮，両側上下肢深部腱反射低下を認めた。

診断に役立つ検査はどれか。

A　誘発筋電図　　　B　胸部 CT
C　針筋電図　　　　D　筋 CT
E　末梢神経伝導速度

選択肢考察
×A，×B，○C，×D，×E

顔面筋，頸筋，四肢遠位筋の筋力低下と筋萎縮が認められる。検査で診断確定に役立つのは針筋電図である。針の刺入時や叩打時の筋強直反応（ミオトニー反応）の高頻度持続性放電で，スピーカーを通すと急降下爆撃音として聴こえる。

正解　C

問題 23-4　　　　　　　　　　　　　　　　　　　　　　　　　　　　E-53

病態生理

26歳の男性。2年前から徐々に両手指の力が弱くなり，次第に悪くなってきていることを主訴に来院した。家族歴では，父と父方叔母に白内障がある。本人は強く手を握ると開きにくいことに気づいている。両側軽度の閉眼力低下，両側高度の胸鎖乳突筋の萎縮，両側中等度の上下肢遠位筋の筋力低下と萎縮，両側上下肢深部腱反射低下を認めた。針筋電図で針の刺入時や叩打時に筋強直反応であるミオトニーが認められた。

この症例のミオトニーに対する効果が得られにくい薬物はどれか。

A　キニーネ塩酸塩　　B　テンシロン
C　プロカインアミド　D　ジフェニルヒダントイン
E　カルバマゼピン

選択肢考察
○A，×B，○C，○D，○E

筋強直（筋形質膜高頻度持続性放電）の治療薬を問う問題である。筋緊張性ジストロフィーに対しては抗てんかん薬や抗不整脈薬が有効であり，抗マラリア薬のキニーネも有効である。抗コリンエステラーゼ薬は無関係。

正解　B

問題 23-5　　　　　　　　　　　　　　　　　　　　　　　　　　　　　　E-54

医療面接

5歳の男児。登はん性起立，歩行障害を認める。
重要でない質問はどれか。

A　妊娠・分娩時の状況　　　B　首のすわった時期
C　初めて歩いた時期　　　　D　筋力低下や筋萎縮の家族歴
E　幼児期の発熱の既往歴

選択肢考察

- ○A　妊娠分娩時の障害（脳性麻痺など）を鑑別する。
- ○B，○C　成長歴を知ることで，発症時期や進行速度の程度を推測する。
- ○D　遺伝性疾患の鑑別に重要である。
- ×E　感染症の既往歴はこの中では重要性が低い。

正解　E

問題 23-6　　　　　　　　　　　　　　　　　　　　　　　　　　　　　　E-54

身体診察

54歳の女性。四肢脱力で来院した。
重要でない診察手技はどれか。

A　皮疹の視診　　　　　　　　B　筋力低下の分布の診察
C　筋萎縮の分布の視診・触診　　D　小脳失調の有無の診察
E　筋圧痛の有無の触診

選択肢考察

- ○A　皮膚筋炎の診断に必須である。
- ○B　筋力低下の左右差，近位遠位差，上下肢差などを診察する。
- ○C　筋萎縮と筋力低下の分布を比較する。
- ×D　小脳は筋疾患，運動ニューロン疾患などでは一般に障害されない。
- ○E　筋炎では圧痛が認められることが多い。

正解　D

問題 23-7　E-54

検査

　56歳の男性。四肢脱力を主訴に来院した。2年2か月前に上肢挙上に際し脱力が出現し、1年3か月前に手指の筋脱力でペンチなどが上手く使えなくなった。1年1か月前に書字障害と下肢脱力が出現し、転びやすくなった。5か月前には起立困難、嚥下困難が出現した。全ての症状は進行性である。

　診断に最も重要な検査はどれか。

A　血清CK値
B　胸部エックス線撮影
C　針筋電図
D　誘発筋電図
E　末梢神経伝導速度

◉ 選択肢考察

病態より、筋萎縮性側索硬化症などの運動ニューロン疾患が疑われる。

×A　血清CK値測定は筋障害の指標になるが、本症では診断に必須ではない。
×B　胸部エックス線撮影では特異的所見は得られない。
○C　針筋電図で典型的神経原性所見が得られれば運動ニューロン疾患の診断が確定できる。
×D　誘発筋電図では重症筋無力症やLambert-Eaton症候群の診断が確定できる。
×E　末梢神経伝導速度は末梢神経の障害の指標で、運動ニューロン疾患では大きな変化はない。

◉ 正解　C

問題 23-8　E-53

病態生理

　39歳の女性。両下肢の腫脹・脱力・疼痛を主訴に来院した。1年前から不眠と独語で神経科に入院していたが、2日前からトイレにしゃがみこんだときに両下肢が痛く、尿が出ないと訴えた。その後痛みが増強し、血清CK値が正常の上限の300倍以上となり救急搬入された。尿は茶褐色でタンパク1+である。

　考えられない病態生理はどれか。

A　不動→下腿筋の障害→横紋筋融解
B　急性腎不全→茶褐色尿
C　急性腎不全→乏尿
D　横紋筋融解→高CK血症
E　横紋筋融解→急性腎不全

◉ 選択肢考察

○A　しゃがみこんだ姿勢で長時間いたために腓腹筋の障害をきたしたことが考えられる。
×B　急性腎不全のために着色尿が出たわけではなく、ミオグロビンのためである。
○C　急性腎不全の症状で乏尿が起こったと考えられる。
○D　横紋筋障害で血清CK値の高値をきたしたと考えられる。
○E　横紋筋障害による高ミオグロビン血症によって尿細管障害をきたしたと考えられる。

◉ 正解　B

CHAPTER 24 腹痛

1 腹痛とは

その発生機序により，内臓痛，体性痛，関連痛に分類可能な腹部に発生する痛みである。プライマリケアの場で最もありふれた症状である。

2 病態生理

腹痛は，内臓痛，体性痛，関連痛からなるが，実際にはこの3種類が複雑に混在している。

内臓痛は，管腔臓器の急激な伸展，拡張，収縮などの物理的刺激，血管床の変化，腸管虚血，実質臓器の腫脹による被膜の伸展などにより生じる。腹痛の性状は疝痛または鈍痛で，間欠的に生じる。しばしば，悪心，嘔吐，顔面蒼白，冷汗，血圧低下などの自律神経症状を伴うことがある。腹部正中部に疼痛を感じ局在性に乏しく，心窩部や臍周囲，恥骨上部の正中部に感じられることが多い。体位変換により疼痛が軽減することがあり，また疼痛の増強により体動が活発化することがある。内臓痛では筋性防御や反跳痛といった腹膜刺激症状を原則的に生じないことを念頭に置くことが重要である。内臓痛は腸閉塞などでみられる。

体性痛は，鋭く，持続的で，限局的であり，歩行や体位変換により痛みが増強するため前屈位で動かないのが特徴的である。体性痛は一般的には自律神経症状は示さない。腹腔内臓器表面を覆っている臓側腹膜には知覚の受容体は存在しないが，腹壁直下の壁側腹膜には知覚神経が豊富に存在しており，この知覚神経が炎症の浸潤などにより刺激されると，局在が明瞭でかつ持続的な鋭い痛みを感じる。体性痛をきたす疾患としては腹膜炎が代表的であり，消化液の漏出や細菌感染などにより壁側腹膜が刺激を受け，その結果，筋性防御や反跳痛が生じる。

関連痛は，強い内臓痛によって同じ高さの脊髄における体性求心性神経線維を刺激することにより，その支配領域の疼痛をきたすものである。胃・十二指腸潰瘍や胆道疾患によって生じる上腕や肩甲部の痛みなど，腹部以外に感じられる関連痛を放散痛という。

3 腹痛の見方，考え方

腹痛を訴える患者を見るうえで重要なことは，急性腹症であるか否かということである。急性腹症とは"急激な腹痛を主症状とし，緊急開腹手術を必要とするか否かの迅速な判断が要求される急性疾患の総称"である。また，この病態の診察においては，質的診断よりも全身状態悪化の阻止が優先される。急性腹症を呈する病態とは，急性炎症，臓器の穿孔，臓器の破裂，閉塞，循環障害である（表24-1）。重症患者では時間的猶予がないため，確定診断を追求するあまり，いたずらに多くの検査に時間を費やして治療（手術・処置）のタイミングを逸することなく，治療法を決定するための診断に留めるべきである。また，当然，診察および診断と並行して治療を開始する。

以上のように，急性腹症を適切にトリアージし診断・治療・管理したうえで病態を考えることが重要である。病態の考え方としては，患者の年齢，性別などから想起される疾患の有病率を考慮しつつ，患

者の行動，訴え，腹痛の性状と身体診察上の所見から原因を探索する．腹痛の原因としては，①便秘，過敏性腸症候群，および non ulcer dyspepsia（NUD）などの機能性消化器疾患，②胃・十二指腸潰瘍，腹膜炎，肝・胆・膵疾患などの器質性消化器疾患，③腎・泌尿器，生殖器，心臓などの消化器以外の臓器による疾患，④ポルフィリア，糖尿病性ケトアシドーシスなどの全身性疾患，⑤身体表現性障害などの心因性，に大きく分類される（表24-2）．

また，原因疾患を診断するうえで，腹痛の部位（図24-1），発症時の腹痛の特徴，腹痛部位の変化など考慮することが重要であり，これらのことを医療面接，身体診察により明らかにする．

腹痛を訴える患者を診察する際には，まず全身状態およびバイタルサインを把握することが重要である（図24-2）．それにより，患者を大きく2群に分けて考える．つまり，全身状態はそれほど悪くないため医療面接および身体診察を丁寧に行い，また，いくつかの検査を重ね，ある程度の診断をつけた後に治療のできる患者群と，全身状態の悪化やショックを呈しており早急に治療を開始しなければならな

表24-1　急性腹症を呈する病態

①急性炎症	急性虫垂炎，急性腹膜炎，急性膵炎，閉塞性化膿性胆管炎，大腸憩室炎，Crohn病，潰瘍性大腸炎
②臓器の破裂	胆囊破裂（胆囊穿孔），腹部大動脈瘤破裂，子宮外妊娠破裂，尿管および膀胱破裂，肝臓・膵臓・脾臓・腎臓・卵巣などの破裂
③臓器の穿孔	胃・十二指腸穿孔，小腸・大腸穿孔
④臓器の循環障害	急性腸間膜動脈閉塞症，絞扼性イレウス（腸閉塞），虚血性腸炎，卵巣囊腫茎捻転，ヘルニア嵌頓
⑤閉　塞	イレウス（腸閉塞），胆石嵌頓，尿路結石

表24-2　腹痛の鑑別診断の対象疾患（臓器による分類）

A．消化器疾患
　①胃・十二指腸疾患
　　・急性胃炎，胃食道逆流性疾患，胃・十二指腸潰瘍および潰瘍穿孔，胃癌，急性胃粘膜病変（acute gastric mucosal lesion），non ulcer dyspepsia
　②小腸・大腸疾患
　　・虫垂炎，腸炎，虚血性腸炎，過敏性腸症候群，癒着性イレウス，絞扼性イレウス，腹膜炎，Crohn病，潰瘍性大腸炎，腸結核，大腸癌，憩室炎，S状結腸軸捻転，腸管穿孔，鼠径・大腿ヘルニア嵌頓
　③肝・胆・膵・脾疾患
　　・胆囊炎，胆管炎，胆石症，胆道ジスキネジー，膵炎，膵癌，細菌性およびアメーバ性肝膿瘍，肝腫瘍，脾破裂，脾梗塞
B．消化器以外の臓器の疾患
　①心血管疾患
　　・心筋梗塞，狭心症，心膜炎，腹部動脈瘤破裂，大動脈解離，上腸間膜動脈血栓症
　②腎・泌尿器疾患
　　・尿路結石症，腎盂腎炎，腎梗塞，膀胱炎，尿路系腫瘍，急性陰囊症，精巣軸捻転，精巣上体炎，精索炎
　③婦人科系疾患
　　・子宮外妊娠，切迫流産，切迫早産，急性子宮付属器炎，卵巣腫瘍軸捻転，卵巣出血，卵巣破裂，pelvic inflammatory disease（PID），肝周囲炎（Fitz-Hugh-Curtis症候群）
C．全身性疾患
　　・Schönlein-Henoch紫斑病，ポルフィリア，腹部てんかん，糖尿病性ケトアシドーシス
D．心因性
　　・身体表現性障害

図 24-1　腹痛部位と代表的疾患

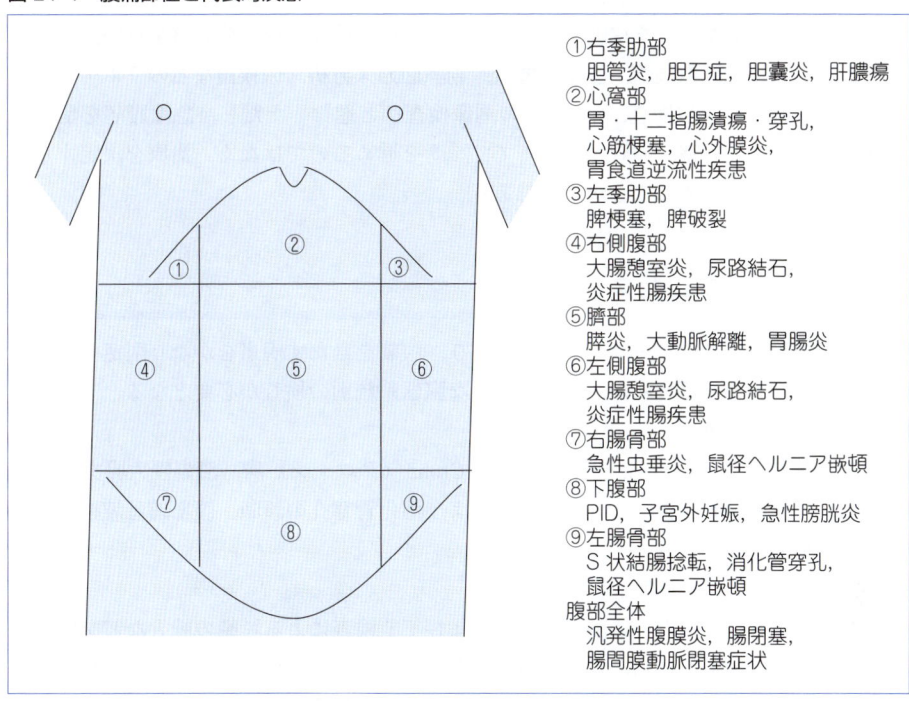

①右季肋部
　胆管炎，胆石症，胆嚢炎，肝膿瘍
②心窩部
　胃・十二指腸潰瘍・穿孔，
　心筋梗塞，心外膜炎，
　胃食道逆流性疾患
③左季肋部
　脾梗塞，脾破裂
④右側腹部
　大腸憩室炎，尿路結石，
　炎症性腸疾患
⑤臍部
　膵炎，大動脈解離，胃腸炎
⑥左側腹部
　大腸憩室炎，尿路結石，
　炎症性腸疾患
⑦右腸骨部
　急性虫垂炎，鼠径ヘルニア嵌頓
⑧下腹部
　PID，子宮外妊娠，急性膀胱炎
⑨左腸骨部
　S状結腸捻転，消化管穿孔，
　鼠径ヘルニア嵌頓
腹部全体
　汎発性腹膜炎，腸閉塞，
　腸間膜動脈閉塞症状

図 24-2　腹痛の診断の進め方のフローチャート

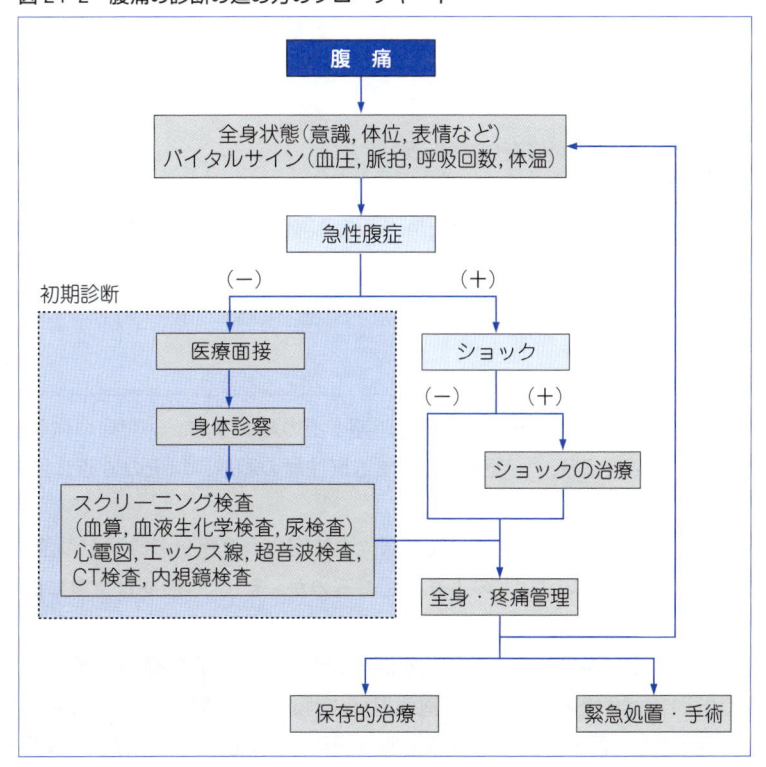

い患者群である。後者の患者群が急性腹症に相当する。

　まず，第一に急性腹症か否かを鑑別する。そして，医療面接および身体診察を行い，必要であれば次のステップとして末梢血球数検査，生化学検査，動脈血ガス分析，尿検査などのラボデータの集積や，腹部単純エックス線，超音波検査，CTなどの画像検査へと進む。ただし，急性腹症を呈する患者においては，医療面接，身体診察，検査と順序だてて診断を進めるのではなく，治療を決定するために最も効果的な診察・検査を選択することが重要である。

4　確定診断までのプロセス

　医療面接，身体診察，スクリーニング検査により，腹痛をきたす疾患をかなり限定することが可能である。しかし，確定診断を行うには，以下のような臓器系統別の検査が必要となる。

(1) 消化管疾患の確定診断

　内視鏡検査により，消化性潰瘍，消化管穿孔，Crohn（クローン）病，潰瘍性大腸炎などの確定診断を行う。また，消化管造影検査により，腸閉塞および消化管穿孔の診断，腹部超音波検査により，急性虫垂炎および膿瘍の診断を行う。

(2) 肝臓，胆囊，膵臓疾患の確定診断

　血清および尿中アミラーゼなどの酵素測定，およびCT検査による膵臓の腫大などを確認し，膵炎の確定診断を行う。また，血中ビリルビンの増加，CT検査による胆囊の腫大・胆管の拡張・結石・腫瘍・膿瘍の有無などの確認を行い，肝・胆道系疾患の確定診断を行う。

(3) 婦人科系疾患の確定診断

　子宮外妊娠破裂を疑えば妊娠反応検査を行う。また，骨盤内臓器の疾患の診断には超音波，CT，MRI検査により確定診断を行う。

(4) 泌尿器疾患の確定診断

　尿検査，超音波，CT，尿路造影検査にて確定診断を行う。

(5) 血管性病変の確定診断

　CT，MRI検査および血管造影検査などにより，大動脈瘤破裂，解離性大動脈瘤，急性腸間膜動脈閉塞症などの診断を行う。

5　医療面接のポイント

　腹痛患者の医療面接は，①腹痛の部位，②発症時期とその起こり方，③腹痛の強さと性状，④腹痛の増悪寛解因子の有無，⑤随伴症状，⑥腹痛に関連する既往歴の聴取，以上の6点に注意して行うことが重要である。

　①腹痛の部位：図24-1に示したように，腹痛部位の特定により疾患の診断がつきやすくなる。

　②発症時期とその起こり方：いつ，どのように起こるのか，そして，腹痛は急激に出現したのか，徐々に発症したのか，などである。

　③腹痛の強さと性状：激痛か鈍痛か，持続的か間欠的か，そして放散痛の有無などである。

　④腹痛の増悪寛解因子：食後の心窩部痛（胃潰瘍），空腹時の心窩部痛（十二指腸潰瘍），脂肪食摂取による増悪（胆石症，膵炎），飲酒による増悪（膵炎），前屈位による軽快（膵炎），排便との関連

（大腸疾患）などである。
⑤随伴症状：下痢，嘔吐などの随伴症状の有無である。
⑥腹痛に関連する既往歴の聴取：消化性潰瘍，胆石症や膵炎の既往，および整形外科的疾患などによる鎮痛薬の内服歴（消化性潰瘍），腹部手術歴の有無（イレウス），若い女性であれば妊娠および最終月経の聴取（子宮外妊娠破裂）が重要である。

6 身体診察のポイント

まず，顔面蒼白，苦悶様顔貌，冷汗などの全身状態，血圧，脈拍，呼吸数などのバイタルサインの把握が重要である。

視診では，全般として患者の顔貌，黄疸，貧血，体位などをよく観察し，腹部では腹部膨隆，手術瘢痕などを確認する。聴診では腸雑音の亢進（機械性イレウス，腸炎）または低下（麻痺性イレウス）を確認する。触診にて圧痛，膨隆，および筋性防御，反跳痛などの腹膜刺激症状を確認する。直腸診により虫垂炎，直腸癌などを確認する。

7 検査のポイント

医療面接と身体診察により腹痛をきたす疾患のおおよその推測をし，鑑別診断を進めるためのスクリーニング検査を行う。
①血算：白血球の増加（細菌感染）の有無，貧血（出血）の有無を確認する。
②尿検査：尿中白血球（尿路系の感染症）・赤血球（尿路結石）の有無を確認する。
③血清生化学検査：CRP（炎症），肝・胆道系酵素（肝胆道系疾患），アミラーゼなどの膵酵素（膵炎）の上昇の有無を確認する。
④エックス線検査：胸部エックス線における free air（消化管穿孔），腹部エックス線におけるニボー（イレウス），胆石，尿路結石の有無などを確認する。
⑤心電図：心筋梗塞，心外膜炎などの有無を確認する。
⑥腹部超音波検査：胆石，胆管の拡張，胆嚢および膵臓の腫大，腹水，虫垂の腫大および膿瘍などの有無を確認する。

以上の①〜⑥のスクリーニング検査で確定診断に至らなかった場合，また診断の精度を高めたい場合は，「4. 確定診断までのプロセス」の項に示した検査を追加する。

8 初期対応のポイント

図 24-2 に示したように，迅速に全身状態およびバイタルサインを把握し，急性腹症かどうかを判断して対応を考慮する。

CaseStudy

問題 24-1　　　　　　　　　　　　　　　　　　　　　　　　　　　　　　　E-56

医療面接

36歳の男性。今朝起床後1時間程度経過したころ，右上腹部の激痛が突然出現したため救急車で来院した。重要でない質問はどれか。

A　空腹時に右上腹部痛を自覚したことはないですか。
B　脂肪食摂取後に右上腹部痛を自覚したことはないですか。
C　アルコール摂取後に腹痛を自覚したことはないですか。
D　最近，便柱が細くなっていないですか。
E　最近，鎮痛薬を常用していますか。

● 選択肢考察 ●

○A　十二指腸潰瘍を鑑別するための質問である。
○B　胆石症，膵炎を鑑別するための質問である。
○C　膵炎を鑑別するための質問である。
×D　大腸癌を鑑別するための質問である。
○E　消化性潰瘍を鑑別するための質問である。

　症例文では右上腹部痛が突然出現し，激痛であることが示されている。腹痛の部位および突発する激痛であることより，胃・十二指腸潰瘍穿孔，急性胆嚢炎，胆石症，急性膵炎などが鑑別に挙げられる。聞くべき事項としては，空腹時の腹痛（十二指腸潰瘍），脂肪食後の腹痛（胆石症，膵炎），アルコール摂取後の腹痛（膵炎），鎮痛薬の常用（消化性潰瘍）などが挙げられる。便柱が細くなるのは大腸癌などでみられるが，この症例の年齢，腹痛の部位などから，大腸癌を発症している可能性は低く，「最近，便柱が細くなっていないですか」という質問は最も重要でない。

● 正解　D

問題 24-2　　　　　　　　　　　　　　　　　　　　　　　　　　　　　　　E-56

身体診察

36歳の男性。今朝起床後1時間程度経過したころ，右上腹部の激痛が出現したため救急車で来院した。約2か月前より空腹時に右上腹部痛を時々自覚していたが放置していた。既往歴として2年前に十二指腸潰瘍で薬物治療を受けたことがある。

腹部身体診察でみられる可能性が低いのはどれか。

A　筋性防御　　　B　圧痛
C　腸雑音の亢進　D　肝濁音界消失
E　反跳痛

● 選択肢考察 ●

○A　腹膜炎の所見である。
○B　腹膜炎の所見である。
×C　機械性イレウスの所見である。
○D　腹膜炎およびfree airの所見である。

○E　腹膜炎の所見である。

　患者の病態が十二指腸潰瘍に絞られ，かつ，突然発症の激痛から，十二指腸潰瘍穿孔による腹膜炎を発症している可能性が高いと考えられる。選択肢には腹膜炎の身体所見（筋性防御，圧痛，反跳痛）および free air による所見（肝濁音界消失）が並べてある。腹膜炎のために腸管麻痺が生じるため，腸雑音は低下する可能性が高く，腸雑音の亢進はこの症例においてみられる可能性が最も低いと考えられる。

● 正解　C

問題 24-3　　　　　　　　　　　　　　　　　　　　　　　　　　　　　　　　　　E-56

検　査

　36 歳の男性。今朝起床後 1 時間程度経過したころ，右上腹部の激痛が出現したため救急車で来院した。約 2 か月前より空腹時に右上腹部痛を時々自覚していたが放置していた。既往歴として 2 年前に十二指腸潰瘍で薬物治療を受けたことがある。身長 165 cm，体重 53 kg。体温 38.2℃。脈拍 170/分。血圧 110/70 mmHg。顔面は苦悶様で，多量の冷汗を認める。また，右上腹部に圧痛，筋性防御，反跳痛を認め，肝濁音界の消失を認める。血液学所見：赤血球 380 万，Hb 10.5 g/dL，白血球 12,300，血小板 38 万。血清生化学所見：AST 35 IU/L，ALT 40 IU/L，アミラーゼ 150 IU/L（基準 37〜160），CRP 5.3 mg/dL。

　確定診断のために有用でない検査はどれか。

A　腹部エックス線撮影　　B　胸部エックス線撮影
C　腹部単純 CT　　　　　 D　消化管造影
E　胆道系酵素の検査

● 選択肢考察

○A, ○B, ○C　free air の確認に有用である。
○D　消化管穿孔の確認に有用である。
×E　胆道系疾患の鑑別は必要としない。

　AST，ALT，アミラーゼの著しい上昇を認めないことより，急性胆嚢炎，閉塞性化膿性胆管炎などの胆道系疾患や急性膵炎を発症している可能性が低いことがわかる。また，既往歴や身体所見により，十二指腸潰瘍穿孔が容易に推定される。したがって，free air の確認（胸部エックス線検査，腹部エックス線検査，CT 検査），および穿孔の証明（消化管造影検査）が必要となる。この時点で胆道系酵素を測定することは有用でない。

● 正解　E

問題 24-4

病態生理・初期対応

36歳の男性。今朝起床後1時間程度経過したころ，右上腹部の激痛が出現したため救急車で来院した。約2か月前より空腹時に右上腹部痛を時々自覚していたが放置していた。既往歴として2年前に十二指腸潰瘍で薬物治療を受けたことがある。身長165 cm，体重53 kg。体温38.2℃。脈拍170/分。血圧110/70 mmHg。顔面は苦悶様で，多量の冷汗を認める。また，右上腹部に圧痛，筋性防御，反跳痛を認め，肝濁音界の消失を認める。血液学所見：赤血球380万，Hb 10.5 g/dL，白血球12,300，血小板38万。血清生化学所見：AST 35 IU/L，ALT 40 IU/L，アミラーゼ150 IU/L（基準37〜160），CRP 5.3 mg/dL。胸部エックス線検査にて右横隔膜下にfree airを認め，CT検査においてもfree airを認めた。

最も適切な処置はどれか。

A 浣腸　　B 副腎皮質ステロイド薬投与
C 手術　　D 輸血
E 経過観察

選択肢考察

×A 便秘は考えにくく，この症例に対して適切な処置ではない。
×B 適切な処置ではない。
○C 十二指腸潰瘍穿孔および腹膜炎という急性腹症であるため，最も適切な処置である。
×D この症例のHbは10.5 g/dLと軽度の貧血を認めるものの，血圧は保たれ，吐血・下血も認めず，輸血の必要性は極めて低い。
×E 急性腹症の症例に対して経過観察は不適切である。

この症例は十二指腸潰瘍穿孔による腹膜炎という急性腹症であり，迅速な外科的処置が必要である。

正解 C

CHAPTER 25 悪心・嘔吐

1 悪心・嘔吐とは

嘔吐は胃内容を口から吐き出すことである。悪心（嘔気ともいう）は，むかむかした気分で，嘔吐が差し迫っている感じを示すもので，嘔吐を伴うことも，伴わないこともある。

2 病態生理

(1) 嘔吐運動機序

嘔吐運動は高度に統合された**体性神経性の運動**である。**嘔吐中枢**からの刺激により，次の順序で嘔吐が起こる（図25-1）。

① 腹筋収縮を伴う**横隔膜の下降**
② 腹腔内圧や**胃内圧の著明な上昇**
③ 胃幽門部の収縮（**幽門閉鎖**）
④ 胃体部や**噴門の弛緩**
⑤ 胃内容の**食道内逆流**
⑥ 軟口蓋の上昇（**鼻腔閉鎖**）
⑦ 声門閉鎖（**気道閉鎖**，呼吸一時停止）
⑧ 食道収縮，**逆行性蠕動**
⑨ 胃内容の**口腔内逆流**
⑩ 胃内容を口から吐出

(2) 嘔吐の中枢性統御

延髄網様体に存在する嘔吐中枢が嘔吐運動を調節している。嘔吐中枢を興奮させ得る**3つの経路**が知られている（図25-1，25-2参照）。

a）**大脳皮質**（中枢神経系の高位中枢）
b）**第四脳室 CTZ**（chemoreceptor trigger zone）
c）**末梢臓器・器官**（セロトニン 5-HT3 受容体が関与）

図 25-1 嘔吐運動機序

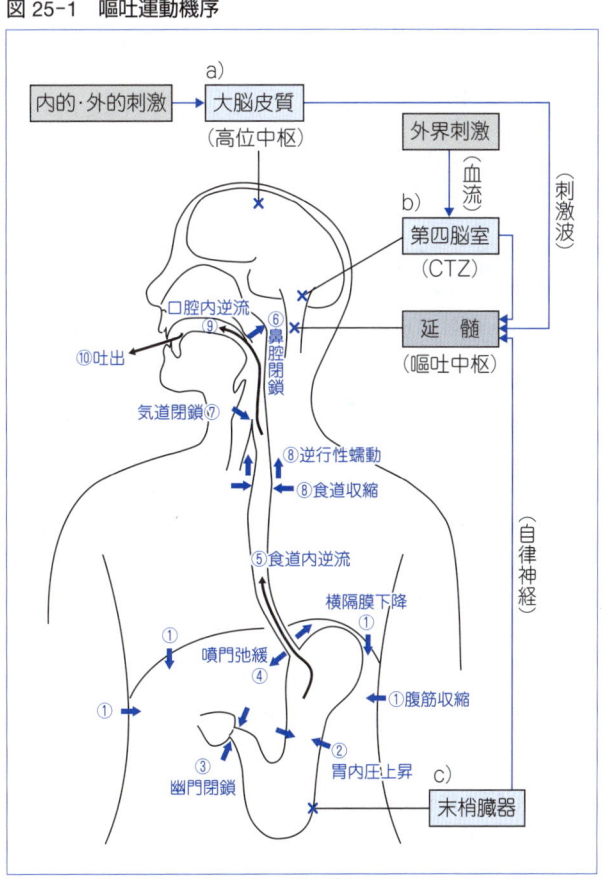

図 25-2 嘔吐の統御経路

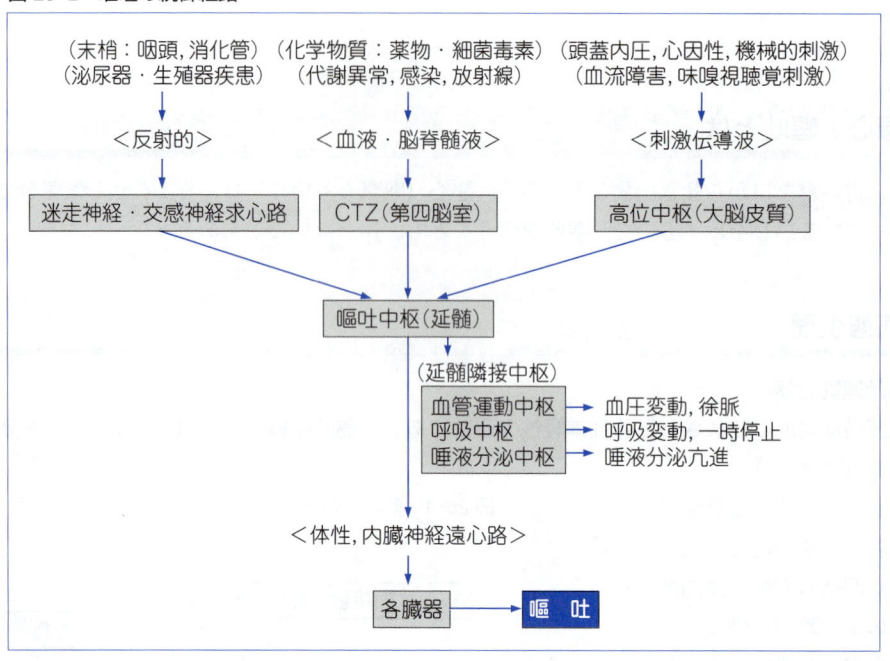

（末梢：咽頭,消化管）　（化学物質：薬物・細菌毒素）　（頭蓋内圧,心因性,機械的刺激）
（泌尿器・生殖器疾患）　（代謝異常,感染,放射線）　　　（血流障害,味嗅視聴覚刺激）

＜反射的＞　　　　＜血液・脳脊髄液＞　　　＜刺激伝導波＞
↓　　　　　　　　↓　　　　　　　　↓
迷走神経・交感神経求心路　　CTZ（第四脳室）　　高位中枢（大脳皮質）

↓
嘔吐中枢（延髄）
↓
（延髄隣接中枢）
血管運動中枢　→　血圧変動, 徐脈
呼吸中枢　　　→　呼吸変動, 一時停止
唾液分泌中枢　→　唾液分泌亢進

↓
＜体性,内臓神経遠心路＞
↓
各臓器　→　嘔　吐

3　悪心・嘔吐の見方，考え方

　悪心・嘔吐は重複して出現することが多く，日常的に遭遇する症状であり，臨床的意義に乏しいことが多い。しかし，消化器疾患に限らず，様々な全身疾患のひとつの重要な前兆である場合も少なくない。悪心・嘔吐という消化器症状に惑わされず，隠された症状や所見を詳細に慎重に引き出すことが，基礎疾患の早期診断につながる。

　悪心・嘔吐は消化器系疾患に伴うことが多く，食事と密接な関係があり，食欲不振，胸やけ，腹痛，腹部膨満感，便通異常などの随伴症状や腹部手術既往も重要な情報となる。ただし，悪心・嘔吐の原因を消化器系疾患に限定せず，非消化器系疾患を常に念頭に置くことが重要であり，発熱，頭痛，めまい，ふらつき，胸痛，体重減少などの訴えにも注意が必要である。内耳機能障害や眼圧上昇などの感覚器疾患で出現する頻度が高く，女性の場合は妊娠，高齢者では慢性硬膜下血腫による頭蓋内圧亢進や抗不安薬・Parkinson（パーキンソン）病治療薬による薬物副作用などに注意が必要である。糖尿病によるケトアシドーシス，腎不全による尿毒症，肝不全による肝性脳症，甲状腺機能低下症に代表される内分泌障害など全身疾患の一症状としてみられることも認識しておく必要がある。心筋梗塞や尿管結石発作などの強い痛みに伴う場合や，種々の中枢性嘔吐作用を示す薬剤や毒素・代謝産物の影響，また器質的原因が不明の場合は心因性嘔吐や神経性食思（欲）不振症なども考慮すべきである。

4　確定診断までのプロセス

　悪心・嘔吐をきたす原因の検索では，前にも述べたとおり，消化器系疾患にばかり目を奪われないで

表25-1 悪心・嘔吐の鑑別診断の対象疾患

A. 消化器系疾患由来の悪心・嘔吐（図25-3 フローチャート左側を参照）
　①食道疾患：食道狭窄（逆流であり，悪心を伴わない）
　②胃疾患：幽門狭窄，幽門攣縮，急性胃粘膜病変・消化性潰瘍（高度浮腫による），胃悪性腫瘍，機能性胃腸症など
　③十二指腸・小腸・大腸疾患：腸閉塞をきたす疾患・病態（癒着：小腸閉塞，圧迫：上腸間膜動脈症候群，捻転：S状結腸軸捻転，悪性腫瘍：大腸閉塞，機能性：麻痺性イレウスなど），急性虫垂炎，Crohn病，上腸間膜動脈閉塞症，過敏性腸症候群など
　④肝・胆道系疾患：急性・慢性肝炎，肝硬変，肝不全，胆石症，胆嚢炎など
　⑤膵疾患：急性・慢性膵炎，膵癌など
　⑥横隔膜・腹膜疾患：腹膜炎，横隔膜ヘルニアなど
B. 非消化器系疾患由来の悪心・嘔吐（図25-3 フローチャート右側を参照）
　①心血管系疾患：心筋梗塞（迷走神経刺激），うっ血性心不全（肝・消化管うっ血），腹部大動脈瘤（周囲圧迫）など
　②呼吸器疾患：頻発する咳嗽（腹圧上昇）など
　③神経疾患：頭蓋内圧亢進（出血，腫瘍，水腫，髄膜炎），血管障害（脳出血，梗塞），炎症（髄膜炎），神経症（神経性食思（欲）不振症），心因反応（ストレス，恐怖，抑うつ）など
　④感覚器障害：Ménière病（めまい併発），緑内障（眼圧亢進），動揺病（前庭器官刺激）など
　⑤代謝・内分泌障害：妊娠悪阻，尿毒症，肝性昏睡，糖尿病性昏睡，甲状腺クリーゼなど
　⑥尿路・生殖器疾患：尿路結石，子宮外妊娠，卵巣腫瘍軸捻転など
　⑦アレルギー性疾患：アレルギー性胃腸炎など
　⑧感染：消化管感染（食中毒），全身性感染症など
　⑨薬物：CTZを介した刺激（ジギタリス，麻薬，化学療法薬など），消化管粘膜を介した刺激（鉄剤，抗菌薬，抗腫瘍薬など）
　⑩その他：急性熱性疾患，アルコール，放射線，長時間絶食・飢餓，義歯不適合（口腔刺激），後鼻漏（咽頭刺激）など

非消化器系疾患・病態にも十分注意を払うことが重要である（表25-1，図25-3）。

消化器系由来の悪心・嘔吐は主に末梢からの求心性内臓神経線維を通る反射的経路である。第一に消化管閉塞を念頭に置き，炎症の有無や血管性病変の有無も忘れずに検索する。器質的原因が不明の場合は機能性疾患・心因反応も想定する。

非消化器系由来の悪心・嘔吐には大脳皮質・CTZを介した種々の原因・刺激によるものがある。特に脳脊髄性では頭蓋内圧亢進，感覚器系では内耳性障害が重要である。薬物の副作用や妊娠によるものは，初期には見逃されがちであるので注意が必要である。その他に，疼痛発作をきたす疾患や全身性疾患の多くに悪心・嘔吐をみる場合があるので，基礎疾患に対する認識が必要である。

発症時期，吐物性状，随伴症状，既往歴，手術歴，服薬歴，月経歴などの詳細な病歴聴取および慎重・丁寧な身体診察が最も重要となる。

5 医療面接のポイント

(1) 食物摂取との関係
　①朝食直前→妊娠，宿酔，尿毒症
　②食事中・食直後→急性胃粘膜病変，幽門狭窄，心因性
　③食後1〜4時間後→胃・十二指腸通過障害，胃運動低下状態
　④食後12〜24時間後→十二指腸閉塞
　⑤空腹時→消化性潰瘍（特に十二指腸潰瘍は食物摂取により軽快）
　⑥食事とは無関係→非消化器系疾患

図 25-3　悪心・嘔吐の臓器・原因別のフローチャート

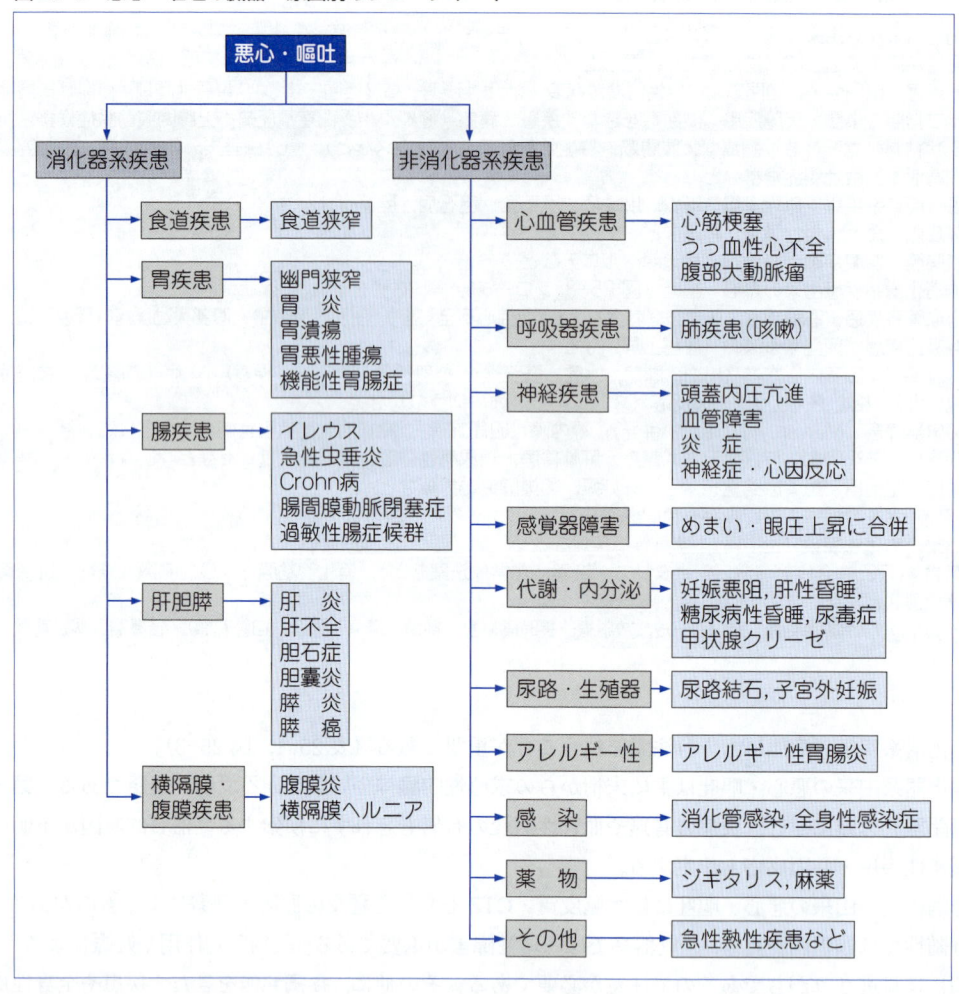

```
                    ┌─────────┐
                    │ 悪心・嘔吐 │
                    └─────────┘
                    ┌────┴────┐
            ┌───────────┐  ┌────────────┐
            │ 消化器系疾患 │  │ 非消化器系疾患 │
            └───────────┘  └────────────┘
```

消化器系疾患:
- 食道疾患 → 食道狭窄
- 胃疾患 → 幽門狭窄／胃炎／胃潰瘍／胃悪性腫瘍／機能性胃腸症
- 腸疾患 → イレウス／急性虫垂炎／Crohn病／腸間膜動脈閉塞症／過敏性腸症候群
- 肝胆膵 → 肝炎／肝不全／胆石症／胆嚢炎／膵炎／膵癌
- 横隔膜・腹膜疾患 → 腹膜炎／横隔膜ヘルニア

非消化器系疾患:
- 心血管疾患 → 心筋梗塞／うっ血性心不全／腹部大動脈瘤
- 呼吸器疾患 → 肺疾患（咳嗽）
- 神経疾患 → 頭蓋内圧亢進／血管障害／炎症／神経症・心因反応
- 感覚器障害 → めまい・眼圧上昇に合併
- 代謝・内分泌 → 妊娠悪阻，肝性昏睡，糖尿病性昏睡，尿毒症，甲状腺クリーゼ
- 尿路・生殖器 → 尿路結石，子宮外妊娠
- アレルギー性 → アレルギー性胃腸炎
- 感染 → 消化管感染，全身性感染症
- 薬物 → ジギタリス，麻薬
- その他 → 急性熱性疾患など

　⑦悪心を伴わない噴出性嘔吐→頭蓋内圧亢進状態
(2) **発症の時期**
　①突然発症か慢性的（心因性嘔吐）か
　②過去にも同じような症状があったか（反復する癒着性イレウス）
(3) **発症の状況**
　①食欲不振などの先行症状があるか
　②発症の誘因があるか
(4) **吐物の性状**
　①臭い→刺激臭なし（食道から），胃酸刺激臭（胃内から），糞便臭（腸閉塞）
　②残渣→食後1〜2時間で未消化残渣（無酸胃），食後8時間以上で食物片残存（胃流出路器質的・機能的閉塞），胆汁混合残渣（十二指腸Vater乳頭部以下の閉塞），嚥下食物そのもの（食道アカラシア，食道狭窄）

③胆汁→持続性嘔吐では最終的に胆汁を吐出するが，大量胆汁性嘔吐では十二指腸 Vater 乳頭部以下に閉塞
④血液→新鮮血（口腔，食道から），コーヒー様残渣（胃内から）
⑤異物→寄生虫（鉤虫，糞線虫幼虫など），胆石，嚥下異物

(5) 随伴する症状
①腹痛→嘔吐との関係はあるか
　　　嘔吐後に軽減（小腸閉塞），排便後に軽減（過敏性腸症候群），体位変換で増減（仰臥位で増強・腹臥位軽減：上腸間膜動脈症候群）
②便通→便秘か下痢か，便性状，前回排便した日時
　　　便秘（イレウス，機能性便秘症），下痢（感染性腸炎）
　　　黒色便（上部消化管出血），鮮血便（大腸癌，出血性腸炎，虚血性腸炎）
③吐血→新鮮血：Mallory-Weiss（マロリー・ワイス）症候群，暗赤色：急性胃粘膜病変，消化性潰瘍
④腹部症状→腹部膨満感，腹部違和感，腹鳴，食欲不振，胸やけなどの有無
⑤黄疸→肝疾患に伴う
⑥発熱→炎症，感染症，悪性腫瘍，代謝・内分泌疾患など全身疾患に伴う
⑦頭痛→脳神経疾患（頭蓋内圧亢進，片頭痛），副鼻腔炎に伴う
⑧めまい→感覚器疾患（Ménière 病など）に伴う
⑨胸痛→心肺疾患（狭心症，心筋梗塞，胸部大動脈瘤解離，肺梗塞，肺炎）に伴う
⑩体重減少の有無→心因性では減少しない
⑪疾患固有症状→CVA 疝痛（尿路結石発作），高度頻脈・発汗（甲状腺クリーゼ）など
⑫その他→視力・視野異常，知覚異常，麻痺，呼吸困難などにも注意が必要

(6) 既往歴
①腹部手術・腹部外傷（癒着性イレウス）
②転倒・頭部打撲（硬膜下血腫，脳出血など頭蓋内圧亢進）
③糖尿病，高血圧，動脈硬化性疾患，悪性腫瘍など（全身性疾患）

(7) 薬剤使用歴
　　ジギタリス，モルヒネ，NSAID，Parkinson 病治療薬，抗菌薬など

(8) 月経歴
　　月経周期，規則性，最終月経（妊娠）

(9) 飲酒歴
　　量，時期，期間

6　身体診察のポイント

(1) バイタルサイン
　　体温，呼吸数，脈拍，血圧
(2) 腹部診察
　　①視診：腹部膨隆→腸閉塞，腹水，悪性腫瘍
　　②聴診：腸雑音の亢進→単純性イレウス，過敏性腸症候群

　　　　　　腸雑音の消失→麻痺性イレウス，絞扼性イレウス（進行期：腹膜炎）
　　　　　　振水音→幽門狭窄，イレウス
　　　③打診：鼓音→イレウス，濁音→腹水
　　　④触診：圧痛→局所炎症
　　　　　　反跳痛・筋性防御→腹膜刺激症状
　　　　　　腫瘤→悪性腫瘍，嚢腫，肝腫大（肝炎，肝癌）
（3）腹部以外の診察（消化器疾患以外）
　　　①胸痛→胸部疾患を疑い心音・呼吸音など胸部診察
　　　②頭痛→髄膜刺激症状を疑い項部硬直・Kernig（ケルニッヒ）徴候や眼底など頭頸部診察
　　　③めまい→内耳機能障害を疑い，眼振など耳鼻科領域診察
　　　④月経異常→妊娠反応など婦人科領域診察
　　　⑤浮腫→腎疾患，心疾患，肝疾患，甲状腺疾患を疑い，各領域の診察
　　　⑥やせ→甲状腺機能亢進症，悪性疾患，神経性食思（欲）不振症を疑い，各領域の診察

7　検査のポイント

　悪心・嘔吐の原因や機序は全身多岐にわたっているため，詳細な病歴聴取と十分な身体診察に基づいて，予想される診断を確定するために適切な診断補助手段として，検査計画・検査順位を決定することが重要である．症状・所見により検査選択順が異なるが，悪心・嘔吐症例に対する検査選択の一例を図25-4に示す．
　①血液検査→炎症反応，各疾患特異的所見
　②検尿・沈渣→糖尿病，腎・尿路系疾患
　③糞便検査→便潜血，寄生虫卵
　④妊娠反応→妊娠，妊娠悪阻，子宮外妊娠
　⑤胸部エックス線→心肺疾患，誤嚥性肺炎，消化管穿孔（横隔膜下遊離ガス像）
　⑥腹部エックス線→イレウスを疑う際の第一選択
　⑦心電図→心疾患，ジギタリス効果，高カリウム血症
　⑧消化管内視鏡検査→食道・胃・十二指腸・大腸疾患
　⑨上部消化管造影・注腸造影→食道・胃・十二指腸・大腸疾患
　⑩腹部超音波・CT・MRI→肝疾患，胆道疾患，膵疾患，動脈疾患，急性虫垂炎，イレウス
　⑪頭部CT・MRI→頭蓋内疾患，脳血管障害
　⑫脳脊髄液検査→脳圧亢進，髄膜炎
　⑬眼底・眼圧→頭蓋内疾患，緑内障
　⑭内耳機能検査→Ménière病，前庭機能障害
　⑮心理テスト→心因性嘔吐，機能性胃腸症，過敏性腸症候群

8　初期対応のポイント

・基本的な対応：基礎疾患の診断・治療が根本である．

図 25-4　悪心・嘔吐の確定診断までのフローチャート

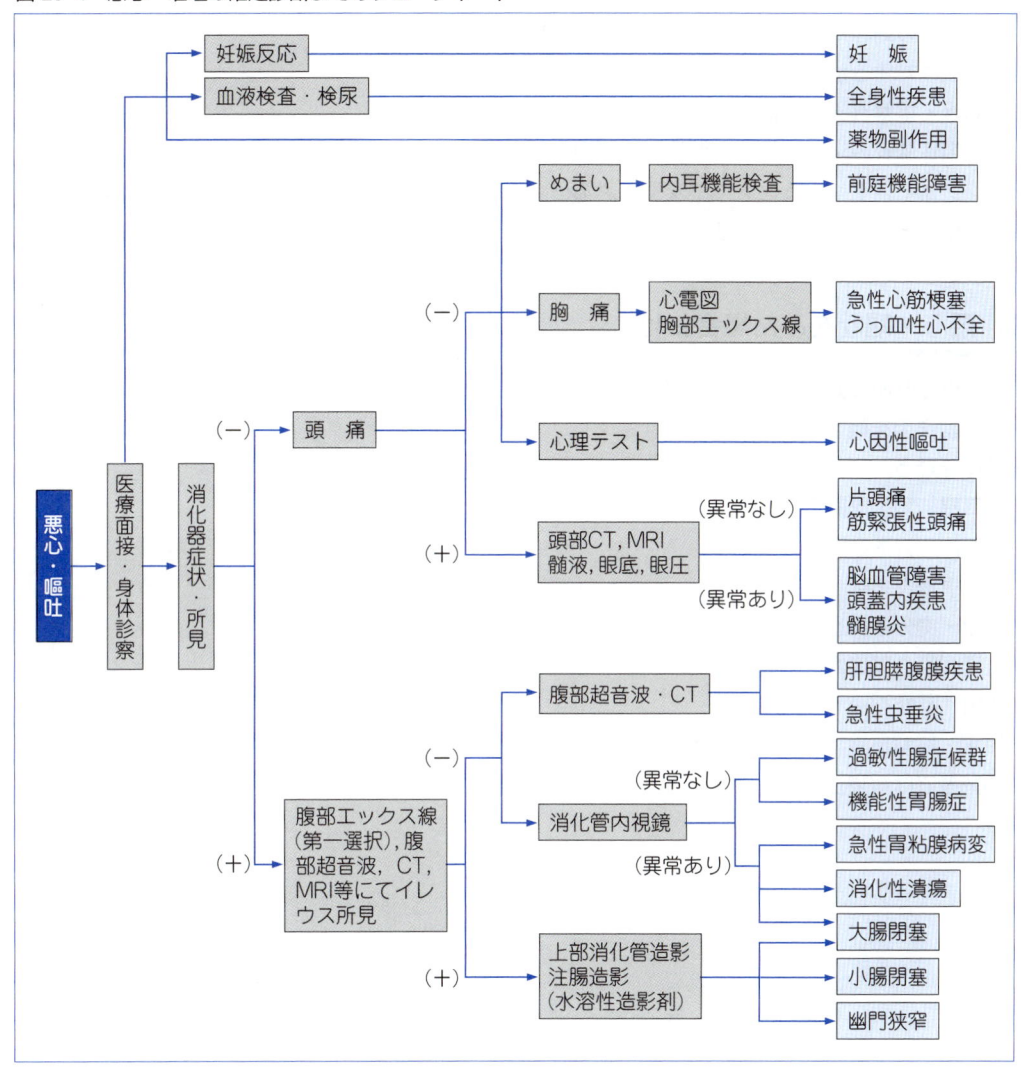

- 緊急を要する対応
  ①脱水：輸液ルートの確保，補液・電解質補正
  ②腸閉塞：イレウス管挿入
  ③高齢者・意識レベル低下時：誤嚥防止のため体位変換（仰臥位を避ける）や気道確保
- 原因薬物があれば中止
- 対症療法（薬物療法）
  ①大脳皮質性嘔吐：抗うつ薬
  ②CTZ 刺激性嘔吐：抗ドパミン作用薬
　　ただし，消化管運動促進作用を有する薬物はイレウスが疑われるときには使用**禁忌**
  ③末梢性嘔吐：セロトニン 5-HT3 受容体拮抗薬

④心因性嘔吐：偽薬が有効なこともある。
　　⑤制吐薬の副作用（眠気，錐体外路症状など）に注意
・合併症に対する治療
　　①脱水・電解質異常の補正
　　②誤嚥性肺炎の早期発見と早期治療，再発予防
・インフォームドコンセント：不安感，恐怖感から症状悪化のサイクルに陥ることがあるため，症状発生機序などを十分説明し，納得してもらうことが重要である。

9　悪心・嘔吐をみた場合には

- 胃疾患も念頭に置きながら腸閉塞を第一に疑う。
- 薬物副作用を疑う。
- 妊娠を疑う。
- 内耳機能障害を疑う。
- 頭蓋内圧亢進を疑う。
- 急性虫垂炎を疑う。
- 代謝・内分泌疾患を疑う。
- 上腸間膜動脈症候群を疑う。
- 心因性嘔吐を疑う。
- 脱水・電解質異常の合併を疑う。
- 高齢者では誤嚥性肺炎合併を疑う。

CaseStudy

問題 25-1　　　　　　　　　　　　　　　　　　　　　　　　　　　E-59

医療面接

32歳の女性。今朝から悪心と嘔吐が出現した。腹部膨満感や腹鳴も伴うようになったため来院した。
重要でない質問はどれか。

A　喉が渇きやすいですか。　　　B　声がかすれますか。
C　便通はありますか。　　　　　D　最終月経はいつでしたか。
E　お腹の手術を受けましたか。

選択肢考察

○A　脱水や糖尿病性ケトアシドーシスの鑑別のために重要である。
×B　嗄声は声帯の局所炎症，声帯ポリープ，反回神経麻痺などで起こり，選択肢の中では最も重要性が低い。
○C　腸管通過障害の鑑別のために重要である。
○D　妊娠の鑑別のために重要である。
○E　術後癒着による腸閉塞の鑑別のために重要である。

正解　B

問題 25-2　　　　　　　　　　　　　　　　　　　　　　　　　　　E-59

身体診察

32歳の女性。今朝から悪心と嘔吐が出現した。腹部膨満感や腹鳴も伴うようになったため来院した。3日前から排便がない。口渇はなく，最終月経は7日前である。10年前に十二指腸潰瘍の手術歴がある。
腹部診察でみられる可能性が高いのはどれか。

A　腹壁静脈怒張　　　B　腸雑音消失
C　鼓音　　　　　　　D　波動
E　反跳痛

選択肢考察

×A　腹壁静脈怒張は肝硬変・肝不全に伴う悪心・嘔吐の鑑別に重要で，腹水による腹部膨満感も否定できないが，設問文からは可能性は低い。
×B　腸雑音消失は麻痺性イレウスや絞扼性イレウス進行期の所見であるが，設問文からは癒着性イレウス（単純性イレウス）と推測され，腸雑音（一般には「腹鳴」といわれる）は亢進するため可能性は低い。
○C　鼓音は腸閉塞などで腸管内にガスが充満している場合にみられる。排便なく，悪心・嘔吐，腹部膨満感，腹鳴があることから腸閉塞が推察され，最も可能性の高い所見である。
×D　波動は腹水が存在する時に認められる所見であり，腹水による腹部膨満感も否定できないが，設問文からは可能性は低い。
×E　反跳痛は腹膜刺激症状であり，腹膜炎などの鑑別に重要であるが，設問文からは可能性は低い。

正解　C

問題 25-3　E-59

検　査

　32歳の女性。今朝から悪心と嘔吐が出現した。腹部膨満感や腹鳴も伴うようになったため来院した。3日前から排便がない。口渇はなく，最終月経は7日前である。10年前に十二指腸潰瘍の手術歴がある。腹壁は膨隆し，腸雑音の亢進を認める。腹部打診で鼓音を呈するが，波動や筋性防御，反跳痛はみられない。
　まず行うべき検査はどれか。

- A　注腸造影
- B　胃液 pH 測定
- C　腹部超音波検査
- D　上部消化管造影
- E　腹部エックス線撮影

● 選択肢考察 ●

×A　注腸造影は大腸閉塞の原因検索のために行われるが，その前に腹部エックス線で閉塞部位推定を行うため，第一選択検査とはならない。

×B　胃液 pH は胆汁逆流などがあれば正常酸度を呈さず，胃内酸度決定が設問症例の病態・原因解明に寄与しないため第一選択検査とはならない。

×C　腹部超音波検査は空気の存在で解析能力が低下する。鼓音を呈することから腸管内にガスが充満していると推測されるため有効ではなく，第一選択検査とはならない。

×D　上部消化管造影は，腸閉塞の場合は非吸収性造影剤（バリウム）使用は**禁忌**である。閉塞部位確定のために水溶性造影剤を用いて行うことがあるが，その前に腹部エックス線で閉塞部位推定を行うため，第一選択とはならない。

○E　腹部エックス線撮影は腸閉塞（悪心・嘔吐，腹部膨満感，腹痛，排便なく，腹部膨隆，十二指腸潰瘍の手術歴）を疑う場合に第一選択となる検査で，鏡面像形成や拡張腸管の Kerckring（ケルクリング）雛壁，ハウストラなどにより閉塞診断や閉塞部位の推測が可能となる。

● 正解　E

問題 25-4　　　　　　　　　　　　　　　　　　　　　　　　　　　　　　　　　　　　　E-58

病態生理

　32歳の女性。今朝から悪心と嘔吐が出現した。腹部膨満感や腹鳴も伴うようになったため来院した。3日前から排便がない。口渇はなく，最終月経は7日前である。10年前に十二指腸潰瘍の手術歴がある。腹壁は膨隆し，腸雑音の亢進を認める。腹部打診で鼓音を呈するが，波動や筋性防御，反跳痛はみられない。腹部エックス線写真を示す。

　この症例の嘔吐と関連するのはどれか。

A　横隔膜挙上
B　瞬間的呼吸停止
C　食道壁弛緩
D　頻　脈
E　幽門部弛緩

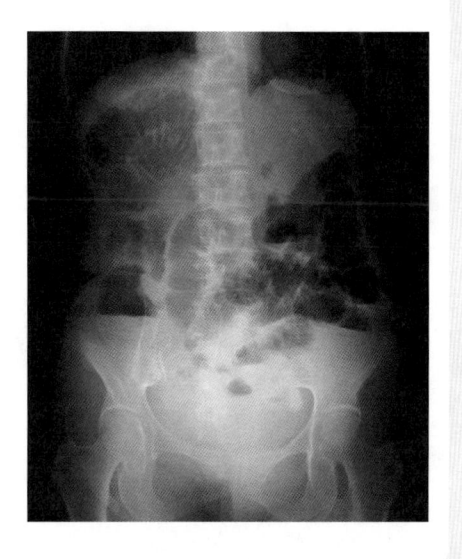

選択肢考察

　腹部エックス線撮影で腹部に鏡面像とKerckring雛壁を伴う拡張した腸管を認めることから，癒着による小腸閉塞が考えられる。拡張した閉塞部位口側腸管からの刺激が自律神経求心路を介して延髄の嘔吐中枢に達し，そこから体性神経遠心路を通じた刺激により，嘔吐運動に関わる各臓器・器官が協調して嘔吐を引き起こす。

×A　強い持続的腹筋収縮を伴う横隔膜下降が腹腔内圧や胃内圧の著明な上昇を引き起こして嘔吐運動につながるため，横隔膜挙上は不適切である。

○B　嘔吐時には声門の閉鎖により胃内容の気管内吸引が防止されるため，瞬間的な呼吸停止が起こる。

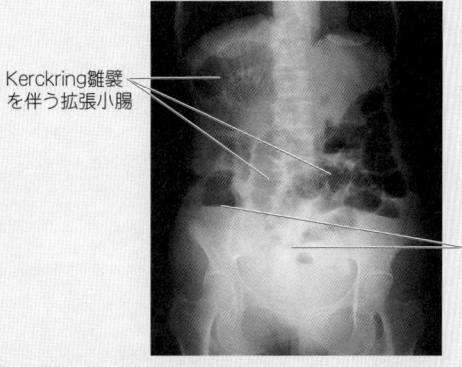

×C　嘔吐時には食道は活発に収縮し，逆行性蠕動が生じて胃内容を口腔に逆流させるため，食道壁弛緩は不適切である。

×D　嘔吐時には延髄嘔吐中枢に隣接する血管運動中枢が刺激され，血圧動揺に引き続き徐脈がおこるため，頻脈は不適切である。

×E　嘔吐反射が生じると胃幽門部は収縮し，胃内容が十二指腸に送り出されなくなる。

正解　B

問題 25-5　　　　　　　　　　　　　　　　　　　　　　　　　　　　　　E-58

初期治療

　32歳の女性。今朝から悪心と嘔吐が出現した。腹部膨満感や腹鳴も伴うようになったため来院した。3日前から排便がない。口渇はなく，最終月経は7日前である。10年前に十二指腸潰瘍の手術歴がある。腹壁は膨隆し，腸雑音の亢進を認める。腹部打診で鼓音を呈するが，波動や筋性防御，反跳痛はみられない。腹部エックス線写真で上腹部に鏡面像と Kerckring 雛壁を伴う拡張した腸管を認める。

　初期対応として適切なのはどれか。

A　胃管挿入　　B　経過観察
C　下剤投与　　D　高圧浣腸
E　腹腔穿刺

選択肢考察

○A　経鼻胃管（あるいはイレウス管）挿入は拡張腸管の減圧と腸管内容の吸引を目的として行われ，腸閉塞の第一選択初期治療である。
×B　明らかな小腸閉塞所見を呈しているため経過観察は不適切である。
×C　腸閉塞（特に閉塞性イレウス）での下剤投与は腸管穿孔の危険性があるため**禁忌**である。
×D　高圧浣腸は腸重積（大腸）の治療に用いられるが，小腸閉塞には有効ではないため不適切である。
×E　腹腔穿刺は腹水の試験穿刺やドレナージに用いられる手技であるため不適切である。

正解　A

CHAPTER 26 嚥下困難・障害

1 嚥下困難・障害とは

　痛み，神経筋障害，精神障害あるいは食道・口腔・咽頭・喉頭などの局所の問題で生じる嚥下機能の障害である。

2 病態生理

　嚥下は食塊を口腔から咽頭へ送り込み，咽頭から食道，さらに胃まで運搬する動作である。始めは意識的に行われるが，反射により不随意運動に移行する。嚥下は3段階に分けられる（図26-1）。

　第1相（口腔期）は，咀嚼した食塊を口腔から咽頭へ送り込む随意的な運動である。舌の上に集められた食塊は口腔を閉鎖し，舌の挙上や口腔内圧の上昇などにより咽頭腔に送り込まれる。

　第2相（咽頭期）は，咽頭に入った食塊が食道入口部を通過するまでであり，不随意運動である。口狭は縮小し，舌背の挙上と軟口蓋挙上筋の収縮により口蓋は挙上し，上咽頭が遮断される。また，舌骨とともに喉頭が前上方に移動し，喉頭蓋が後方に倒れて喉頭の入口部を覆う。同時に喉頭筋の作用で声門も閉じ，咽頭と気管の交通も遮断される。喉頭が前上方に挙上すると，下咽頭と梨状陥凹が開き，喉頭蓋谷に達した食塊は梨状陥凹に入り，食道入口部を通過する。

　第3相（食道期）は，食塊が食道に到達すると蠕動運動と重力により食道から胃に送られる。

　口腔，咽頭，食道粘膜からの求心性線維は三叉・舌咽・迷走神経であり，遠心性線維は舌下・三叉（第3枝）・舌咽・迷走神経である。反射の中枢は第四脳室底で，橋・延髄の広い範囲に嚥下中枢がある。

図26-1　嚥下の過程

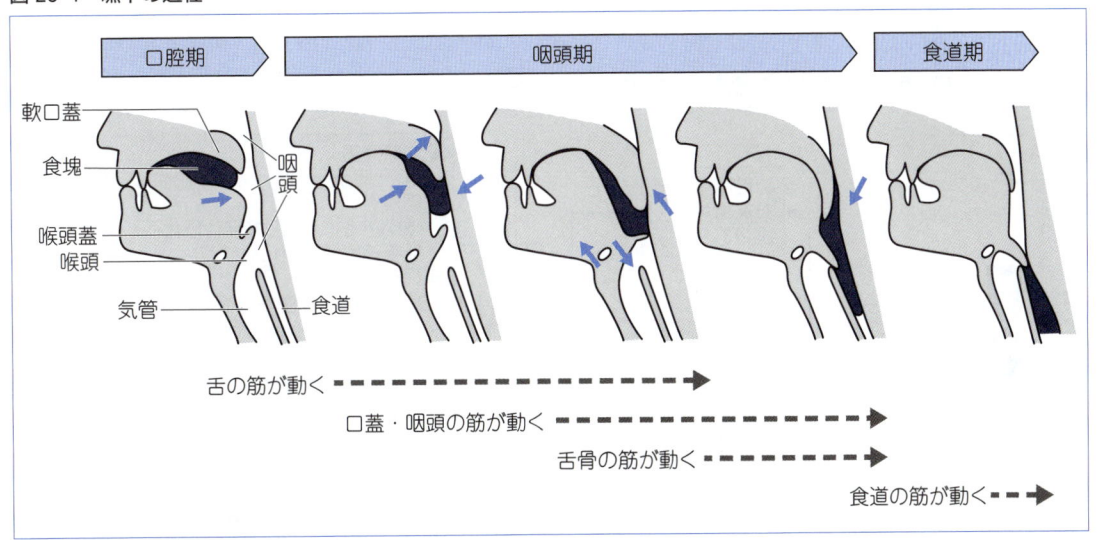

この中枢のさらに高位に大脳皮質運動領外側部の皮質中枢と，脳幹網様体がある。
嚥下障害はこれらのメカニズムの障害によって生じる。機械的に通過障害をきたす器質的障害と，食塊の運搬機能に障害をきたす機能的障害に大きく分けられる。

3 嚥下障害の見方，考え方

嚥下障害にも様々な原因があり，程度も多種多様である。重度な嚥下障害での多くは原因疾患が明らかであるが，原因疾患がはっきりしない場合は病歴の聴取や神経学的所見，画像診断などを用いて原因の追求を行わなければならない。軽度の嚥下障害では誤嚥の兆候を見逃さないことが重要である。また，口腔期から食道期までのどこに障害があるのかといった評価も同時に行っていく。

4 確定診断までのプロセス

嚥下障害の原因の検索と同時に，嚥下のどの段階に問題があるのか，どの程度の障害があるのかを調べる。原因の検索として，問診や既往歴の聴取，喉頭鏡や内視鏡を用いた局所の観察，血液検査，胸部エックス線，胸部CT，呼吸機能検査，頭部MRIなどを用いて疾患を検索する。嚥下障害の病態を評価するための嚥下機能検査としては嚥下造影検査，嚥下内視鏡検査などがある（図26-2）。

5 医療面接のポイント

・むせ・咳・喀痰：食事中から咳が出始め，食後にも咳が続いている場合は誤嚥を疑う。喀痰の量も増加する。
・食欲低下：上手に食べれないために食欲が低下したり，食事量が減少したりする。
・食事時間の延長・食事方法の変化：口に食物をためこんだまま，なかなか飲み込まないなど。

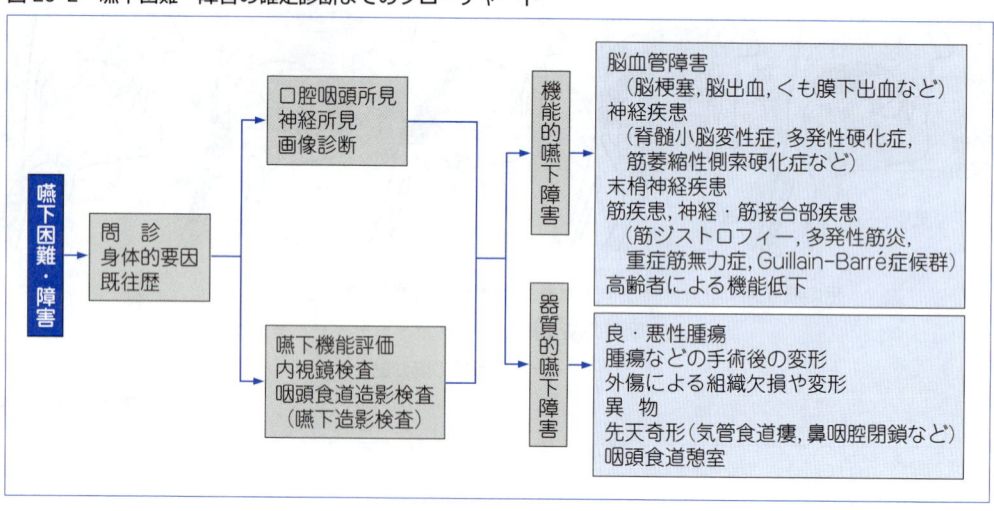

図26-2 嚥下困難・障害の確定診断までのフローチャート

- 肺炎の反復：誤嚥により呼吸器感染を繰り返していることがある。
- 鼻咽頭の逆流：食事が鼻に入ってしまう。また，鼻から食物が出てくることがある。
- 声の変化：嗄声，開鼻性，構音障害など。
- 既往歴：脳梗塞，脳出血などの基礎疾患は嚥下障害の鑑別に重要である。

6 身体診察のポイント

(1) 高次大脳機能の評価

　食事を摂取するためには，常に覚醒した状態で，食事を取ることに意欲があり，食物を認識し，食事という行動を理解していなければならない。嚥下障害をみるには，意識レベル，知能，認知機能（失語，失行，失認）の評価も行わなければならない。

　①意識障害：Japan Coma Scale などを用いる。少なくとも 1 桁でなければ嚥下は困難である。
　②知能・認知障害：精神遅滞，認知症などを確認する。

(2) 脳神経の評価

　摂食，嚥下にかかわる脳神経は，三叉・顔面・舌咽・迷走・舌下神経であり，これらの神経障害を評価しなければならない。

　①開閉口，歯牙・義歯の状態の検査
　②舌の動き，萎縮や不随意運動の有無（舌下神経）
　③カーテン徴候の有無
　④口蓋反射：左右の前口蓋弓を軽くこすると軟口蓋が挙上する運動
　⑤咽頭反射：咽頭後壁を軽くこすると軟口蓋が挙上する運動
　⑥絞扼反射：舌根部や咽頭を刺激すると咽頭閉鎖，軟口蓋挙上などが起こり嘔気を伴う
　⑦声帯の動きなど

　その他，栄養状態の確認，発熱の有無，体重の変化，脱水の有無について診察する。呼吸・排痰機能を聴診などで確認する。音声の変化にも着目する。

7 検査のポイント

　嚥下機能の検査としては，内視鏡による評価と嚥下造影検査が頻繁に用いられている。

　内視鏡検査では軟性内視鏡を用いて経鼻的に挿入し，鼻咽頭，中咽頭，下咽頭，喉頭を観察する。嚥下を行わない状態での観察と嚥下させた状態での観察を行う。

　嚥下造影検査は咽頭食道造影検査とも VF 検査（video fluorogram examination）と呼ばれており，造影剤を飲んでもらい，エックス線透視下に口腔から食道へ造影剤が流れるのを観察する。透視像は動きが速いため，後から評価できるように録画を行う。

CaseStudy

問題 26-1　　　　　　　　　　　　　　　　　　　　　　　　　　　　　　E-61

医療面接

75歳の男性。食事するとむせることが多いという。咳，痰のからみを認める。脳梗塞の既往がある。嚥下障害を診断するのに**重要でない**のはどれか。

- A　最近肺炎を起こしたことがありますか。
- B　下痢をしていますか。
- C　最近痩せてきましたか。
- D　食事に時間がかかりますか。
- E　食欲はありますか。

選択肢考察

- ○A　反復する肺炎は誤嚥を疑う。
- ×B　下痢では食欲の低下などをきたす可能性はあるが，嚥下の機能には関係していない。
- ○C　嚥下障害では，栄養摂取不良のため体重減少が起こる。
- ○D　食べ物を口に含んだままなかなか飲み込めなかったりすると食事の時間が延長する。
- ○E　上手に食べれないため食欲が低下することがある。

正解　B

問題 26-2　　　　　　　　　　　　　　　　　　　　　　　　　　　　　　E-61

身体診察

82歳の女性。認知症を認めている。咳と痰が多く，肺炎を繰り返しているため受診した。嚥下障害を診断するために**重要でない**のはどれか。

- A　体温測定　　B　体重測定
- C　身長測定　　D　胸部の聴診
- E　頸部の触診

選択肢考察

- ○A　肺炎による発熱の観察は必要である。ただし，高齢者の場合，肺炎を起こしていても発熱がないこともあり注意を要する。
- ○B　体重の減少も観察する。
- ×C　身長との関連はない。
- ○D　呼吸状態，肺の雑音はないかを聴診する。
- ○E　頸部の腫瘍性病変の有無についても確認する。

正解　C

問題 26-3

検 査

65歳の女性。昨日からふらつきを認め，食事するとむせて食べれないため受診した。嗄声も認める。カーテン徴候を認め，一側声帯の麻痺と右手足の温痛覚の低下を認める。

嚥下障害の原因検索を行うのに<u>重要でない</u>のはどれか。

A 頭部 MRI
B 嚥下造影検査
C 内視鏡検査
D 眼振検査
E 心電図検査

選択肢考察

○A 症状から Wallenberg（ワレンベルク）症候群が疑われ，頭蓋内の検査が必要。
○B 嚥下障害の有無，程度を把握する。
○C 声帯の動き，嚥下時に誤嚥があるかなどを観察する。
○D Wallenberg 症候群ではめまいを生じ，眼振が出現することもある。
×E Wallenberg 症候群は延髄外側の病変によって生じるため，まずは頭部の検査を行う。

正解　E

CHAPTER 27 食思（欲）不振

1 食思（欲）不振とは

自然の欲求として体を維持するための食事を摂取しようとする意欲が減少した状態。

2 病態生理

食欲は，消化管にある受容体を介して行われる末梢的な因子と，大脳皮質や視床下部を介して行われる中枢的な因子が組み合わさって調節されている。病態生理から食欲不振を考えるとき，中枢制御の考え方を理解することが必要である。

摂食行動の中枢制御はラットやネコの脳の実験によってわかってきた。視床下部の外側寄りに摂食行動を促進する摂食中枢があり，内側に摂食行動を抑制する満腹中枢が存在する。この2つの中枢が互いに相反する作用を有している（中野弘一：食欲不振．臨床看護 18：1425-30，1990）。

副腎皮質刺激ホルモンやアンフェタミンなどの覚醒物質は満腹中枢を介して食欲不振を起こす。グレリン，グルカゴン，ソマトスタチン，コレシストキニンも満腹中枢を介して食欲を抑制する。レプチンは視床下部に働きかけて摂食を抑制し，長期間の体重の維持に中心的な役割を担っているとされている。また TNFα，IL-6，IL-1，IFN-γ，CNTF（毛様体神経細胞栄養因子），LIF（白血病抑制因子）など様々なサイトカインが悪液質を引き起こし，食欲不振や発熱などを起こす。

その他，視覚・嗅覚・味覚などの変化，遺伝的要因，心理的要素，社会的要素など様々な影響を受けて食欲は決定される。

3 食思（欲）不振の見方，考え方

食欲不振はすぐに医学的な疾患と結び付けて考えるものではなく，体重減少を伴うものであるかどうかを確認してから考えることが必要である。

体重減少を伴う食欲不振は大きく，中枢性障害によるものと，末梢の臓器の原疾患によるものとに分けて考えるとよい。

中枢性は，脳に器質的な障害が存在していることにより食欲不振を呈するものに加え，機能的さらには心因的な要因による場合も含めて考える。

末梢性では様々な臓器の悪性腫瘍などの疾患の存在に伴い，食欲不振を示す。

また，高齢者の食欲不振では，嚥下の障害や認知の障害により症状が修飾されている可能性があり，その点を考慮して評価する必要がある。

4 確定診断までのプロセス

食欲不振を伴う体重減少の鑑別すべき疾患は広範囲にわたる（表 27-1，図 27-1）。

摂食中枢の異常に関係するものとしては，①脳腫瘍や脳血管障害などによって，直接周囲からの圧迫

表 27-1 食思（欲）不振の鑑別診断の対象疾患

A．中枢性（一次性食欲不振）
　①視床下部の摂食中枢の障害
　　・脳腫瘍，脳血管障害など
　②摂食中枢の機能異常
　　・神経性食思（欲）不振症
　　・うつ病
　③心理的要因
　　・失恋・受験の失敗などの心因性食欲不振
　　・神経症
B．二次性食欲不振
　①消化器疾患
　　・急性肝炎，萎縮性胃炎
　②悪性腫瘍
　　・膵癌，胃癌
　③内分泌疾患
　　・汎下垂体機能低下症，副腎皮質機能低下症
　④腎疾患
　　・尿毒症，慢性腎炎
C．高齢者の食欲不振
　　・嚥下障害
　　・誤嚥性肺炎
　　・認知症

を含め，視床下部にある摂食中枢に影響を与えるもの，②摂食中枢の機能的な障害の関与が想定されている神経性食思（欲）不振症，③失恋，受験の失敗など心因性と考えられる食欲不振，神経症による食欲不振やうつ病による食欲不振，などが想定される。

また体の一部の機能や器質的障害により食欲不振をきたす病態は，すべての臓器や疾患で起こり得るものである。その中で代表的なものとしては，次のようなものがある。消化器疾患では萎縮性胃炎や急性肝炎の初期，膵癌をはじめ多くの疾患・病態で食欲不振を起こす。また汎下垂体機能低下症，副腎皮質機能低下症などの内分泌疾患でも強い食欲不振を示す。さらに尿毒症では食欲不振は病勢の指標となる重要な症候であり，消炎鎮痛薬の長期使用，アルコールの多飲，中毒疾患でもしばしば強い食欲不振を呈する。

さらに高齢者では食欲不振は非常に多い訴えである。高齢者では一見食欲不振のようであっても，背景に誤嚥性肺炎が潜んでいたり，嚥下障害のために食事がとりにくい場合がある。認知障害による食行動の異常としては食事への意欲の低下，拒食などの症状が重要で，覚醒水準の低下が影響している場合もある（長屋政博：食欲不振と食行動の異常．Geriatric Med 17：631-4，2009）。

5　医療面接のポイント

・精査を行う前に，本当に体重減少を伴う食欲不振なのかどうかを確認することが必要である。体重減少を伴う食欲不振があると考えられる時は，いつから始まったかをしっかりと問診する。食欲不振に伴う体重減少が問診にてはっきりしない場合は，ベルトの穴の位置が変わったかどうかや洋服のサイズが余るようになったかどうかなどを問診してみる。

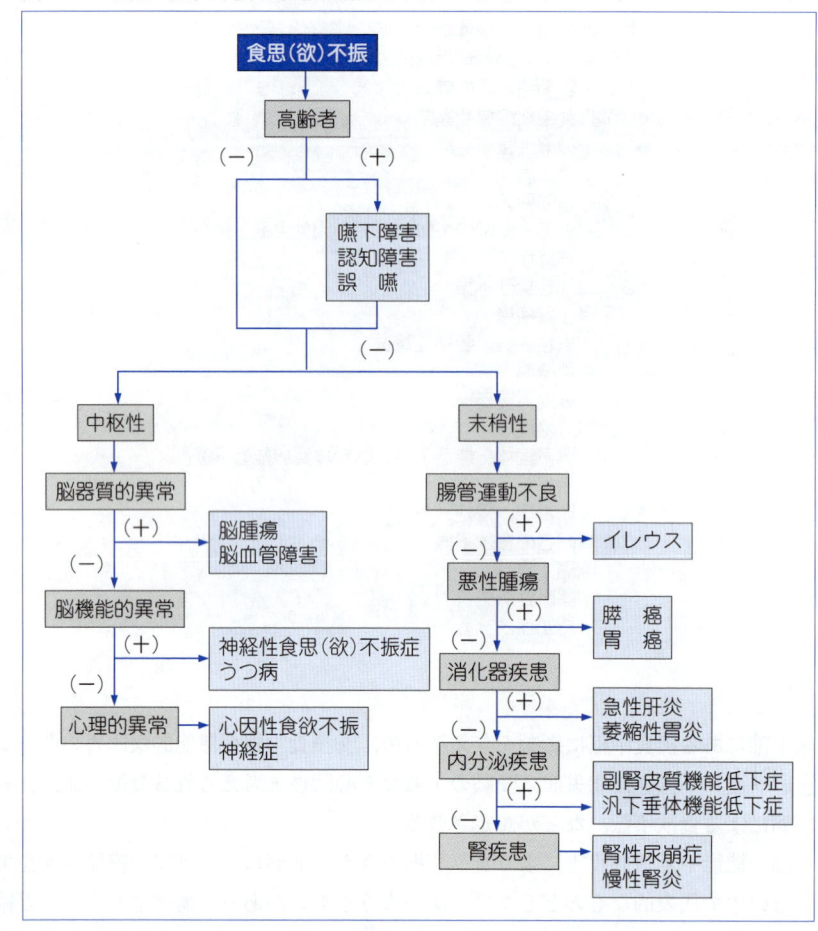

図 27-1 食思（欲）不振の確定診断までのフローチャート

- 発熱，疼痛，息切れやせき，動悸，神経疾患の存在に注目して問診する。
- 消化機能については例えば摂食困難，誤嚥，悪心・嘔吐，便通障害などについても問診する。
- 旅行歴，喫煙，飲酒，薬物などの問診が必要である。また，既往歴，手術歴，家族歴が重要であることはいうまでもない。

6　身体診察のポイント

- 体重測定やバイタルサインの測定から始める。
- 皮膚については，蒼白ではないか，ツルゴールは低下していないかを診る。手術痕などを探す。
- 乳幼児では時々認められる口腔カンジダ症，歯科疾患，甲状腺腫大，リンパ節腫脹，呼吸・循環系の異常などを診る。
- 腹部では腸管運動のグル音の確認は重要である。男性では前立腺の触診と診察時に採取した便の潜血検査が必要であり，女性では子宮全摘術を受けていても骨盤内の精査が必要である。

7 検査のポイント

- まず末梢血液像を含む血算と血糖，電解質，肝機能，腎機能，カルシウム，甲状腺ホルモン，検尿，胸・腹部エックス線撮影などの検査を行う．腹部エックス線撮影では，ニボーを伴うガス像を確認することが重要である（イレウスの診断）．
- さらに追加して行うものとして，HIV 感染のリスクのある患者では HIV 抗体検査の必要がある．
- 女性では乳房のマンモグラフィや腟のスメア細胞診が必要である．
- 食欲不振に体重減少を伴う場合は悪性腫瘍のスクリーニング検査を行う必要がある．
- 消化器系の徴候や症状が認められ，体重減少も伴う場合は，上部・下部消化管内視鏡，CT，MRI による腹部画像検査が必要である．
- 60 歳以上では食欲不振を伴う体重減少が認められることが多く，平均して年 5%程度の体重減少を起こすことが一般的であり，したがって高齢者の体重減少は疾病の存在を必ずしも示唆するものではない．
- 食欲不振に体重減少が伴う場合，計画性のない精査を繰り返すよりは，注意深い経過観察が必要である．
- 精神医学的には意識の評価や抑うつのスクリーニングは必ず行う必要がある．

CaseStudy

問題 27-1　　　　　　　　　　　　　　　　　　　　　　　　　　　　　　　E-63

医療面接

16 歳の女子。体重減少と無月経を主訴として母親に連れられて受診した。太ることを気にして極端な食事となり，生野菜と低カロリーとされているもの以外は摂取しない。身長 156 cm，体重は 3 か月前より 10 kg 痩せて現在 35 kg である。

重要でない質問はどれか。

A　体重が回復することを怖いと感じていますか。
B　今も太っていると感じていますか。
C　体重減少を治療しようと思っていますか。
D　受診には抵抗がありましたか。
E　ストレスはありますか。

選択肢考察

食欲不振の原因として神経性食思（欲）不振症が最も可能性の高い病態である。

○A　肥満恐怖は診断に必要な要件である。
○B　ボディイメージの障害は診断の要件である。
○C　体重減少を治療しようとしているかどうかは診断の要件である。
○D　神経性食思（欲）不振症では受療抵抗が強く，初診時受療行動を取り上げることは重要である。
×E　神経性食思（欲）不振症が疑われるが，ストレスの有無は診断の要件ではない。

正解　E

問題 27-2　　　　　　　　　　　　　　　　　　　　　　　　　　　　　　　E-63

身体診察

20 歳の男性。特に誘因なく食欲不振を伴う体重減少が続いている。最近早朝に頭痛を感じることが多く，朝に嘔気を伴わずに嘔吐することもある。臨床検査では末梢血や生化学検査では異常を認めず，内分泌機能検査でも異常を認めない。心電図や胸部エックス線撮影でも異常を認めない。

症候からさらに鑑別を進めるうえで想定し得る所見はどれか。

A　口腔粘膜の色素沈着
B　両眼瞼の浮腫
C　眼底の乳頭浮腫
D　四肢の硬性浮腫
E　両下肢の圧痕を認める浮腫

選択肢考察

食欲不振の原因として頭蓋内圧の亢進が最も想定される病態である。

×A　口腔粘膜の色素沈着は Addison（アジソン）病に特徴的な所見である。
×B　両眼瞼に認める浮腫は腎疾患や心不全時に特徴的な所見である。
○C　眼底の乳頭浮腫は脳圧亢進時に特徴的な所見である。
×D　四肢の硬性浮腫は粘液水腫に特徴的な所見である。
×E　両下肢の圧痕を認める浮腫は心不全時に特徴的な所見である。

正解　C

問題 27-3　E-63

検　査

40歳の女性。最近，食欲不振に伴う体重減少が気になり受診した。強い脱力感と倦怠感が続いている。寒さに弱くなったと感じている。また，めまいや立ちくらみを感じることが多い。血清生化学所見：Na 128 mEq/L, K 5.0 mEq/L, 空腹時血糖 66 mg/dL, UN 24 mg/dL, クレアチニン 0.7 mg/dL。ホルモンの異常を想定して精査を行うこととなった。

選択すべき検査はどれか。

A　GnRH 負荷試験
B　デキサメサゾン抑制試験
C　ACTH 刺激試験
D　経口ブドウ糖負荷試験
E　アルギニン負荷試験

選択肢考察

食欲不振の原因として Addison 病が最も想定される病態である。

× A　GnRH 負荷試験は LH と FSH の分泌予備能を調べる検査である。
× B　デキサメサゾン抑制試験はコルチゾールの抑制機能を調べるための検査である。
○ C　ACTH 刺激試験は副腎皮質のコルチゾールやアルドステロンの分泌予備能を調べるための負荷試験である。
× D　経口ブドウ糖負荷試験は糖尿病患者の血糖とインスリン分泌予備能を調べることができる。
× E　アルギニン負荷試験は GH の分泌予備能を調べる負荷試験である。

正解　C

問題 27-4　E-62

病態生理

食欲はホルモンと複雑なネットワークによって調節されている。
食欲を抑制しない物質はどれか。

A　インスリン
B　グルカゴン
C　レプチン
D　アンフェタミン
E　TNFα

選択肢考察

× A　低血糖になりインスリンが抑制されるとグルコース利用が低下し，食欲が低下する。
○ B　グルカゴン，グレリン，コレシストキニンなどは満腹中枢に働きかけて摂食を抑制する。
○ C　レプチンは食欲を刺激する視床下部神経ペプチド Y の放出を抑制して食欲を低下させる。
○ D　アンフェタミンやコカインは満腹中枢に作用して食欲不振を起こす。
○ E　TNF（腫瘍壊死因子）αや IL（インターロイキン）-6 などのサイトカインは悪液質を引き起こし，食欲不振などの症状を引き起こす。

正解　A

問題 27-5

初期治療

　45歳の男性。6か月前ころより胃部不快感と吐き気が始まり，食欲不振となり体重が3キロ減少した。近医を受診したところ悪性腫瘍を疑われ，消化管内視鏡や腹部超音波検査により精査を受けたが異常は認められなかった。最近睡眠が浅く早朝に覚醒する。意欲がなく新聞も読む気がしない。

　有効な治療薬はどれか。

A　ベンゾジアゼピン受容体作動薬

B　セロトニン 1B/1D 受容体作動薬

C　D_2 受容体遮断薬

D　選択的セロトニン再取り込み阻害薬

E　β受容体遮断薬

● 選択肢考察 ●

食欲不振の原因としてうつ病が最も可能性の高い病態である。

×A　ベンゾジアゼピン受容体作動薬は神経症の治療薬である。

×B　セロトニン 1B/1D 受容体作動薬は片頭痛の治療薬である。

×C　D_2 受容体遮断薬は統合失調症や食欲不振の治療薬である。

○D　選択的セロトニン再取り込み阻害薬はうつ病の治療薬である。

×E　β受容体遮断薬は高血圧症や不整脈の治療薬である。

● 正解　D

CHAPTER 28 便秘・下痢

1 便秘・下痢とは

便秘は，患者が便秘と訴えた時に「便秘」とする症候群である（排便回数や量の減少や便の性状は問わない）。下痢は糞便中の水分量過剰の状態である。

2 病態生理

排便のメカニズムと便秘と下痢

通常は小腸内容物から栄養物が吸収され，大腸で水分が吸収されて固形化した糞便となり，S状結腸に達する。さらに排便が誘発されるのは，メカニズムとして3相が考えられている。第Ⅰ相は食物摂取による刺激で結腸の運動が誘発されるもので，胃結腸反射といわれている。歩行や喫煙その他によって誘発されることもある。次に，糞便が直腸壁を刺激すると刺激が骨盤神経から延髄に伝達され，延髄に刺激が到達して便意を意識する（第Ⅱ相）。便意を催すと腹筋の持続的収縮，横隔膜の吸気停止による腹腔内圧の増大によって糞便が前進して，直腸の収縮，肛門挙筋の収縮によって押し出される（第Ⅲ相）。押し出された糞便は肛門括約筋の弛緩によって肛門から排泄される。

「便秘」はこのメカニズムの過程で機能的あるいは器質的異常を生じたときに排便困難として起こる。機能的な原因として，生活習慣や常用薬物の影響による結腸の運動減退，あるいは結腸のけいれんや，多忙などで排便を我慢する生活習慣，腹部手術後や高齢による排便時の腹圧低下などがある。器質的なものとしては，腸の通過障害や結腸の形態異常が背景にあると，慢性あるいは急性の便秘の原因となる。

「下痢」は腸管内容の水分吸収の減少，腸からの分泌増加が背景にある。食物からの水分量と唾液，胃液，膵液，胆汁などで約9Lの水分が1日に消化管内に流入あるいは分泌されているといわれている。小腸の吸収能でほとんどが再吸収され，回盲弁を超えて大腸に入るのは500〜600 mLで，正常糞便中には100〜200 mL程度が含まれるに過ぎない。したがって，小腸の吸収能の低下や炎症などによる消化液や体液の大量分泌などが起これば，腸管内に大量の水分排泄が起こり，結果として下痢便となる。これらには細菌や細菌性毒素，薬物，刺激物質，ホルモン物質や腸管内分泌亢進物質などの様々な誘因がある。

3 便秘・下痢の見方，考え方

排便が思うようにできない状態を便秘とし，糞便の水分含有が多い場合を下痢としている。しかし，排便が困難で便の性状が軟らかい，あるいは軟便・下痢状にもかかわらず結腸の運動機能が亢進して局所のけいれんのために排便困難で便秘が主訴の場合がある。患者は便意があっても糞便の結腸内通過に支障をきたし，苦痛のために便秘を訴える。すなわち，一般的に推定される結腸の運動機能低下による糞便の通過不良と，結腸および直腸の緊張亢進のための糞便の通過困難とで，いずれも便秘の症候を示す。後者は腸管けいれんなどの運動亢進をきたす身体的背景がある。すなわち症候は同じでも治療法は相反する。

便秘・下痢のいずれにおいても，症候の発生が急性の場合と，慢性的あるいは習慣的な症例の場合とがある．突如として発症する急性の場合には，消化管に急激な通過障害をきたしたと考える必要がある．便秘であれば腸管内容物の通過不全状態が生じたと推測すべきであり，器質的な通過障害と2次的な通過障害により起こる運動機能障害を考えねばならない．前者は内科的な治療では対応が不可能であり，後者は背景疾患や使用薬剤について検討すべきである．

また，下痢の原因が感染か非感染かについて速やかに鑑別診断しなければ生命にかかわり，時には二次感染の危険がある．そのためには発熱の有無，便の性状，感染に特徴的な身体症状の早期把握と生活環境や食生活の変化について充分な解析が大切である．さらに急性感染症と慢性感染症があるので，診断・治療には十分な配慮が必要である．

4　確定診断までのプロセス

(1) 便秘の確定診断までのプロセス（表 28-1, 図 28-1）

急性か？ 慢性か？ の鑑別診断が原疾患の早期発見と治療につながり，患者の生命予後に大きく影響する．すなわち急性便秘には時に腸閉塞や急性腹膜炎などの基礎疾患があり，その原因として悪性疾患の頻度が高いためである．慢性においては日常生活習慣や環境をはじめとして背景疾患（糖尿病や脳神経疾患，脊髄損傷など）や合併症の治療に使用されている薬剤の薬理作用を無視できない．すなわち器質的疾患が原因か？ 消化管の機能的障害が原因か？ の早期鑑別が大切である．

表 28-1　便秘の鑑別診断の対象疾患

A．急性便秘
　①一過性便秘（機能性）
　　・食物摂取量の減少，残渣に乏しい食物摂取，旅行などで食物や生活環境に変化があるとき，薬剤性（抗コリン薬，コデイン，Parkinson 病治療薬，自律神経遮断薬など），低カリウム血症，急性熱性疾患など
　②器質性便秘
　　・腸疾患（腸閉塞，直腸・肛門の急性炎症），胃疾患（幽門狭窄，急性胃拡張），その他の腹腔内の疾患（急性腹膜炎，膵臓・胆道・子宮付属器・子宮の急性炎症）

B．慢性便秘
　①器質性便秘
　　・先天性：Hirschsprung 病，S 状結腸過長症
　　・後天性：腸狭窄，大腸癌，肛門癌，腸管癒着，腸管外性圧迫，大腸憩室症など
　②機能性便秘（常習性便秘）
　　　糞便の通過する結腸の機能的状態によって，結腸性便秘，けいれん性便秘，直腸性便秘に分け，原因・病態に対する治療が行われる．
　　・結腸性便秘：結腸の部分的機能亢進によるけいれんや，結腸の緊張減退の継続による運動の低下により排便の不完全感が継続．腸管の緊張や運動低下により糞便の硬さや性状は異なる．
　　・けいれん性便秘：軟便で下痢状の糞便であっても排便困難のため便秘を起こす．一般に結腸の持続性けいれんによる．
　　・直腸性便秘：便意の我慢の習慣や腹筋力の低下，肛門病変による便秘．
　③症候性便秘
　　・胃十二指腸潰瘍などによる間接的影響，心不全，内分泌疾患，薬物中毒，脳神経疾患，脊髄疾患などによる随伴症状

図 28-1　便秘の確定診断までのフローチャート

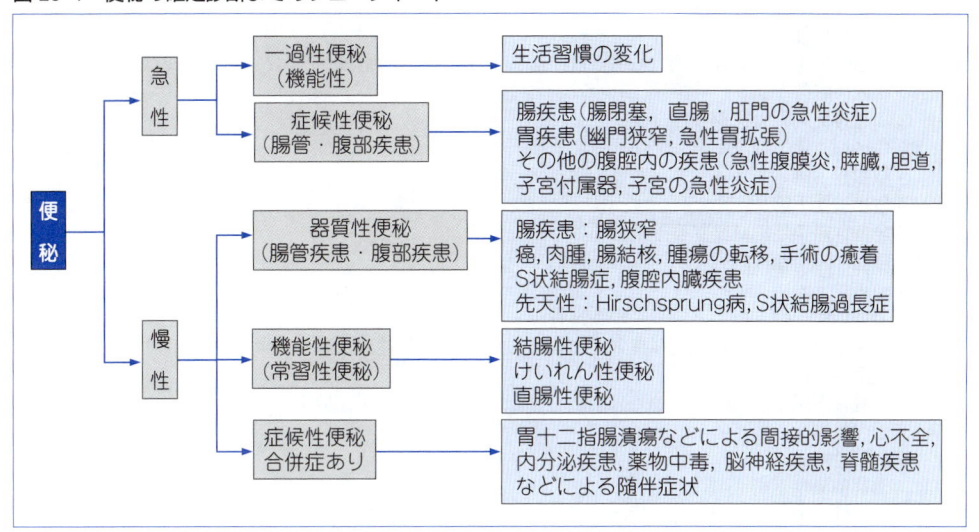

```
                  ┌─ 一過性便秘 ──── 生活習慣の変化
            ┌ 急性┤   （機能性）
            │     │
            │     └─ 症候性便秘 ──── 腸疾患（腸閉塞，直腸・肛門の急性炎症）
            │        （腸管・腹部疾患）  胃疾患（幽門狭窄，急性胃拡張）
            │                            その他の腹腔内の疾患（急性腹膜炎，膵臓，胆道，
            │                            子宮付属器，子宮の急性炎症）
   便秘 ────┤
            │        ┌─ 器質性便秘 ──── 腸疾患：腸狭窄
            │        │   （腸管疾患・腹部疾患）癌，肉腫，腸結核，腫瘍の転移，手術の癒着
            │        │                        S状結腸症，腹腔内臓疾患
            │        │                        先天性：Hirschsprung病，S状結腸過長症
            └ 慢性 ──┤
                     │  機能性便秘 ──── 結腸性便秘
                     │  （常習性便秘）　けいれん性便秘
                     │                  直腸性便秘
                     │
                     └─ 症候性便秘 ──── 胃十二指腸潰瘍などによる間接的影響，心不全，
                        合併症あり       内分泌疾患，薬物中毒，脳神経疾患，脊髄疾患
                                         などによる随伴症状
```

（名尾良憲：主要症候からみた鑑別診断学．金芳堂，2003 より引用，一部改変）

(2) 下痢の確定診断までのプロセス（表 28-2, 図 28-2）

　急性感染性下痢，急性非感染性下痢，慢性感染性下痢，慢性非感染性下痢があり，一元的に下痢症として対応することは患者の生命に危険を及ぼすことがある．発症状況により急性下痢か慢性下痢かの鑑別を行い，それぞれについて感染性と非感染性の鑑別を行う．基本として，糞便に含まれる検査情報と腸疾患の鑑別診断が大切である．

5　医療面接のポイント

(1) 便秘の医療面接のポイント

a．便秘の発症様式
　①症状発現時の状況：症状の発現は**急性**？　**慢性**（習慣性）？
　　さらに症状持続と増悪の有無と，排便時に苦痛を伴うか否か？
　②糞便の形や硬さ：通常，便は有形を呈するが，便秘の自覚症状にもかかわらず**軟便で細い**（けいれん性便秘），あるいは**兎糞状の便塊**の有無，下部結腸の憩室炎による**局所けいれんのために排便困難**をきたし便秘と自覚している，など．

b．既往歴
　①腹部手術歴や合併症：**薬物の随伴症状**によることがある．
　②既往歴は重要：腹膜炎，腹部内臓手術，肛門疾患，脊髄疾患，脳神経疾患などが背景にみられる．
　　また腹部手術の癒着や腫瘍の再発による**急性腸閉塞**の症状として**便秘が初発症状**のことがある．

c．生活習慣と症状
　①食物内容：低残渣食物摂取の習慣や一日の摂取量の多寡は，糞便の量に大きく影響して便秘の原因となる．
　②合併症の治療薬：使用している**向精神薬**，抗コリン薬，経口的吸着剤などが原因のことがある．

CHAPTER 28　便秘・下痢　● 233

表 28-2　下痢の鑑別診断の対象疾患

A．急性感染性下痢
　①細菌性下痢：細菌性赤痢，細菌性食中毒（サルモネラ，腸炎ビブリオ，カンピロバクター，病原大腸菌，ブドウ球菌），コレラ
　②真菌性下痢：カンジダ症
　③ウイルス性下痢
　④原虫性下痢
　⑤寄生虫性下痢
　⑥全身性感染症に続発する下痢
B．急性非感染性下痢
　①単純性下痢
　②アレルギー性下痢：アレルギー性胃腸炎
　③化学性食中毒：動物性自然食中毒（有毒魚介類），植物性自然毒食中毒（キノコ類）
　④薬剤性下痢
　⑤神経性下痢
　⑥虚血性腸炎
　⑦放射性腸炎
C．慢性感染性下痢
　①細菌性下痢：急性腸管感染症より慢性化，菌交代症，腸結核
　②真菌性下痢
　③原虫性下痢
　④全身性感染症に続発する下痢
D．慢性非感染性下痢
　①非特異性腸炎：潰瘍性大腸炎，Crohn 病
　②腸腫瘍：癌，悪性リンパ腫，ポリポーシス，カルチノイド腫瘍，大腸エンドメトリオージス，絨毛腺腫
　③結腸憩室
　④腸管癒着
　⑤吸収不良症候群
　⑥タンパク漏出症
　⑦乳糖不耐症（乳糖分解酵素欠乏症）
　⑧過敏性腸症候群
　⑨全身性疾患に合併する下痢：内分泌性下痢，代謝性下痢，膠原病によるもの

　③排便の特徴：排便の間隔，一日の便の回数（**けいれん性は回数が多い**），便の硬さ，太さや形，便の**出始めと後の便の硬さ**，太さ，色の違い，粘液混入など。
　④排便時の自覚症状：**腹痛**，膨満感，**残便感**など。
　⑤生活環境：**ストレス**，社会的緊張，**職業病**（鉛中毒，亜鉛中毒）。
d．排便時以外の随伴症状
　嘔気・嘔吐，めまい，**発熱**，腹部膨満感，腹痛，倦怠感，心悸亢進，疲労感，肩こり，食欲不振，四肢の冷感などの**自律神経失調**などを訴えることがある。

(2) 下痢の医療面接のポイント
1) 急性下痢：**発熱あり**→急性感染性腸炎（腸管伝染病，細菌性食中毒）
　　　　　　　発熱なし→化学物質食中毒，急性消化不良，アレルギー性腸炎
2) 慢性下痢：排便時の特徴による病変部位の鑑別
a．便通の回数
　①少量で便意促迫はない：小腸・右側結腸に疾患を推測

図28-2 下痢の確定診断までのフローチャート

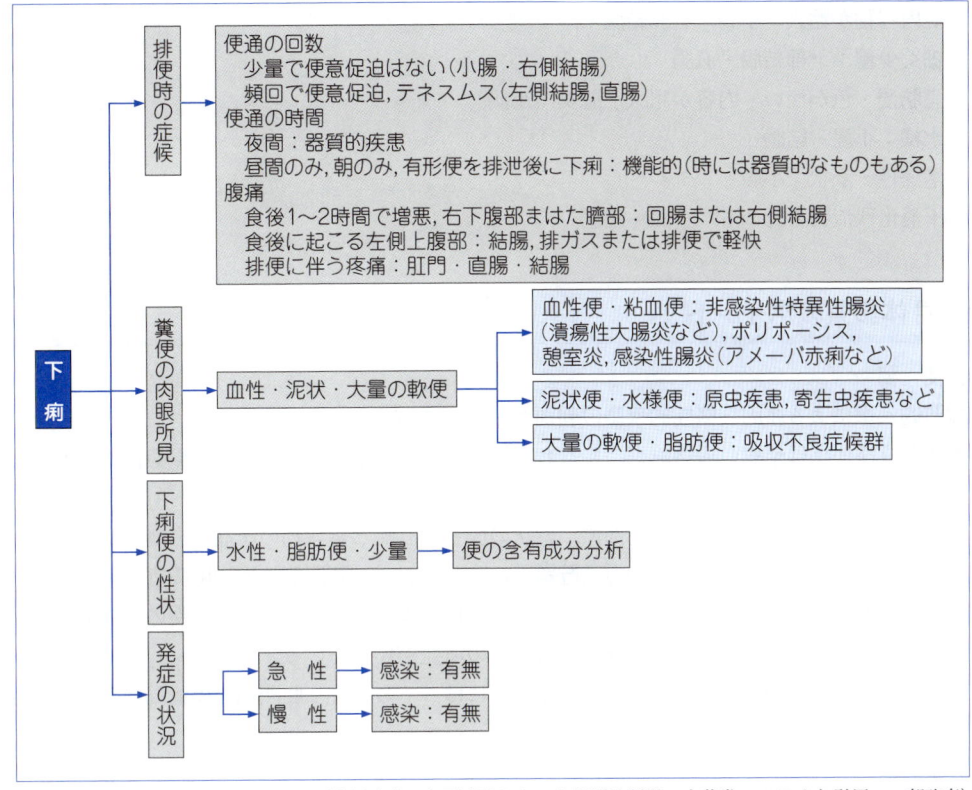

|下痢|→|排便時の症候|→|便通の回数
　少量で便意促迫はない（小腸・右側結腸）
　頻回で便意促迫, テネスムス（左側結腸, 直腸）
便通の時間
　夜間：器質的疾患
　昼間のみ, 朝のみ, 有形便を排泄後に下痢：機能的（時には器質的なものもある）
腹痛
　食後1〜2時間で増悪, 右下腹部まはた臍部：回腸または右側結腸
　食後に起こる左側上腹部：結腸, 排ガスまたは排便で軽快
　排便に伴う疼痛：肛門・直腸・結腸|

糞便の肉眼所見 → 血性・泥状・大量の軟便
- 血性便・粘血便：非感染特異性腸炎（潰瘍性大腸炎など）, ポリポーシス, 憩室炎, 感染性腸炎（アメーバ赤痢など）
- 泥状便・水様便：原虫疾患, 寄生虫疾患など
- 大量の軟便・脂肪便：吸収不良症候群

下痢便の性状 → 水性・脂肪便・少量 → 便の含有成分分析

発症の状況 → 急性／慢性 → 感染：有無

（名尾良憲：主要症候からみた鑑別診断学. 金芳堂, 2003 より引用, 一部改変）

　②頻回で便意促迫, テネスムス：左側結腸, 直腸に疾患を推測
b．便通の時間
　①夜間のみ：消化管の器質的疾患を推測
　②昼間のみ, 朝のみ, 有形便を排泄後に下痢：機能的疾患（時には器質的なものもある）
c．腹痛の特徴と病変部位の予測
　①食後1〜2時間で増悪, 右下腹部または臍部：回腸または右側結腸の炎症またはけいれん
　②食後に起こる左側上腹部：結腸の炎症によるけいれん
　③排便に伴う疼痛：排ガスまたは排便で軽快し, 打診で鼓音を呈するときは, 結腸の炎症によるけいれんや通過障害（肛門・直腸・結腸疾患）が推測される。
d．大便中に血液
　①新鮮血：下部結腸に病変部位を推測
　②潜血：一般に中部結腸よりも上部
　③黒色・赤褐色：右側結腸または上部
e．粘液を含むときの病変部位
　①大便とともに排泄：結腸
　②多量に排泄：左側結腸

f．便の量と性状による病変部位
　①便内容物が粗大：小腸・右側結腸
　②細く少量：下部結腸・直腸
　③脂肪便・色が淡い・内容が粗大・悪臭：小腸
　④水様：小腸・結腸
　⑤泡沫性・液状：小腸
　⑥不消化残渣物を認める：小腸・結腸

6　身体診察のポイント

(1) 便　秘
- 器質的疾患による原因と機能的疾患の判別が最重要である。
- 急性器質性便秘は結腸の通過障害，すなわち腹膜炎や腸閉塞のことがあり，緊急的な診断・治療が必要となる。
- 腹部触診により腫瘤の有無，圧痛部位，索状の腸管の有無と索状物の圧痛の有無を調べる。
- 打診による鼓音の部位は腸管内のガス貯留を示唆しており，肛門側の通過障害あるいはけいれんの可能性を示している。特に注意すべきは局所の炎症による防御反射で，限局性の腸管麻痺のための腸管内ガス貯留がある。この際には限局性腹膜炎の所見が伴っている。
- 腹部聴診により限局性の腸雑音亢進があるときには，その部より肛門側の腸管局所の狭窄や運動亢進などの通過障害を推測する。

(2) 下　痢
- 腹痛の部位，発熱および圧痛の部位により炎症の有無と腸管の疾患部位を推測する。
- 視診でまれに腹壁表面から腸管の激しい蠕動が観察されることがあり，小腸の運動亢進部位を示している。この場合は下痢のみならず上部消化管症状を伴うことがある。
- 下痢の原因部位の鑑別を念頭に置いて腹部全体の聴診・触診を行い，排便前後の腹痛・腸雑音などの部位の聴診・触診の比較を行う。正常ならば圧痛や腸の過剰なグル音はない。炎症や局所刺激による腸運動亢進の診断に有効である。
- 右下腹部または臍部の痛みは回腸部または右側結腸の炎症またはけいれんを示唆する。
- 食後に起こる左側上腹部痛で，排ガスまたは排便で軽快し，打診で鼓音を呈するときは，結腸の炎症によるけいれんと腸管内のガス通過障害が推測される。
- 排便に伴う疼痛は肛門・直腸・下部結腸の疾患が推測される。

＜便の性状による鑑別＞
- 粘液を伴う下痢は結腸粘膜の粘液分泌亢進（炎症）を推測する。
- 多量に粘液が排泄されるときには左側結腸の疾患を考える。また水様下痢は結腸および小腸からの小腸液が下痢便の主体をなしている可能性がある。
- 泡沫性あるいは液状も，小腸からの分泌亢進，再吸収不良の状態である。
- 不消化残渣物を認めるときは，小腸および上部結腸からと考える。
- 診察時には可能なかぎり，糞便の所見を問診あるいは肉眼で確認する。特に小児の下痢においては，便を持参させて医師が肉眼で視診することが必須である。

7 検査のポイント

- 血球算定：白血球数，赤血球数より急性炎症，貧血の検索を行う。
- 肛門・直腸指診：直腸肛門疾患の検査と指に付着した糞便の視診および潜血試験紙にて消化管出血液の便潜血検査を行う。付着便の潜血検査はヘモグロビン免疫法およびその他の潜血反応法の両方を行う。前者は結腸由来，後者は中部結腸よりも上部消化管からの出血である。
- 下痢に関しては便の感染症の検査（細菌，原虫，寄生虫など）が治療の予後を左右する。特にアメーバ赤痢は検体採取法が正しくないと検出されないので，海外旅行などの問診が大切である。
- 腹部エックス線写真：背臥位撮影にて，腹腔内の腸管内ガスおよび糞便貯留部位から病変部位も推測される。立位写真では腸管麻痺によるガス像が撮影される。必ず立位および背臥位両方の撮影を行い比較する。
- 腹部 CT 検査：便秘の原因となる大腸腫瘍や大腸周辺臓器の病変を発見できる。
- 腹部超音波検査：原因となる腹腔実質臓器疾患の発見や，腸間膜動脈塞栓などの血管系病変の発見が可能である。
- バリウムによる消化管造影（図 28-3）や下部消化管内視鏡検査：炎症性疾患や悪性疾患の発見が可能である。

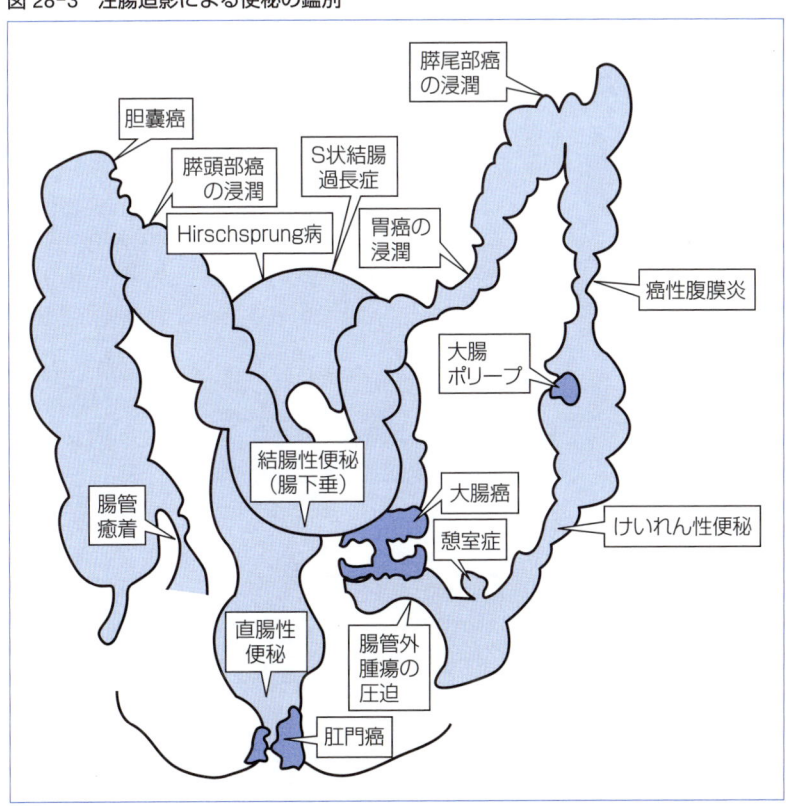

図 28-3　注腸造影による便秘の鑑別

8　初期対応のポイント

・最初に，便秘および下痢のいずれにおいても，排泄された糞便の性状により腸管内の病態生理を推理することが最も重要である。

・急性便秘はしばしば腸閉塞の初期症候として発現する。また小児では腸重積がある。いずれも重篤で生命の危険を示唆する疾患の症候であり，機能性便秘との鑑別を緊急に行う。特に下剤の使用は**禁忌**である。そのためには慎重な病歴の把握と的確な診断が重要である。「便秘されど便秘で死ぬ」危険がある。

・急性下痢は感染あるいは非感染性のいずれでも起こり，摂取食物の把握や薬物・化学物質・薬物・食中毒物質（魚介類・キノコなど）の体内摂取による原因の把握が大切である。

・慢性下痢であっても，消化管感染症の慢性化や腸結核，非感染性慢性下痢では非特異性腸炎や腫瘍，種々の吸収不良症候群が基礎疾患にあるので，生活環境や食物と下痢の相関性などの日常習慣を把握することが大切である。

CaseStudy

問題 28-1　　　　　　　　　　　　　　　　　　　　　　　　　　　　　　　　E-65

医療面接

　38歳の男性。数年前から1日に何度も腹痛と便意が襲ってくる。排便により腹痛や便意は消失するが，常に便が残った症状が続いている。
　まず聞くべきなのはどれか。

A　腹痛に続いて出る便の性状　　B　腹部の手術歴
C　食事の習慣　　　　　　　　　D　職場の環境
E　海外渡航歴

選択肢考察

○A　下部結腸の蠕動亢進に伴い直腸収縮が起こるのが排便の機序である。蠕動亢進・結腸けいれんによる腹痛に続いて排便があり，排便後に症状が改善される。便の性状は病因の検索に重要で，まず聞くべきである。以下のB〜Eも問診項目として意味があるが，「まず聞くべき」なのはAである。
×B　腹部手術により周辺の腸管に癒着が著しいと，腸管運動亢進時（食後など）に腹痛を生じることがある。
×C　食物アレルギーに気がついていない場合や消化の悪い食物，飲酒などが腹痛の原因となることがある。
×D　職場のストレスや人間関係など心因性背景が腹痛の原因となることがある。
×E　海外旅行中に慢性消化管感染症に罹患していることがある。

正解　A

問題 28-2　　　　　　　　　　　　　　　　　　　　　　　　　　　　　　　　E-65

身体診察

　38歳の男性。数年前から1日に何度も腹痛と便意，軟便〜下痢が襲ってくる。排便により腹痛や便意は消失するが，常に便が残った便秘の状態が続いている。便秘であるのに便は軟便で細く量が少ない。排便しても同様の症状が時々起こる。起床してから数回トイレに行く。ほぼ毎日出勤途中の決まった駅と会社に到着したときにトイレに行くが残便感がある。仕事が始まると不思議にトイレのことは忘れている。午後および帰宅してからはトイレに行くことはない。
　診察で認められる所見はどれか。

A　心窩部圧痛　　　B　右側腹部圧痛
C　左側腹部圧痛　　D　臍下部圧痛
E　筋性防御

選択肢考察

例文からは過敏性腸症候群が示唆される。
×A　心窩部に位置し排便に直接関与する症状は，それより肛門側に異常がある場合に限られる。すなわち腸閉塞などでこの部分にガスなどの貯留があるときに限る。この場合は圧痛はなく，打診では鼓音を呈する。
×B　上行結腸〜回盲部に対応する部位である。排便運動とは関係ない。
○C　下行結腸に位置する部位である。グリセリン浣腸により脾弯曲の内容物（便）まで排便される範囲である。排便との関連性が高い。

CHAPTER 28　便秘・下痢　●　239

×D 小腸に炎症がある場合には圧迫により痛みがある。
×E 急性腹膜炎に伴う腹壁の防御反応である。

◎ 正解　C

問題 28-3　　　　　　　　　　　　　　　　　　　　　　　　　　　　　E-65

検　査

　38歳の男性。数年前から1日に何度も腹痛と便意，軟便〜下痢が襲ってくる。排便により腹痛や便意は消失するが，常に便が残った便秘の状態が続いている。便秘であるのに便は軟便で細く量が少ない。排便しても同様の症状が時々起こる。起床してから数回トイレに行く。ほぼ毎日出勤途中の決まった駅と会社に到着したときにトイレに行くが残便感がある。仕事が始まると不思議にトイレのことは忘れている。午後および帰宅してからはトイレに行くことはない。発熱・食欲不振などはない。左側腹部圧痛をみる。

　緊急性のない臨床検査はどれか。

A　糞便の細菌・原虫・寄生虫検査　　　B　血清生化学検査
C　腹部エックス線単純撮影　　　　　　D　腹部超音波検査
E　下部消化管造影

● 選択肢考察 ●

○A　慢性感染性腸炎では細菌性，真菌性，原虫性，STDなどがある。
○B　感染症および炎症の有無，二次的な栄養障害の有無を確認できる。
○C　腹腔内の便およびガス像による炎症，通過障害の有無を確認できる。
×D　実質臓器の内部構造を調べる検査であり，腸管の検査ではない。
○E　肛門からバリウムを注入することで腸管の形態が観察される。この場合，大腸のけいれんを低下させる運動機能低下作用をもつ薬剤は使用しない。

◎ 正解　D

問題 28-4

検 査

　38歳の男性。数年前から1日に何度も腹痛と便意，軟便〜下痢が襲ってくる。排便により腹痛や便意は消失するが，常に便が残った便秘の状態が続いている。便秘であるのに便は軟便で細く量が少ない。排便しても同様の症状が時々起こる。起床してから数回トイレに行く。ほぼ毎日出勤途中の決まった駅と会社に到着したときにトイレに行くが残便感がある。仕事が始まると不思議にトイレのことは忘れている。午後および帰宅してからはトイレに行くことはない。発熱・食欲不振などはない。左側腹部圧痛をみる。血液生化学検査異常，炎症所見はなく，慢性感染症についての便の細菌，原虫，寄生虫卵の検査では異常所見を認めなかった。念のため下部消化管バリウム造影エックス線撮影を行った。

　明らかな異常所見がみられる部位はどれか。

- A　直　腸
- B　S状結腸
- C　下行結腸
- D　横行結腸
- E　撮影されている全結腸

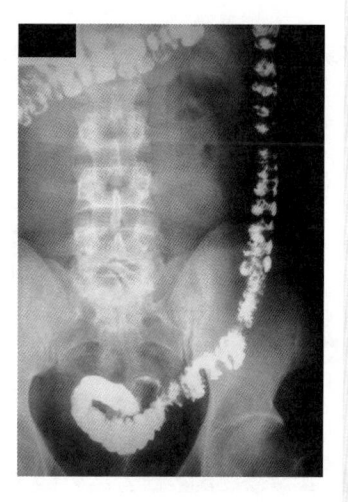

選択肢考察

横行結腸は太く，容積の多さを示唆している。下行結腸のけいれんのための停滞を推測させる。これが，排便があるのに腹満感が消失しない一因と推定される

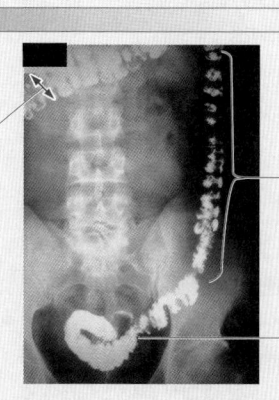

分節状の下行結腸を呈しており，分節状のけいれんを表している

S状結腸はけいれんのため内腔が細くなっており，これが便の形を示唆している

- ×A　ほとんど写っていない。
- ×B　内腔が細くなっているが「明らかな異常所見」とまではいえない。
- ○C　分節状のけいれんが下行結腸にみられる。
- ×D　腸は太く内部に糞便がみられるが正常範囲内である。
- ×E　下行結腸の分節状けいれんのために腸内圧が高く，そのために口側の横行結腸の圧が低くなっている。

正解　C

問題 28-5

医療面接

　54歳の女性。1年以上前から便秘の原因は痔であるといわれて坐薬を常用していたが，便秘が改善しないために来院した。

　最も重要な質問はどれか。

A　排便の周期
B　排便時の便の所見
C　痔の確定診断歴の有無
D　大腸癌検診歴
E　排便時の自覚症状

● 選択肢考察 ●

×A　毎日排便があるか，週に何回かを聞くことも必要である。
×B　便秘の原因が肛門部（痔など）ならば便の先端部が硬く，時には石のようである。その他の場合には肛門よりも口側に原因がある。
×C　肛門鏡などで確認の診断がされたかを聞いておく。
○D　大腸癌は直腸～S状結腸の範囲に60％以上の頻度で発見される。便中に血液のヘモグロビンが混入するので，糞便ヘモグロビン免疫法が有効。重要所見を伺う，最も重要な質問である。
×E　明らかな痔に伴う肛門痛などが排便時にあるので聞いておく。

● 正解　D

問題 28-6

身体診察

　54歳の女性。1年以上前から便秘の原因は痔であるといわれて坐薬を常用していたが，便秘が改善しないために来院した。大腸癌検診の受診歴はなかった。

　最も重要な診察はどれか。

A　腹部触診
B　腹部聴打診
C　糞便の視診
D　直腸肛門指診
E　肛門鏡

● 選択肢考察 ●

×A　初診患者の診察には必ず胸部と腹部の触診をすることが基本である。
×B　腹腔内の腫瘍や異常ガスの貯留，小腸蠕動亢進の腸音を聴診で調べる。
×C　持参または直腸診で得られた便の色，形，表面付着物を観察する。その後に潜血反応で血液混入を調べる。
○D　消化管疾患の患者には必ず行う。痔，骨盤内転移，子宮および付属器の触診が可能である。
×E　直視硬性鏡のため前方視のみ可能であり，肛門線上は視野に入らない。

● 正解　D

問題 28-7　　　　　　　　　　　　　　　　　　　　　　　　　　　　　　　　　　E-65

検　査

54歳の女性。1年以上前から便秘の原因は痔であるといわれて坐薬を常用していたが，便秘が改善しないために来院した。大腸癌検診の受診歴はなかった。直腸肛門指診の際に背臥位で腹部圧迫の併用を行い，臍下部腹壁下に腫瘤を触れた。

次に行う検査はどれか。

A　腹部エックス線単純撮影
B　腹部超音波検査
C　腹部単純CT
D　注腸造影
E　大腸内視鏡検査

選択肢考察

×A　腹腔内の便およびガス像による炎症，通過障害の有無の確認に用いる。
×B　実質臓器の内部構造を調べる検査であるので，腸管の検査ではない。
×C　エックス線コンピューター断層写真撮影である。写真ごとに同一断面の近傍臓器との関係と疾患部位の関係がわかる。疾患部位の上下の状態は3次元構築写真が必要である。
○D　肛門からバリウムを注入することで，腸管内部表面の病変や腸管の形態と走行，さらに接触している臓器からの圧迫などが撮影される。
×E　大腸内面の病変の発見に有効である。狭窄などで挿入不能な場合もあり，また挿入・観察された深さの範囲しか診断できない。

正解　D

問題 28-8　　　　　　　　　　　　　　　　　　　　　　　　　　　　　　　　　　E-65

検　査

　54歳の女性。1年以上前から便秘の原因は痔であるといわれて坐薬を常用していたが，便秘が改善しないために来院した。大腸癌検診の受診歴はなかった。直腸肛門指診の際に背臥位で腹部圧迫の併用を行い，臍下部腹壁下に腫瘤を触れたため，骨盤内腫瘤を疑ってバリウム注腸造影を行った。

　注腸造影でみられない所見はどれか。

A　直　腸
B　S状結腸の粘膜像
C　S状結腸狭窄
D　下行結腸狭窄
E　直腸肛門部

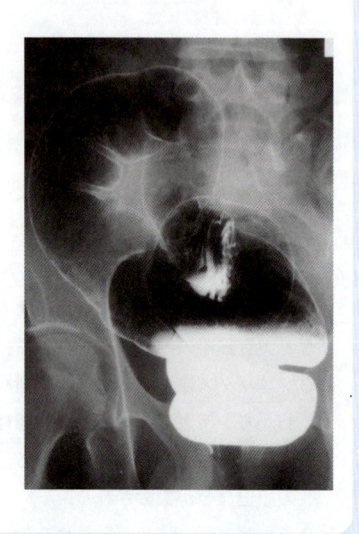

選択肢考察

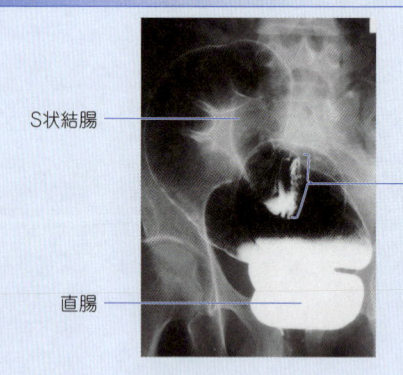

S状結腸
S状結腸狭窄部（癌による閉塞）。これより口側の下行結腸にバリウムが流入しない状態
直腸

S状結腸癌が最も疑われる。

○A　バリウムを注入してから立位にしており，直腸部は撮影されている。
○B　S状結腸は立位で粘膜に付着したバリウムが撮影されている。
○C　S状結腸の中ほどで脊椎の位置でバリウムが途絶している。
×D　S状結腸閉塞のため下行結腸までバリウムは到達しておらず，撮影されていない。
○E　バリウムを注入し立位にして直腸肛門部が撮影されている。バリウムは充満しているが，肛門の内側に明らかな痔による陰影欠損などは認められない。

正解　D

問題 28-9　　　　　　　　　　　　　　　　　　　　　　　　　　　　E-65

医療面接

3歳8か月の女児。腹痛，下痢，粘血便を主訴に来院した。
重要でない質問はどれか。

A　発熱の有無　　　　　　B　食物との因果関係
C　下痢・粘血便発症前の状況　　D　国内旅行歴
E　海外旅行歴

選択肢考察
- ○A　細菌感染性疾患の鑑別に有用である。
- ○B　食中毒を疑い，聞く。
- ○C　腸の炎症性病変と感染症を疑い，聞く。
- ×D　小児の腸管感染症で血便を呈するものは，国内での感染はまれである。
- ○E　海外の途上国では細菌性に限らず様々な消化管感染症がみられる。

正解　D

問題 28-10　　　　　　　　　　　　　　　　　　　　　　　　　　　E-65

検　査

3歳8か月の女児。腹痛，下痢，粘血便を主訴に来院した。来院数日前に感冒様症状，扁桃腺腫大，39℃の発熱があり，近医に受診し抗菌薬を2日間服用して解熱した。数日後より，腹痛を伴い，下痢，粘血便が10日間持続し，発熱もみられたため来院した。

初診時に不要な検査はどれか。

A　赤血球数　　　　　　B　ヘマトクリット値
C　白血球数　　　　　　D　便の赤痢アメーバ検査
E　便の細菌培養

選択肢考察
- ○A，○B　下痢による脱水の結果として血液濃縮が起こる。
- ○C　感染症の検索に有用である。
- ×D　本例は感冒様症状が初発症状であり，また便の性状からも除外される。
- ○E　感冒に伴う腸炎か？　細菌性腸炎の合併か？　抗菌薬投与を原因とする菌交代現象による腸炎の鑑別を行う。

正解　D

問題 28-11　　E-64

病態生理

3 歳 8 か月の女児。腹痛，下痢，粘血便を主訴に来院した。来院数日前に感冒様症状，扁桃腺腫大，39℃の発熱があり，近医に受診し抗菌薬を 2 日間服用して解熱した。数日後より，腹痛を伴い，下痢，粘血便が 10 日間持続し，発熱もみられたため来院した。外科にて直腸鏡が施行されたが粘液が大量に流れ出て視診不能のため，原因不明のまま痔に使用される副腎皮質ステロイドを含む坐薬が投与された。2 日後の再来院時には粘血便は消失していた。

考えられる病態はどれか。

A　感冒の再発　　B　感冒性腸炎の再発
C　細菌性食中毒　　D　非感染性炎症性腸炎
E　抗菌薬による腸炎

選択肢考察

×A　感冒様症状は抗菌薬で解熱し，治癒したと考えられるため合致しない。
×B　再診時，感冒様症状はなかったので否定的。
×C　粘血便が出る消化管感染症は重篤な臨床症状を伴うことが多い。
×D　小児の下痢・粘血便を起こす非感染性腸炎はまれである。
○E　ステロイドを含む痔の坐薬で改善したと推測されるので，抗菌薬による薬剤性腸炎を推測する。細菌感染症にステロイドを投与すると，免疫力を低下させ病勢が増悪する危険性があり，逆の結果を招く。

正解　E

問題 28-12　　E-65

検　査

3 歳 8 か月の女児。腹痛，下痢，粘血便を主訴に来院した。来院数日前に感冒様症状，扁桃腺腫大，39℃の発熱があり，近医に受診し抗菌薬を 2 日間服用して解熱した。数日後より，腹痛を伴い，下痢，粘血便が 10 日間持続し，発熱もみられたため来院した。外科にて直腸鏡が施行されたが粘液が大量に流れ出て視診不能のため，原因不明のまま痔に使用される副腎皮質ステロイドを含む坐薬が投与された。2 日後の再来院時には粘血便は消失していた。初診時の血清生化学所見：赤血球 466 万，Ht 38.7%，白血球数 6,500。総タンパク 7.6 g/dL，CRP 0.1 mg/dL。便の細菌培養：異常なし。外来再受診時に消化器内科に紹介され，確定診断がなされた。

確定診断に用いられた検査はどれか。

A　肛門鏡　　B　大腸内視鏡
C　超音波検査　　D　バリウム注腸造影
E　腹部単純 CT

選択肢考察

×A　直視硬性鏡のため前方視しかできない。
○B　大腸内面の病変の発見に有効であり，大腸粘膜からの出血や粘液増加の観察には最適である。
×C　実質臓器の内部構造を調べる検査であり，腸管の検査には適さない。

×D 肛門からバリウムを注入して腸管内部の形態観察が可能。適さない。
×E エックス線コンピューター断層写真撮影である。適さない。

確定診断時の症例文は以下の通りである。

「少量グリセリン浣腸の前処置後に小児用内視鏡で検査した結果から，肛門より 20 cm の部位で粘膜はやや混濁し，周辺粘膜の血管透見も不良で斑状発赤と中央に白苔を有するアフタ様変化と偽膜が認められ，偽膜性腸炎と診断された。」

● 正解　B

問題 28-13　　　　　　　　　　　　　　　　　　　　　　　　　　　　　　　　E-65

医療面接

45 歳の男性。腹痛と下痢を主訴に来院した。数年前から 1 か月に 2～3 回，左側腹部から下腹の締め付けられるような痛みに続いて急に下痢をするようになった。食欲は正常で，体重減少はなく，日常生活に支障をきたすほどではない。

最も重要な質問はどれか。

A　便の硬さと形　　　　B　便の色と混入物の有無
C　便への血液混入の有無　　D　排便後の自覚症状
E　食物・飲酒との関係

● 選択肢考察

○A 水のよう？　泥のよう？　便の出始めは硬く最後は下痢になる？　これらの情報は病態の把握に有用である。
×B 何色？　何か混ざっている？　も大切であるが，A の質問の方が重要度が高い。
×C 顕出血は肛門近くに出血源があるため下痢とは無関係である。
×D 結腸の蠕動運動と腹痛との関係の有無がわかる。A の質問の方が重要度が高い。
×E 食習慣が原因か否かの情報となる。A の質問の方が重要度が高い。

● 正解　A

問題 28-14　　　　　　　　　　　　　　　　　　　　　　　　　　　　　　　　E-65

身体診察

45 歳の男性。腹痛と下痢を主訴に来院した。数年前から 1 か月に 2～3 回，左側腹部から下腹の締め付けられるような痛みに続いて急に下痢をするようになった。食欲は正常で，体重減少はなく，日常生活に支障をきたすほどではない。便は腹痛に伴って一気に排泄される。その後は特に自覚症状の増強もなく，平生の生活を営んでいる。便は全体として軟便～泥状で，一部に大豆～小指大の便塊を認めることがある。

触診で関係すると考えられる部分はどれか。

A　心窩部　　　B　回盲部
C　右側腹部　　D　左側腹部
E　臍下部

CHAPTER 28　便秘・下痢　●　247

選択肢考察

× A　胃および横行結腸の腫瘤を触れる。
× B　回腸末端・回盲部・卵巣などの腫瘤を触れる。
× C　上行結腸を触れることがある。以上，A～Cの部位では消化管の触診は可能だが，本問の症状とは結びつかない。
○ D　下行結腸は左側骨盤前面で最も腹壁に近い深さになるため，背臥位では下行結腸～S状結腸の移行位置が最も触診しやすい位置である。その位置を触診すると，けいれんした腸管を腹壁から圧迫する状態となるため，緊張状態にある結腸を刺激して痛みを感じる。この位置から下行結腸は骨盤内に入り込むため，腹壁から触れることはできなくなり，S状結腸→直腸→肛門に至る（図28-4）。
× E　腸管は小骨盤内に入ってしまい，手前に膀胱があるため結腸の触診には役立たない。

図28-4　結腸と骨盤の位置関係

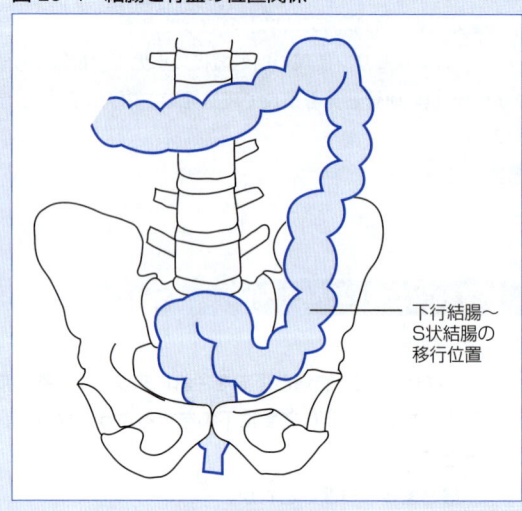

下行結腸～S状結腸の移行位置

● 正解　D

問題 28-15　　　　　　　　　　　　　　　　　　　　　　　　　　　E-65

検 査

45歳の男性。腹痛と下痢を主訴に来院した。数年前から1か月に2～3回，左側腹部から下腹の締め付けられるような痛みに続いて急に下痢をするようになった。食欲は正常で，体重減少はなく，日常生活に支障をきたすほどではない。便は腹痛に伴って一気に排泄される。その後は特に自覚症状の増強もなく，平生の生活を営んでいる。便は全体として軟便～泥状で，一部に大豆～小指大の便塊を認めることがある。左側腹部に圧痛を認める。まず行う検査はどれか。

A　血清生化学検査　　　B　便細菌学的検査
C　腹部超音波検査　　　D　バリウム注腸造影
E　大腸内視鏡検査

選択肢考察

× A　経過から，感染症や緊急性を要する栄養障害は推測できない。
× B　消化管感染症を推測させる臨床経過ではない。
× C　超音波検査の対象となる実質臓器疾患の病変ではない。
○ D　下腹の痛みと急な下痢に直接関係すると思われる場所の検査である。
× E　大腸内腔表面の病変を発見するのに有力であるが，下痢などの腸の運動状態を観察するには必ずしも有効ではない。

● 正解　D

問題 28-16

病態生理

45歳の男性。腹痛と下痢を主訴に来院した。数年前から1か月に2〜3回，左側腹部から下腹の締め付けられるような痛みに続いて急に下痢をするようになった。食欲は正常で，体重減少はなく，日常生活に支障をきたすほどではない。便は腹痛に伴って一気に排泄される。その後は特に自覚症状の増強もなく，平生の生活を営んでいる。便は全体として軟便〜泥状で，一部に大豆〜小指大の便塊を認めることがある。左側腹部に圧痛を認める。バリウム注腸造影写真を示す。バリウムを肛門から注入する時に抵抗が強く，それに伴って患者の苦痛があり，空気はバリウムに先行して小腸にまで入ってしまった。

診断はどれか。

A 下行結腸癌
B 潰瘍性大腸炎
C Crohn（クローン）病
D 下行結腸憩室
E 多発性結腸ポリープ

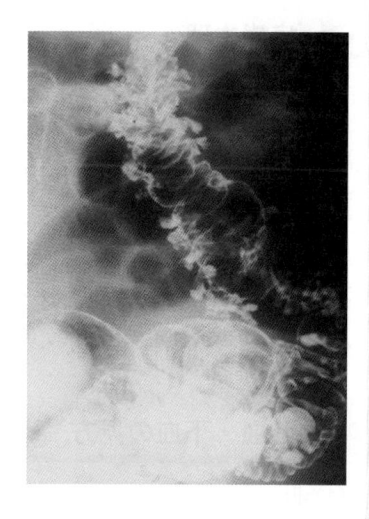

選択肢考察

例文および画像より，大腸憩室症が最も考えられる。

×A，×B，×C 画像上，合致しない。
○D S状結腸から下行結腸に斑点状のバリウムの溜まりと多数のポケット状の飛び出し（憩室）が観察される。
×E 憩室の開口部に空気が溜まっていると陰影欠損のように見えるので，ポリープと間違うことがある。周辺の所見と比較して判断する。

正解　D

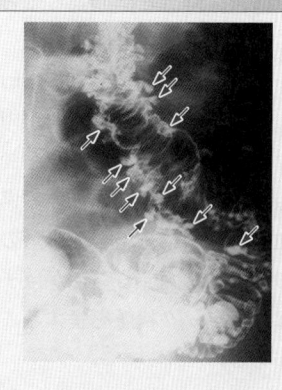

下行結腸に憩室（→）が多発している。

CHAPTER 29 吐血・下血

1 吐血・下血とは

吐血とは消化管からの出血で口から血液を吐くことで，下血とは血液成分を肛門から排出することである。

2 病態生理

吐血では多くの場合，Treitz（トライツ）靱帯より口側である食道，胃，十二指腸からの出血を考える。通常，胃酸によってヘモグロビンがヘマチンとなり，血液が褐色に変化してコーヒー残渣様になる。しかし，食道からの出血や，大量で出血直後の場合では胃や十二指腸からの出血でも，血液の色調に変化が起こらず鮮紅色となることがある。

下血はタール便と鮮血便に分けられる。タール便は上部消化管から上行結腸の出血で起こり，コーヒー残渣様吐血と同様に，血液中のヘモグロビンが胃酸や腸液によりヘマチンに変性するために黒色便となる。鮮血便は鮮紅色の出血で，肛門に近い大腸，直腸からの出血で起きる。

3 吐血・下血の見方，考え方

(1) 吐 血

患者が口から血を吐いた場合は，消化管から出血する吐血と呼吸器系統から出血する喀血を考える。喀血の場合は多くは咳に伴って出血することが多く，また，痰に血液が混入することが多いため比較的容易に診断できる。

吐血は真っ赤な血がでる場合と，黒っぽい（コーヒー残渣様）血が出る場合がある。前者は食道からの出血か，出血してから吐くまでの時間が短いもしくは大量な胃や十二指腸からの出血の場合が多い。後者は胃液により血液中のヘモグロビンが変色しているので胃や十二指腸からの出血の場合が多く，また，出血してから少し時間が経過している場合や少量の食道疾患からの出血であることが多い。

吐物に少量の血液が含まれる場合や少量の黒っぽい血液を吐いた場合は，炎症や潰瘍からの出血であることが多いので早めに精査することが望ましい。食道静脈瘤破裂のように真っ赤な血液を短時間に大量吐血した場合は，ショック状態を呈することがあり，緊急的に止血処置が必要な場合があるので直ちに精査する必要がある。

(2) 下 血

下血は出血部位や出血量で黒色便（タール便）と赤い鮮血便に分けられる。黒色便は主に上部消化管からの出血によるが，盲腸や上行結腸からの出血でも長く大腸内に停滞すると黒色便になることがあるので注意する。横行結腸より肛門側では肛門に近いほど鮮紅色の血便になる。便の表面に血液が付着する場合は直腸や肛門からの出血を考え，便の中に血液が混入している場合はS状結腸より上部を考える。排便後の出血は痔核や裂肛など肛門病変からの出血であることが多く，排便を伴わない出血では肛門より上部からの出血を考える。

便潜血反応で判明するものは潜血，肛門からの出血は肛門出血と呼び，一般的には下血とはいわない。吐血ほど緊急を要することは少ないが，下血した場合は速やかに精査することが望ましい。

4 確定診断までのプロセス

吐血・下血の鑑別診断はまず，出血源の推定をしなければいけない。吐血では真っ赤な血がでる場合は，食道静脈瘤やMallory-Weiss（マロリー・ワイス）症候群など食道疾患か，短時間に大量に出血したAGML，胃潰瘍，胃癌である場合が多い。黒っぽい（コーヒー残渣様）血が出る場合は胃からの出血の場合が多い。十二指腸潰瘍からの出血では吐血はなく下血のみのことも少なくない（表29-1，図29-1）。下血では黒色便は吐血の原因となる上部疾患，小腸疾患，右側結腸疾患を考え，鮮血便では横行結腸より肛門側の出血を考えてよい。しかし，上部消化管からの大量の出血で暗赤色血便になったり，上行結腸の出血で黒色便になることがあるので注意する（表29-2，図29-2）。

出血量によりショックになることがあるので十分に注意をし，ショック状態であれば，輸血や輸液をしながら検査を進める。

表29-1 吐血の鑑別診断の対象疾患

A．食道疾患
 ①良性疾患：食道炎，ポリープ，粘膜下腫瘍，食道憩室，食道潰瘍，食道静脈瘤，Mallory-Weiss症候群，異物など
 ②悪性疾患：食道癌，食道癌の大動脈穿破，GISTなど
B．胃・十二指腸疾患
 ①良性疾患：胃炎，十二指腸炎，急性胃粘膜病変（AGML），ポリープ，粘膜下腫瘍，消化性潰瘍（胃潰瘍，十二指腸潰瘍，Zollinger-Ellison症候群）など
 ②悪性疾患：胃癌，十二指腸癌，膵頭部癌の十二指腸浸潤，GIST（胃，十二指腸）など

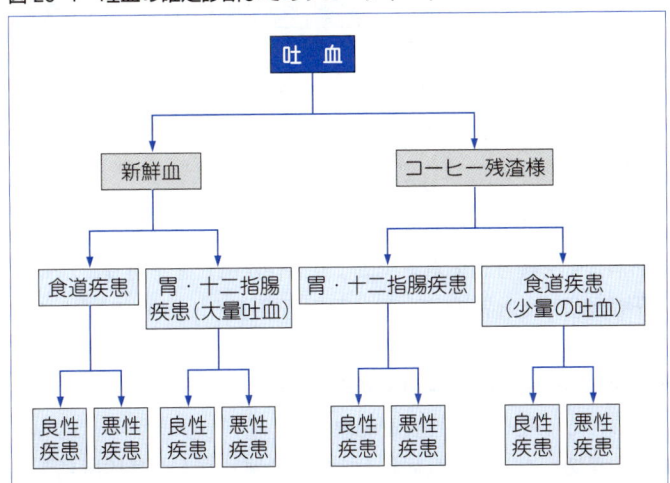

図29-1 吐血の確定診断までのフローチャート

表 29-2　下血の鑑別診断の対象疾患

A．タール便
　①吐血の原因となる上部疾患（食道疾患，胃・十二指腸疾患）
　②小腸疾患
　　・良性疾患：粘膜下腫瘍，ポリープ，小腸潰瘍（Crohn 病，薬剤性，結核など），腸重積，虚血性腸炎，Meckel 憩室，Schönlein-Henoch 紫斑病など
　　・悪性疾患：小腸癌，GIST など
　③右側結腸疾患（出血量が少量の場合）
　　・良性疾患：腸炎，単純性潰瘍，腸結核，Crohn 病，腸型 Behçet 病など
　　・悪性疾患：虫垂癌，右側結腸癌，GIST など
B．鮮血便
　①全結腸，直腸癌
　　・良性疾患：大腸炎（感染性，アフタ性，薬剤性など），憩室炎，ポリープ，家族性大腸腺腫症，潰瘍性大腸炎，虚血性腸炎，動静脈形成異常など
　　・悪性疾患：左側結腸癌，直腸癌，GIST など

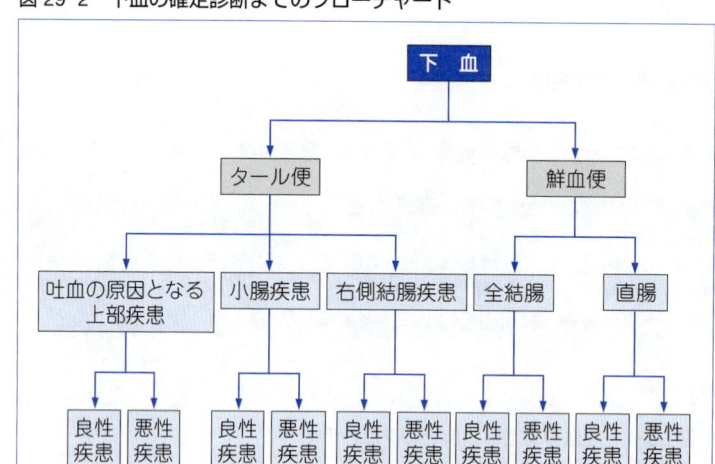

図 29-2　下血の確定診断までのフローチャート

5　医療面接のポイント

・自覚症状：嚥下障害，上腹部痛，背部痛，嘔気，嘔吐などでは上部消化管疾患を疑う。便通異常，下腹部痛などでは下部消化管を疑う。体重減少により悪性疾患などを疑う。
・既往歴：潰瘍歴，肝障害歴（食道静脈瘤破裂），薬剤服用歴（出血の誘因となる抗凝固薬や，消化性潰瘍の原因となる鎮痛薬など）などを詳しく聞く。
・発症形式：急性か慢性かの区別により疾患を考える。
・出血源の推定：前述のごとく吐下血の性質を聴取する。
・重症度の診断：動悸や息切れなどの自覚症状と，血圧や脈拍などの身体所見から，輸液・輸血や胃管挿入，胃洗浄，緊急内視鏡検査の必要性を判断する。

6 身体診察のポイント

- バイタルサイン：ショックの有無の確認をして救命処置の指標とする。
- 全身の観察：紫斑，皮疹，くも状血管腫，手掌紅斑，腹壁静脈怒張，皮膚や粘膜の色素沈着など。
- 腹部の診察：腹痛，圧痛，腫瘤，蠕動不穏，腸雑音，肝脾腫，腹水の有無について診察する。直腸診も重要である。

7 検査のポイント

出血源の検索として内視鏡検査，血管造影検査，消化管出血シンチグラフィー，消化管造影検査を行う。内視鏡検査は，吐血や下血で黒色便の場合は上部消化管内視鏡検査を施行し，出血源が確認できなければ大腸から小腸の順で検索する。下血で鮮血便の場合はまず大腸内視鏡検査を施行する。上部，下部内視鏡検査で出血源が確認できなければ小腸内視鏡検査やカプセル内視鏡検査を考慮する。血管造影検査では検査時に 0.5 mL/min 以上の出血がないと診断できないが，出血シンチでは 0.05 mL/min 程度の少量の出血を検出することができる。

8 初期対応のポイント

ショック状態であるかをまず診断し，ショックであれば迅速な救命処置を行いながら，吐血・下血の原因を検索する。前述の通り，内視鏡検査の選択は，吐血や下血で黒色便の場合は上部消化管内視鏡検査，下血で鮮血便の場合はまず大腸内視鏡検査を施行する。

CaseStudy

問題 29-1　　　　　　　　　　　　　　　　　　　　　　　　　　　　　　　　　　E-67

医療面接

　68歳の男性。数年前より腰痛，高血圧，脂質異常症，糖尿病，白内障があるために近くの診療所に通院している。数日前より上腹部に痛みがあったがすぐに軽快したので放置していた。今朝，気分が悪くなりトイレで黒っぽい吐物を嘔吐し，歩行にて来院した。

　重要でない質問はどれか。

- A　腰痛のための痛み止めの薬は飲んでいますか。
- B　腹痛は食事と関係がありますか。
- C　便の色は変化がありませんか。
- D　咳や痰は多くないですか。
- E　動悸や息切れはありますか。

選択肢考察
○A，○B，○C，×D，○E

　腹痛と黒っぽい吐物を吐いているため，吐血をきたす疾患を考える。数日前より症状があるため急性の疾患は考えにくい。黒っぽい吐物のため胃・十二指腸疾患を考える。消化性潰瘍の原因となる薬物服用の有無や痛みの食事との関係は重要な情報となる。また，出血の量（重症度）を知るために，便の色の変化（タール便）や動悸や息切れの貧血を示唆する症状は重要である。
　喀血は咳に伴って鮮血を出血することが多く，また，痰に血液が混入することが多いため比較的容易に鑑別できる。本例は消化管からの出血と考えられるため，咳・痰の情報は重要でない。

正解　D

問題 29-2　　　　　　　　　　　　　　　　　　　　　　　　　　　　　　　　　　E-67

身体診察

　68歳の男性。数年前より腰痛，高血圧，脂質異常症，糖尿病，白内障があるために近くの診療所に通院している。数日前より上腹部に痛みがあったがすぐに軽快したので放置していた。今朝，気分が悪くなりトイレで黒っぽい吐物を嘔吐し，ふらふらしながらも歩行にて来院した。腰痛のために鎮痛薬を服用しており，上腹部痛は食後に増強することが多かった。また，数日前より便が黒色便となり，階段を昇るときに動悸や息切れがした。

　みられる可能性が高いのはどれか。

- A　腹壁静脈怒張
- B　腹　水
- C　筋性防御
- D　眼球結膜黄染
- E　眼瞼結膜蒼白

選択肢考察
×A，×B，×C，×D，○E

　数日前より便が黒色便となり，階段を昇るときに動悸や息切れがし，今朝から歩行時にふらふらしたことより，ある程度の貧血状態であり眼瞼結膜は蒼白であることが予測できる。腹壁静脈怒張，眼球結膜黄染などは肝障害に伴う食道静脈瘤破裂時に多くみられる身体所見である。筋性防御は腹膜刺激症状であり，消化管穿孔時にみられる所見で

254　● 主要症候・医療面接がわかる

ある。

◉ 正解　E

問題 29-3　　　　　　　　　　　　　　　　　　　　　　　　　　　　　　　　E-67

検　査

　68 歳の男性。数年前より腰痛，高血圧，脂質異常症，糖尿病，白内障があるために近くの診療所に通院している。数日前より上腹部に痛みがあったがすぐに軽快したので放置していた。今朝，気分が悪くなりトイレで黒っぽい吐物を嘔吐し，ふらふらしながらも歩行にて来院した。腰痛のために鎮痛薬を服用しており，上腹部痛は食後に増強することが多かった。また，数日前より便が黒色便となり，階段を昇るときに動悸や息切れがした。身長 168 cm，体重 58 kg。体温 36.8℃。血圧 98/60 mmHg。脈拍 110/分。呼吸数 20/分。眼瞼結膜蒼白以外は身体所見で異常なし。上腹部に圧痛があるが筋性防御は認めない。

　まず行うべき検査はどれか。

A　上部消化管内視鏡検査　　　B　下部消化管内視鏡検査
C　カプセル内視鏡検査　　　　D　血管造影検査
E　消化管出血シンチグラフィー

選択肢考察

○A，×B，×C，×D，×E

　現病歴，臨床症状や身体所見より薬剤性の消化性潰瘍からの出血が最も考えられるので，まず行うべき検査は上部消化管内視鏡検査である。上部消化管内視鏡検査で異常がなければ次に下部消化管内視鏡検査を行う。これでも所見がなければ，血管造影検査や出血シンチを行う。カプセル内視鏡検査は緊急時に行う検査ではない。

◉ 正解　A

問題 29-4　　　　　　　　　　　　　　　　　　　　　　　　　　　　　　　　E-66

病態生理

　68 歳の男性。数年前より腰痛，高血圧，脂質異常症，糖尿病，白内障があるために近くの診療所に通院している。数日前より上腹部に痛みがあったがすぐに軽快したので放置していた。今朝，気分が悪くなりトイレで黒っぽい吐物を嘔吐し，ふらふらしながらも歩行にて来院した。腰痛のために鎮痛薬を服用しており，上腹部痛は食後に増強することが多かった。また，数日前より便が黒色便となり，階段を昇るときに動悸や息切れがした。身長 168 cm，体重 58 kg。体温 36.8℃。血圧 98/60 mmHg。脈拍 110/分。呼吸数 20/分。眼瞼結膜蒼白以外は身体所見で異常なし。上腹部に圧痛があるが筋性防御は認めない。

　この患者の病因に最も関係する既往歴はどれか。

A　腰　痛　　　B　高血圧
C　脂質異常症　D　糖尿病
E　白内障

● 選択肢考察
○A，×B，×C，×D，×E

薬剤性の消化性潰瘍の原因で頻度が高い薬剤は，非ステロイド性抗炎症薬（NSAID），解熱鎮痛薬（アスピリンなど），副腎皮質ステロイド薬，抗菌薬などである。腰痛治療のための鎮痛薬が本例の原因であると考えられる。なお，NSAID 服用に伴う消化性潰瘍の発生危険因子は高齢，ステロイドの服用，抗凝固薬服用，潰瘍の既往などがあるので，既往歴には十分気を付ける。

● 正解　A

問題 29-5　　　　　　　　　　　　　　　　　　　　　　　　　　　　E-68

初期治療

28 歳の男性。数年前より腰痛があるために近くの診療所に通院している。数日前より上腹部に痛みがあったが，すぐに軽快したので放置していた。また，階段を昇るときに動悸や息切れがした。今朝，トイレでどろっとした黒っぽい便が出たために歩行にて来院した。身長 172 cm，体重 62 kg。体温 36.5℃。血圧 90/60 mmHg。脈拍 110/分。呼吸数 20/分。眼瞼結膜蒼白以外は身体所見で異常なし。上腹部に圧痛があるが筋性防御は認めない。

まず行うべきなのはどれか。

A　心電図検査　　B　酸素投与
C　止血薬投与　　D　鎮痛薬投与
E　輸　液

● 選択肢考察
×A，×B，×C，×D，○E

下血でどろっとした黒っぽい便はタール便で，上部消化管からの出血が考えられる。腰痛のために NSAID と思われる鎮痛薬を服用していることから，まずは消化性潰瘍からの出血が考えられる。階段を昇るときの動悸や息切れ，血圧 90/60 mmHg，脈拍 110/分，呼吸数 20/分，眼瞼結膜蒼白は前ショック状態である。まず行うべきことは静脈ラインを確保して輸液を開始し，緊急内視鏡検査を行うことである。

● 正解　E

CHAPTER 30 腹部膨隆（腹水を含む）・腫瘤

腹部膨隆は，多くは腹水貯留や消化管内ガス貯留によるが，時には腹部腫瘤が腹部膨隆として認められることがある。しかしながら，一般的には腹部膨隆と腹部腫瘤は分けて考えた方が分かりやすいため，それぞれを別の項として述べる。

腹部膨隆

1 腹部膨隆とは

腹部膨隆は，主として視診で腹部が膨隆している状態である。通常は臥位で腹部全体が膨隆している状態であり，腹部の一部が膨らんでいる状態は少ない。

2 病態生理

腹部膨隆は，主として腹水貯留による膨隆と，貯留したガス（鼓腸）による膨隆がある。病的ではない肥満や妊娠なども時には鑑別を要することがあるが，通常はこれらを鑑別することは容易である。

(1) 腹水貯留

腹腔内には正常な状態でも 20〜200 mL の細胞外液が認められる。この生理的な腹水は無色透明で，腹膜から分泌され，また腹膜から再吸収されて，絶えず入れ替わっている。この分泌と再吸収のバランスが崩れ，腹腔内液が異常に増量した状態が腹水貯留である。1〜2 L 程度の多量になると視診によって腹部膨隆として認識される。

腹水は漏出液と滲出液とがある。漏出液は非炎症性の透明な腹水であり，比重は 1.15 以下，タンパク濃度は通常 2.5 g/dL 以下である。漏出液は肝硬変，うっ血性心不全，ネフローゼ症候群などにより，血漿膠質浸透圧が低下するために現れる。滲出液は炎症性の腹水で，混濁しタンパク濃度が高く（>4.0 g/dL），細胞成分が多く，線維素（フィブリン）が析出しやすい（表 30-1）。

表 30-1 漏出性腹水と滲出性腹水との相違

	外観	比重	フィブリン析出	タンパク濃度	細胞数	Rivalta 反応
漏出液	淡黄色透明	1.015 以下	少ない	2.5%以下	少ない	陰性
滲出液	混濁	1.018 以上	多い	4%以上	多い	陽性

腹水貯留は，緊急の手術を要するような比較的急激な貯留と，内科的な療法の対象となる慢性的な貯留に分けられる。また，炎症性疾患，代謝性疾患，心疾患，腎疾患，腫瘍など様々な疾患によって起こる。

(2) ガス貯留（鼓腸）

腹部膨隆として認められるのは，通常は胃・腸管内のガスであり，時には腹腔内遊離ガス（free air）

によって膨隆することも起こり得るが，ここでは胃・腸管内腔に多量のガスが貯留した場合について述べる。

胃・腸管内のガスは，摂取した食物や飲料とともに嚥下した空気と，腸管内で腸内細菌の発酵によって産生されたガスがほとんどである。腸内ガスの99％は空気の成分に近く，窒素，酸素，炭酸ガス，水素などで無臭であり，約1％はアンモニア，硫化水素，メルカプタンなどであり悪臭を呈する。

十二指腸内腔では，胃酸と膵液中の重炭酸塩が中和反応を起こし，食事ごとにかなり多量（2～3 L）の炭酸ガスが発生する。しかし，この炭酸ガスや嚥下した空気の90％は小腸粘膜から血中へ拡散・吸収され消失する。したがって正常状態では小腸内にあるガスの量は極めて少ない。多量にガスが小腸内に貯留した状態は，嚥下したガスがなんらかの原因で通過が障害されているか，拡散・吸収が不十分な場合に起こる病態である。一方，大腸内には嚥下された空気が一部貯留し，さらに腸内細菌の発酵によって産生されたガスが腹部エックス線単純写真などで少量認められるが，この状態は正常範囲内である。

(3) 限局性の膨隆

上記は腹部全体の膨隆であるが，腹壁ヘルニアなどで立位にて腹部の一部が膨隆する場合がある。代表的な腹壁瘢痕ヘルニアなどは，問診と診察所見から容易に診断される。

3 腹部膨隆の見方，考え方

腹部膨隆を呈している状態は，まず病的がどうかを判断することが第一歩である。肥満や妊娠などは通常，容易に判断できる。

まず腹部膨隆の原因が腹水貯留によるか，胃腸管内のガス貯留によって起こっているかを判断する。打診によって鼓音を呈するかどうかの判断は学生レベルでも困難ではないはずであり，これによってガスの貯留かどうかは容易に鑑別される。腹水貯留によると考えられた場合には，後に述べるような手順に従って診断を進める。また，胃腸管内のガス貯留によると考えられたならば，一般的な検査のほかに超音波検査，CT検査などの画像診断を行う。診断を進める際には，緊急の処置が必要な疾患かどうか，外科手術が必要な疾患かどうかをまず判断する必要がある。また，診断の際には頻度の高い疾患から考えることも重要な点である。

4 確定診断までのプロセス

視診によって腹部膨隆を認めたならば，聴診，打診，触診によってこの膨隆が腹水貯留によるか，ガス貯留によるかを判断する。この際打診が有用であり，打診で鼓音を呈すればガス貯留であり，濁音であれば腹水貯留と比較的容易に判断できる。次に腹部エックス線単純写真で拡張した腸管内ガス像を認めれば，ガス貯留による膨隆であることはほぼ確実となる。腹水の貯留を腹部エックス線単純写真で判断することは容易ではないが，次いで超音波検査とCT検査を施行すれば，腹水貯留かガス貯留かをほぼ確実に鑑別できる（図30-1）。

(1) 腹水貯留

腹水貯留と判明したならば，その後は腹膜刺激症状の有無によって診断を進める。腹膜刺激症状がない場合には，多くは緊急の治療を要せず，手術を必要としない。腹部膨隆をきたすような多量の腹水であれば穿刺は合併損傷の危険は低く，容易であり，得られた穿刺液から表30-1のように，漏出性腹水

図30-1 腹部膨隆の確定診断までのフローチャート

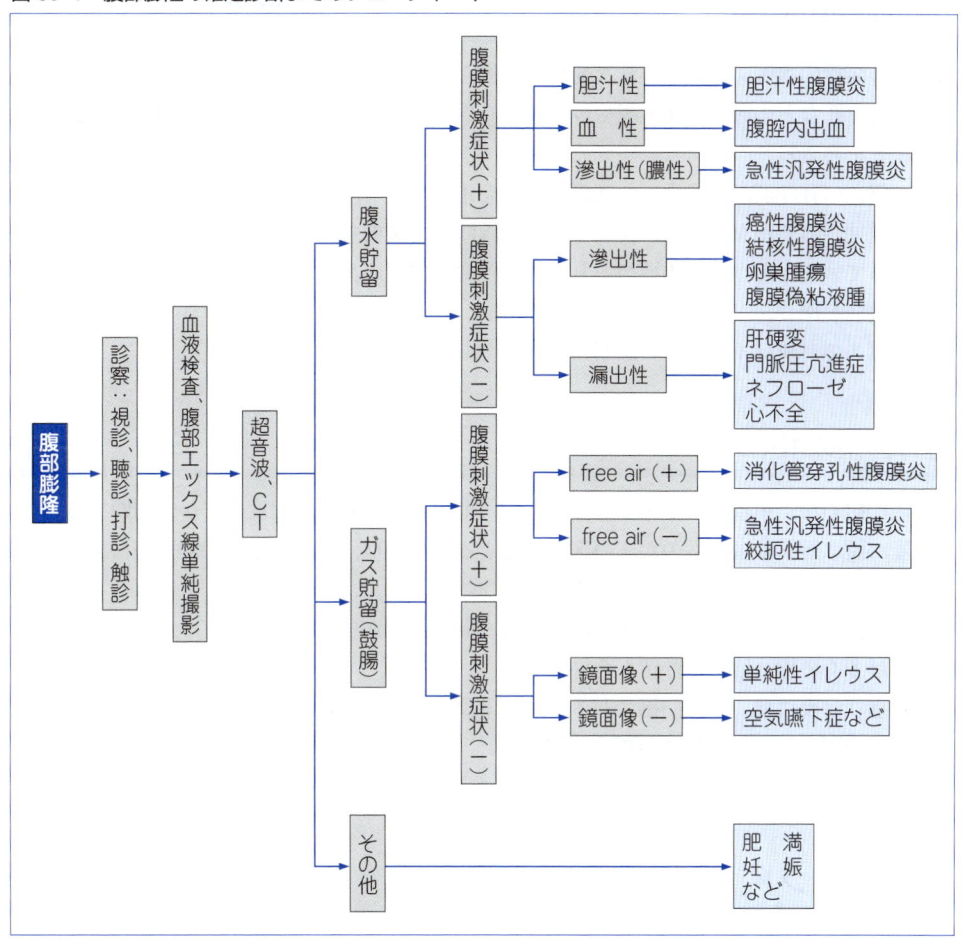

```
                                          ┌─ 胆汁性 ─→ 胆汁性腹膜炎
                              ┌─ 腹膜刺激症状(＋) ─┼─ 血 性 ─→ 腹腔内出血
                              │           └─ 滲出性(膿性) ─→ 急性汎発性腹膜炎
                    ┌─ 腹水貯留 ─┤
                    │         │                        ┌ 癌性腹膜炎
                    │         │           ┌─ 滲出性 ─→ │ 結核性腹膜炎
                    │         └─ 腹膜刺激症状(－) ─┤          │ 卵巣腫瘍
                    │                     │          └ 腹膜偽粘液腫
        診           血                     │
        察           液                     │          ┌ 肝硬変
        ：視          検                     └─ 漏出性 ─→ │ 門脈圧亢進症
        診           査                                │ ネフローゼ
        、           、                                └ 心不全
 腹部    聴    →  腹  →  超
 膨隆 →  診           部     音     ┌─ 腹膜刺激症状(＋) ─┬─ free air(＋) ─→ 消化管穿孔性腹膜炎
        、           エ     波                      └─ free air(－) ─→ 急性汎発性腹膜炎
        打           ッ     、                                         絞扼性イレウス
        診           ク     C
        、           ス     T    ─ ガス貯留(鼓腸) ─┤
        触           線
        診           単               └─ 腹膜刺激症状(－) ─┬─ 鏡面像(＋) ─→ 単純性イレウス
                    純                                └─ 鏡面像(－) ─→ 空気嚥下症など
                    撮
                    影
                              └─ その他 ─────────────────→ 肥満
                                                         妊娠
                                                         など
```

か滲出性腹水かを判断する。

腹部触診で腹膜刺激症状があれば，多くの場合，**緊急の手術**を必要とする疾患を考える。穿刺液の性状によって，すなわち滲出性（膿性），血性，あるいは胆汁性かによって疾患を推定する。

(2) ガス貯留

腹部膨隆の原因がガス貯留によると判断された場合には，触診で**腹膜刺激症状**の有無を判断する。腹膜刺激症状がない場合には腹部エックス線単純写真で**鏡面像（ニボー）**の有無をみる。ニボーは腸管内にガスと液体成分の両方が貯留した状態で認められる。ニボーがない場合にはガス貯留のみを意味する。ニボーがあれば**腸閉塞（イレウス）**を考える。腹膜刺激症状がある場合には，立位腹部エックス線単純写真（あるいは立位胸部エックス線写真）で**腹腔内遊離ガス像**（free air）の有無をみる。free airがあれば消化管穿孔による汎発性腹膜炎を考え，free airがない場合には急性胆嚢炎など穿孔のない汎発性腹膜炎や，絞扼性イレウスを考える。ただし，大腸穿孔など穿孔があってもfree airが必ずしもみられない例もあることに注意する必要がある。

5　医療面接のポイント

- 腹部膨隆の発症の状況：比較的急激な発症か，徐々に起こってきたかどうかを聞く。急激な発症の場合は消化管穿孔などの汎発性腹膜炎や絞扼性イレウスを疑う。徐々に起こった場合には肝硬変，癌性腹膜炎などを考える。
- 原疾患，例えば肝硬変，腎疾患，心疾患の有無を確認する。
- 開腹術の既往があるかないかは，特にイレウス診断上で重要である。
- 腹痛を伴っているかどうかは重要であり，消化管穿孔性腹膜炎，絞扼性イレウスなどの汎発性腹膜炎では強い腹痛を伴う。
- 排便，排ガスの有無はイレウスの診断には必須である。

6　身体診察のポイント

- 腹部膨隆が病的か，単に肥満かどうかの鑑別は，他の部位の肥満の程度などから判断する。
- 腹部膨隆が腹水貯留によるものか，ガス貯留によるものかは，打診上鼓音か濁音かによってほとんど診断される。
- 消化管穿孔性腹膜炎において，腹腔内遊離ガス（free air）が多量の場合は打診上鼓音を呈するが，病態としては多くの場合腹水の貯留も合併する。
- 腹膜刺激症状は反跳痛，筋性防御であるが，通常反跳痛は比較的軽度の腹膜刺激症状であり，筋性防御は強い腹膜刺激症状とされている。
- 腹部膨隆がある際の腹膜刺激症状の有無の判断には，ある程度の経験を要する。

7　検査のポイント

- 血液検査では白血球数が重要であり，汎発性腹膜炎，消化管穿孔性腹膜炎ではほとんど著明に白血球数は増加するが，高度の炎症の場合は白血球数が減少することもある。
- 腹部エックス線単純写真は立位と臥位を必ず撮影する。腹腔内遊離ガスの有無，ニボーの有無の判断には立位写真が必須である。
- 超音波検査は比較的簡便ではあるが，CT検査の方がより客観的所見が得られる。
- 腹水貯留の場合における腹水穿刺は，超音波検査，CT所見により腸管のない部位を確認して行う。
- 穿刺した腹水の性状によって漏出液か滲出液かを判断して疾患を鑑別する（表30-1）。

8　初期対応のポイント

- ショック状態を呈する場合は，迅速な救命処置を行いながら診断を進める。
- ガス貯留による腹部膨隆では，まず経鼻胃管を挿入して持続吸引する。
- 汎発性腹膜炎，穿孔性腹膜炎，絞扼性イレウスは緊急手術を要するので，早急に手術の準備を行う。

腹部腫瘤

　腹部腫瘤を主訴として来院する患者は少なく，診察所見として腹部腫瘤が主たる所見である疾患も多くはないが，重要な疾患が含まれる。腫瘤触知が中心的所見であり，他の症状が中心である疾患については含めないこととする。

1 腹部腫瘤とは

　触診によって腹部に腫瘤を触知する状態である。腹壁内の腫瘤もあるが，通常は腹腔内にある腫瘤が疾患として重要である。

2 病態生理

　腹腔内に腫瘤を形成する疾患には，腹腔内臓器が腫大して腫瘤として触知される場合と，腫瘍や炎症によって新たに腫瘤が形成される場合とがある。
　肝，脾臓，膵，あるいは腎など実質臓器は，腫瘍，炎症，代謝性疾患によって腫大し，腫瘤として触知されることがある。また，胃や大腸など消化管であっても，痩せた女性などでは腫瘍（主に癌）を腫瘤として触知して，患者自身によって気づかれ来院することもある。また，特殊な例としては腹部大動脈瘤がある。臓器に直接関連しない場合は腫瘍による例があり，後腹膜腫瘍などがある。病態としては，炎症性であるか，腫瘍であるか，あるいは他の病因によるかを判断する。
　腹壁腫瘤も広義には腹部腫瘤に含まれ，開腹手術後瘢痕部に生じる炎症性腫瘤（Schloffer（シュロッファー）腫瘤）がある。

3 腹部腫瘤の見方，考え方

　腹部腫瘤のみを主訴として受診する患者は少ない。多くは原疾患による他の症状を伴っていることが多い。まず，いつごろ気づいたか，その後の腫瘤の大きさなどの経時的な変化について詳細に問診する。痛みの有無や消化器症状，他の症状の有無についても問診する。既往歴も他の疾患と同じようによく聴取する。
　腫瘤の部位によってある程度鑑別すべき疾患が推定し得る。よく触診し，大きさ，硬さ，辺縁の性状，移動性，圧痛の有無などを診る。一般的な血液検査，腹部エックス線単純検査のほかに超音波検査，CT検査を行う。その後は考えられる疾患によってさらに検査を進める。

4 確定診断までのプロセス

　まず触知される部位によって，心窩部，右季肋部，および左季肋部などの上腹部，臍部中心，および臍部より尾側の中・下腹部に分けて診断を進める。これらの部位に存在する臓器を意識して鑑別診断する。症状および他の所見から病態はある程度推定される（図30-2）。

図 30-2　腹部腫瘤の確定診断までのフローチャート

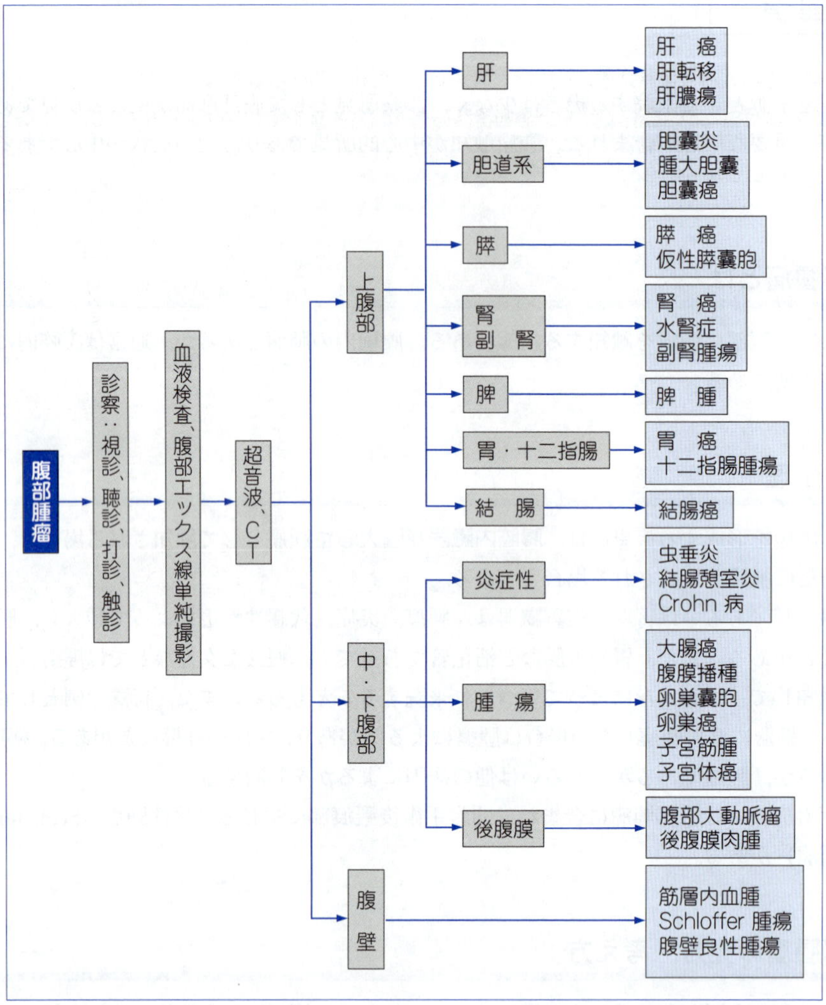

```
腹部腫瘤 → 診察：視診、聴診、打診、触診 → 血液検査、腹部エックス線単純撮影 → 超音波、CT
                                                                              ├─ 上腹部 ─┬─ 肝 ──────────→ 肝癌／肝転移／肝膿瘍
                                                                              │         ├─ 胆道系 ────────→ 胆嚢炎／腫大胆嚢／胆嚢癌
                                                                              │         ├─ 膵 ──────────→ 膵癌／仮性膵嚢胞
                                                                              │         ├─ 腎・副腎 ──────→ 腎癌／水腎症／副腎腫瘍
                                                                              │         ├─ 脾 ──────────→ 脾腫
                                                                              │         ├─ 胃・十二指腸 ──→ 胃癌／十二指腸腫瘍
                                                                              │         └─ 結腸 ─────────→ 結腸癌
                                                                              ├─ 中・下腹部 ─┬─ 炎症性 ────→ 虫垂炎／結腸憩室炎／Crohn病
                                                                              │             ├─ 腫瘍 ──────→ 大腸癌／腹膜播種／卵巣嚢胞／卵巣癌／子宮筋腫／子宮体癌
                                                                              │             └─ 後腹膜 ────→ 腹部大動脈瘤／後腹膜肉腫
                                                                              └─ 腹壁 ─────────────────→ 筋層内血腫／Schloffer腫瘍／腹壁良性腫瘍
```

　上腹部右側では，最大臓器である肝に発生する原発性肝癌，消化器癌の肝転移，肝膿瘍などがある。**肝の腫瘍**の特徴として，全周性に腫瘤の辺縁を触知できることは少なく，肋弓によって上縁は明瞭でないことが多い。胆道系では，急性化膿性胆嚢炎によって**腫大した胆嚢**を触知する場合，膵頭部癌などによる閉塞性黄疸における腫大した胆嚢を触知する場合，頻度は低いが胆嚢癌そのものを触知する例がある。心窩部・左上腹部では膵，特に膵体部・尾部の癌が腫瘤として触知され気づかれることがある。膵頭部癌は腫瘤として触知されるよりもむしろ閉塞性黄疸として症状が現れる。また，仮性膵嚢胞が腫瘤として触知されることがある。腎や副腎は後腹膜にあるので腫瘤として触知されることは少ない。左上腹部では脾腫があり，肝硬変に伴う門脈圧亢進症によって起こることが多いが，他の血液疾患などによっても**脾腫**を呈する例がある。胃癌は消化器症状によって受診することが多いが，時には腫瘤として触知される例もある。

　中腹部では，頻度は高くないが後腹膜に属する**腹部大動脈瘤**は拍動性の腫瘤として特徴的である。ま

た，後腹膜の肉腫も腫瘤が主訴という点で特徴的である．

　下腹部では，炎症性疾患である急性虫垂炎，結腸憩室炎などは炎症症状が中心であるが，腫瘤として触知される場合がある．下腹部で腫瘤として触知される疾患として代表的なものは婦人科系腫瘍であり，卵巣癌，子宮筋腫，子宮体癌などがある．結腸癌も下血，閉塞症状を呈することが多いが，右下腹部の腫瘤を触知して受診する場合もある．

　腹壁腫瘤はほとんど触診で腹腔内腫瘤とは鑑別可能であり，咳嗽によって生じる筋層内血腫，術後瘢痕部に発生するSchloffer腫瘤などあるが，頻度は高くない．腫瘤を触知する部位によって鑑別すべき疾患がある程度推定され，血液検査で炎症性疾患か腫瘍性疾患かがある程度鑑別できる．超音波検査やCT検査によって腫瘤の部位や関連する臓器はほぼ確定できる．"思い込み"にとらわれず可能性のある疾患を鑑別診断に含める．それぞれの考えられる疾患によって，さらに消化管造影検査，消化管内視鏡検査，MRI検査などを追加して確定診断に至る．

5　医療面接のポイント

・腫瘤に気づいてからの大きさの変化，痛みの有無，他の消化器症状の有無を聞く．
・既往歴：開腹手術の有無を聞く．他に通院中や入院した疾患についても聞く．
・体位や日常の動作の変化によって腫瘤が変化するかどうかも聞く．

6　身体診察のポイント

・腫瘤の大きさ，硬さ，辺縁の状態，圧痛の有無，移動性などをみる．
・立位と臥位によって腫瘤の状況が変化するかどうかをみる．
・腹部腫瘤のみではなく，身体全体の異常の有無を検査する．

7　検査のポイント

・血液検査では，貧血の有無，白血球数，肝機能検査，各種腫瘍マーカーなどによって疾患が予想できる場合がある．
・腫瘍マーカーは腫瘤のある部位によって疾患を想定して検査する．
・ある程度疾患が想定されたならば，各疾患に応じてさらに画像診断を進める．

8　初期対応のポイント

・緊急の対応を必要とするような腹部腫瘤は少ないので，偏見にとらわれず診察，検査を進める．
・比較的早期の対応を要する疾患は，腹部大動脈瘤である．破裂の危険性を有する．
・結腸憩室炎，虫垂炎性膿瘍も早期の対応を必要とする疾患であるが，炎症所見の程度から判断して緊急手術を要するかどうかを判断する．

CaseStudy

問題 30-1　　　　　　　　　　　　　　　　　　　　　　　　　　　　　　　　　　　E-70

医療面接

　75歳の男性。腹部膨満を主訴に受診した。上腹部正中に手術創瘢痕があり，腹部は全体に膨隆している。1年前に胃癌に対して開腹手術を受けている。

　<u>重要でない</u>質問はどれか。

A　吐き気はありますか。　　B　いつ排便がありましたか。
C　排ガスはありますか。　　D　お腹の痛みはありますか。
E　尿は出ていますか。

選択肢考察

癒着性の単純性イレウスの症例である。腹部膨隆を主訴とする疾患の中では，イレウスは最も頻度の高い疾患の一つである。

○A　膨隆が腸管の閉塞によるかどうかの判断の参考になる。
○B　腸管の閉塞があるかどうかの判断に必要である。
○C　腸管の閉塞の有無を聞く。
○D　腸管の閉塞があれば痛みを伴うことが多い。
×E　尿閉によっても腹部膨隆は起こるが，下腹部の膨隆であり，腹部全体ではないので可能性は低く，重要な質問ではない。

●　**正解　E**

問題 30-2　　　　　　　　　　　　　　　　　　　　　　　　　　　　　　　　　　　E-70

身体診察

　75歳の女性。臍の右側の腹部腫瘤に気づいて近医を受診し，紹介され来院した。痩せた女性で，腹部の臍右側に小児手拳大の腫瘤を触知する。

　<u>重要でない</u>診察手技はどれか。

A　腫瘤の硬さをみる。　　　　　B　腫瘤の辺縁が境界明瞭かどうかをみる。
C　腫瘤の波動をみる。　　　　　D　腫瘤に圧痛があるかどうかをみる。
E　腫瘤の移動性をみる。

選択肢考察

○A　腫瘍性の腫瘤は通常硬い。
○B　悪性の腫瘍は浸潤性で境界が不明瞭である。
×C　小児手拳大の腫瘤の波動をみることは困難である。
○D　圧痛があるのは炎症性が多い。
○E　移動性があるのは腸管に関係している可能性が高い。

　この症例は，諸検査の結果，壁外の進展が著明な胃癌症例であった。

●　**正解　C**

問題 30-3 E-70

検 査

78歳の男性。腹部の膨満感と軽度の腹痛，および嘔気を主訴に受診した。半年前にも同じような症状があり来院している。5年前にS状結腸癌に対する手術を受けており，下腹部正中に手術瘢痕がある。

まず行うべき検査はどれか。

A 腹部エックス線単純撮影   B 腹部超音波検査
C 腹部単純CT   D 上部消化管内視鏡検査
E 注腸造影

選択肢考察

○A イレウスを疑う場合には必須の検査である。
×B 絞扼性イレウスを疑う場合には腹水の有無をみるため重要であるが，最初は腹部単純エックス線を優先する。
×C 超音波検査と同じように必要ではあるが，腹部単純エックス線を優先する
×D イレウスを疑う症例にはむしろ**禁忌**に近い。
×E 大腸イレウスの可能性は低いので優先して行う必要はない。

正解 A

問題 30-4 E-70

検 査

41歳の男性。受診前日夕刻から突然心窩部痛が起こり，痛みが増強したため翌朝に救急車で来院した。腹部は膨隆し，腹部全体の圧痛と筋性防御を認める。

診断に**重要でない**検査はどれか。

A 立位胸部エックス線撮影   B 立位腹部エックス線単純撮影
C 右側臥位腹部エックス線単純撮影   D バリウムによる上部消化管造影
E 腹部単純CT

選択肢考察

○A 症状，腹部所見から消化管穿孔の可能性があり，腹腔内遊離ガス像（free air）は立位胸部エックス線写真でよくみえる。
○B Aと同様に，free air の存在を確認するために有用である。
○C 疼痛のため立位になれないような例には，側臥位で free air が分かる。
×D 消化管穿孔の可能性がある場合にはむしろ**禁忌**である。
○E 腹部CT検査で free air も判定でき，腹水の貯留も容易に判断できる（右図）。

正解 D

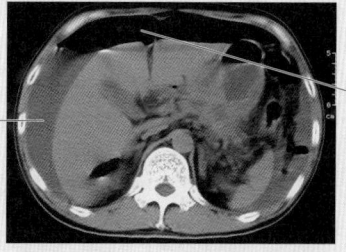

消化管穿孔の腹部CT所見の一例

CHAPTER 30 腹部膨隆（腹水を含む）・腫瘤

問題 30-5　　　　　　　　　　　　　　　　　　　　　　　　　　　　E-70

医療面接

62歳の女性。腹部に腫瘤を触れるため受診した。約3か月前から臍よりやや下の部位の大きな腫瘤を自分で気づいていたが，最近気になったので来院した。

重要でない質問はどれか。

- A　お腹の痛みはありませんか。
- B　吐き気はありませんか。
- C　便秘はありませんか。
- D　閉経はいつでしたか。
- E　便に血液が混じったことはありませんか。

選択肢考察
○A，○B，○C，×D，○E

下腹部を中心とした大きな腫瘤を主訴とした62歳の女性であることが示されている。女性である点から鑑別診断では女性特有の卵巣腫瘍や，子宮の腫瘍を考える。しかし消化管に関係した腫瘍の可能性もあるので，他の消化器の症状を中心に尋ねる必要がある。婦人科的な症状も聞くべきであるが，62歳では閉経の時期については重要ではない。

正解　D

問題 30-6　　　　　　　　　　　　　　　　　　　　　　　　　　　　E-70

身体診察

62歳の女性。腹部に腫瘤を触れるため受診した。約3か月前から臍よりやや下の部位の大きな腫瘤を自分で気づいていたが，最近気になったので来院した。妊娠，出産の経験はない。嘔気，嘔吐はない。便秘の傾向はあるが，腹痛はほとんどない。

腹部診察で重要でないのはどれか。

- A　腫瘤の大きさをみる。
- B　腫瘤を聴診する。
- C　腫瘤辺縁の境界をみる。
- D　腫瘤の移動性をみる。
- E　腫瘤に圧痛があるかどうかをみる。

選択肢考察
○A，×B，○C，○D，○E

消化器症状がほとんどないことが示されているので，婦人科的な腫瘍を念頭に置いて診断を進めることとなる。腹部腫瘤の基本的な診察法に関する設問であるが，聴診は腹部大動脈瘤のような血管系疾患以外には所見は得られない。卵巣あるいは子宮の腫瘍が考えられる点から，重要な診察法ではない。

正解　B

問題 30-7　　　　　　　　　　　　　　　　　　　　　　　　　　　　　　　　　E-70

検　査

62歳の女性。腹部に腫瘤を触れるため受診した。約3か月前から臍よりやや下の部位の大きな腫瘤を自分で気づいていたが，最近気になったので来院した。妊娠，出産の経験はない。嘔気，嘔吐はない。便秘の傾向はあるが，腹痛はほとんどない。腹部所見では，下腹部全体を占めるような大きな硬い腫瘤を触れる。圧痛はなく，移動性は不良である。身長155 cm，体重55 Kg。脈拍72/分。血圧120/66 mmHg。血液学所見：赤血球352万，Hb 13.5 g/dL，Ht 41%，白血球数5,200，血小板23.1万。血清生化学所見：総コレステロール213 mg/dL，AST 28 IU/L，ALT 32 IU/L。

診断のために重要でない検査はどれか。

A　腹部超音波検査　　　　B　腹部造影CT
C　血清腫瘍マーカー測定　　D　上部消化管内視鏡検査
E　注腸造影

選択肢考察
○A，○B，○C，○D，×E

触診所見から腫瘤はやはり卵巣か子宮の腫瘤の可能性が高くなった。その後の検査法を聞いている。腹部超音波検査・CTはこれらの診断に極めて有用である。消化器の症状はないようであるが，胃癌の卵巣転移も考慮する必要があるので，上部消化管内視鏡検査も行う必要がある。卵巣癌ではほとんどCA-125が高値となるので，腫瘍マーカーは重要な検査である。注腸造影は手術のためには必須の検査であるが，疾患の診断には重要ではない。

正解　E

問題 30-8　　　　　　　　　　　　　　　　　　　　　　　　　　　　　　　　　E-69

病態生理

62歳の女性。腹部に腫瘤を触れるため受診した。約3か月前から臍よりやや下の部位の大きな腫瘤を自分で気づいていたが，最近気になったので来院した。妊娠，出産の経験はない。嘔気，嘔吐はない。便秘の傾向はあるが，腹痛はほとんどない。腹部所見では，下腹部全体を占めるような大きな硬い腫瘤を触れる。圧痛はなく，移動性は不良である。身長150 cm，体重61 Kg。脈拍72/分。血圧120/66 mmHg。血液学所見：赤血球352万，Hb 13.5 g/dL，Ht 41%，白血球数5,200，血小板23.1万。血清生化学所見：総コレステロール213 mg/dL，AST 28 IU/L，ALT 32 IU/L，CEA 2.8 ng/mL，CA-125 18 U/mL。腹部造影CTを示す。

巨大な腫瘤を形成した病態について正しいのはどれか。

A　大腸原発と考えられる。
B　胃癌の卵巣転移の可能性が高い。
C　発育速度は速いと考えられる。
D　卵巣原発が考えられる。
E　子宮原発の可能性が考えられる。

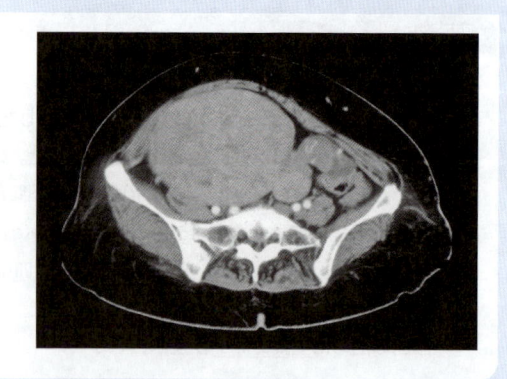

◉◉ 選択肢考察 ◉◉
×A，×B，×C，×D，○E

　腫瘍マーカーの結果が示されており，血清 CEA，CA-125 のいずれも低値である点から，胃癌の卵巣転移や卵巣癌はほぼ否定される。このような大きな腫瘤となって来院した点から，むしろ腫瘍は徐々に大きくなり，本人には自覚しにくかったと思われる。このような点から子宮原発の腫瘍が考えられ，この大きさで他に転移の所見が示されていない点から良性の子宮筋腫が考えられる。ただし，後腹膜原発の後腹膜腫瘍を完全に否定することは困難である。
　本症例は，大きな子宮筋腫であった。

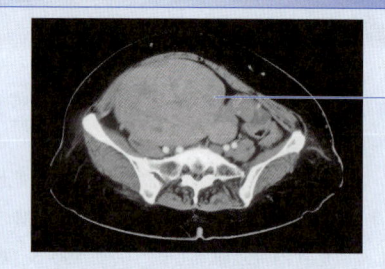

骨盤内を占める充実性腫瘍

◉ 正解　E

問題 30-9　　　　　　　　　　　　　　　　　　　　　　　　　　　　　　　　　　　E-70

医療面接
　75 歳の男性。昨日から嘔気と腹痛があった。今朝から腹部が膨満し，1 回嘔吐した。腹痛が増強してきたため来院した。20 年前に直腸癌，5 年前に胃癌の手術を受けていて，腹部正中に長い切開創瘢痕がある。
　診断に重要でない質問はどれか。

A　痛みの程度は我慢できるほどですか。
B　排便はいつありましたか。
C　排ガスはありますか。
D　排尿はありますか。
E　以前にも同じような症状がありましたか。

◉◉ 選択肢考察 ◉◉
○A，○B，○C，×D，○E

　開腹手術歴のある高齢男性に起こった嘔気，嘔吐，腹痛であり，腹部が膨満している点から，まず癒着性イレウスを考えて診断を進める。イレウスを確認するための質問が主であるが，他に尿管結石などの疾患も考えられるので血尿の有無を確認することは有用である。尿閉は直接診断に関連しない質問である。

◉ 正解　D

問題 30-10　　E-70

身体診察

75歳の男性。昨日から嘔気と腹痛があった。今朝から腹部が膨満し，1回嘔吐した。腹痛が増強してきたため来院した。20年前に直腸癌，5年前に胃癌の手術を受けていて，腹部正中に長い切開創瘢痕がある。1年前にも同じような症状があり入院したが，手術は受けていない。排便は一昨日にあったが，排ガスは痛みが起こってからはない。腹痛は我慢できる程度である。

認められる可能性の高い所見はどれか。

A　打診上濁音　　　B　腸音亢進
C　反跳痛　　　　　D　筋性防御
E　高血圧

● 選択肢考察 ●

×A，○B，×C，×D，×E

過去に同じような症状で入院していることから，癒着性イレウスを繰り返している症例と考えられる。症状は強くなく，単純性イレウスが疑われる。打診では鼓音を呈することが多く，濁音ではない。イレウスとしての一般的所見のほかに，絞扼性イレウスを鑑別すべきであるので，反跳痛や筋性防御などの腹膜刺激症状も確認する必要がある。

● 正解　B

問題 30-11　　E-70

検　査

75歳の男性。昨日から嘔気と腹痛があった。今朝から腹部が膨満し，1回嘔吐した。腹痛が増強してきたため来院した。20年前に直腸癌，5年前に胃癌の手術を受けていて，腹部正中に長い切開創瘢痕がある。1年前にも同じような症状があり入院したが，手術は受けていない。排便は一昨日にあったが，排ガスは痛みが起こってからはない。腹痛は我慢できる程度である。身長155 cm，体重47 kg。脈拍78/分。血圧110/62 mmHg。腹部は全体に膨隆し，腸音は亢進していて時に金属音を聴取する。筋性防御は認めない。血液学所見：赤血球348万，Hb 11.5 g/dL，Ht 38%，白血球数6,200，血小板22.1万。血清生化学所見：総コレステロール180 mg/dL，AST 28 IU/L，ALT 32 IU/L。

診断に重要でない検査はどれか。

A　立位腹部エックス線単純撮影　　　B　臥位腹部エックス線単純撮影
C　腹部超音波検査　　　　　　　　　D　腹部単純 CT
E　上部消化管内視鏡検査

● 選択肢考察 ●

○A，○B，○C，○D，×E

診察所見が加わり，癒着性の単純性イレウスがほとんど確実であるが，立位と臥位の腹部エックス線単純撮影は必須であり，腹部超音波検査と腹部 CT によって腹水の有無が診断でき，絞扼性イレウスの可能性はほとんど否定される。上部消化管内視鏡検査は不必要である。

● 正解　E

問題 30-12　　　　　　　　　　　　　　　　　　　　　　　　　　　　　　　　　　　　　E-69

病態生理

　75歳の男性。昨日から嘔気と腹痛があった。今朝から腹部が膨満し，1回嘔吐した。腹痛が増強してきたため来院した。20年前に直腸癌，5年前に胃癌の手術を受けていて，腹部正中に長い切開創瘢痕がある。1年前にも同じような症状があり入院したが，手術は受けていない。排便は一昨日にあったが，排ガスは痛みが起こってからはない。腹痛は我慢できる程度である。身長 155 cm，体重 47 kg。脈拍 78/分。血圧 110/62 mmHg。腹部は全体に膨隆し，腸音は亢進していて時に金属音を聴取する。筋性防御は認めない。血液学所見：赤血球 348万，Hb 11.5 g/dL，Ht 38％，白血球数 6,200，血小板 22.1万。血清生化学所見：総コレステロール 180 mg/dL，AST 28 IU/L，ALT 32 IU/L，CEA 3.1 ng/mL，CA19-9 18 U/mL。腹部エックス線単純写真を示す。腹部超音波検査と腹部単純CTでは拡張した腸管ガスを認めたが，腹水は少量であった。

　本症の発生機序と病態について誤っているのはどれか。

A　開腹手術のための癒着が原因である。
B　腸管の屈曲あるいは索状物による圧迫で腸管の閉塞が起こっている。
C　腸間膜の血管が絞扼されて血行障害が起こっている。
D　大腸の閉塞による変化ではない。
E　拡張した腸管内に腸液が貯留するため循環血液量は減少している。

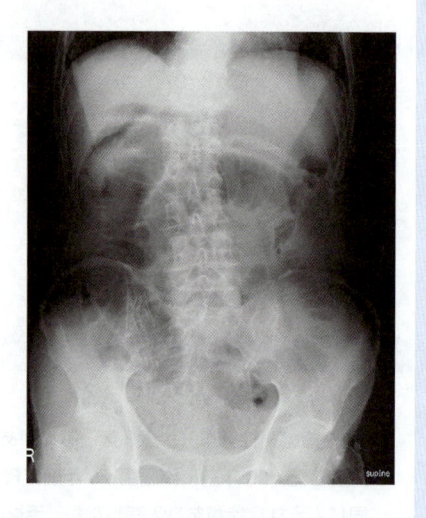

選択肢考察
　○A，○B，×C，○D，○E

　予想されたように腹部超音波検査，CT検査いずれによっても腹水の貯留はわずかであり，単純性イレウスの病態を説明している。絞扼性では早期には絞扼腸管のうっ血による漏出性腹水が産生され，さらに進行して絞扼部腸管が壊死状態になると炎症による滲出性腹水も加わり，腹水は多量となる。

正解　C

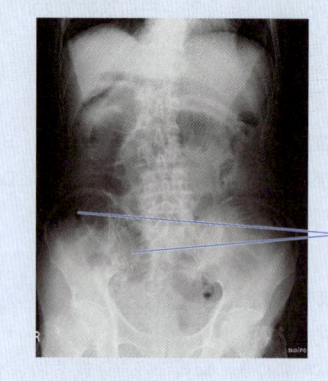

拡張した小腸ガス像

CHAPTER 31 タンパク尿

1 タンパク尿とは

健常人でもごく微量のタンパクは尿中に排泄されている。しかし，1日に100 mg〜150 mg以上のタンパクがみられる場合は病的と判断される。

2 病態生理

タンパク尿の原因は腎前性タンパク尿，腎性タンパク尿，腎後性タンパク尿に分けて整理すると病態生理を理解しやすい（表31-1）。

腎前性タンパク尿は腎臓に器質的な異常がないにもかかわらず，血漿中に異常なタンパク質が増加したため尿中に漏出する場合である。多発性骨髄腫でみられるBence-Jones（ベンス・ジョーンズ）タンパク尿がその代表である。

腎性タンパク尿は糸球体腎炎などでみられるタンパク尿で，その原因は糸球体係蹄の形態学的あるいは機能的な異常が原因である（糸球体性タンパク尿）。糸球体疾患による腎性タンパク尿はタンパク尿の原因として最も一般的なものである。一方，糸球体に異常がなくとも尿細管での再吸収が障害されれば尿中にタンパクが出現する。これを尿細管性タンパク尿と言う。また，血中の β_2-ミクログロブリン（11 kD）や α_1-ミクログロブリン（30 kD）は分子量が小さいために生理的条件下でも糸球体から濾過されて尿細管腔に達し，そのほとんどが近位尿細管で再吸収される。しかし，尿細管/間質に障害があると再吸収が行われないために，これらの低分子量タンパクの尿中排泄量が著しく増加する。これを低分子量タンパク尿という。

腎後性タンパク尿は前立腺炎，膀胱炎，尿道炎，腎盂腎炎などの尿路感染症，また膀胱癌，腎盂腫瘍など腎盂から尿路などの病変によって生じるタンパク尿である。

表31-1 タンパク尿の分類

A．良性タンパク尿
　①熱性タンパク尿
　②起立性タンパク尿
　③機能性タンパク尿
B．持続性タンパク尿
　①腎前性タンパク尿
　②腎性タンパク尿
　　・糸球体性タンパク尿
　　・尿細管性タンパク尿
　③腎後性タンパク尿

3 タンパク尿の見方，考え方

　タンパク尿が病的であるかどうかの判断にはその量だけではなく，時間の経過やタンパク尿を生じた状況についても把握しておくことが必要である（表31-1）。発熱時に一過性にみられるタンパク尿を**熱性タンパク尿**という。起立によって生じ，臥位になると消失するのは**起立性タンパク尿**である。また，激しい運動，ストレス，寒冷などで生じる**機能性タンパク尿**がある。これらはいずれも良性タンパク尿と呼ばれている。病的タンパク尿と診断するには100〜150 mg/日以上のタンパク尿が持続性であることを確認しておくことが重要である。

　先に述べた尿細管性タンパク尿あるいは腎後性タンパク尿では，タンパクの一日の総排泄量が1 gを上回ることは通常ない。もし，1 g/日以上のタンパク尿がみられる場合，その由来は糸球体性と考えてよい（糸球体性タンパク尿）。極めて多量の糸球体性タンパク尿を生じ，その結果低タンパク血症をきたした状態が**ネフローゼ症候群**である。ネフローゼ症候群の定義は，3.5 g/日以上のタンパク尿が持続すること，血清総タンパクが6.0 g/dL以下あるいは血清アルブミンが3.0 g/dL以下であることである。しばしば種々の程度の浮腫と高コレステロール血症が認められる。

4 確定診断までのプロセス（図31-1）

　現病歴を聴取する時に尿タンパクを指摘された際の状況を確認する。また，過去の健診歴などを参照して，尿タンパクの出現時期やその量と経過を明らかにする。試験紙法で尿タンパクが1＋以上の場合

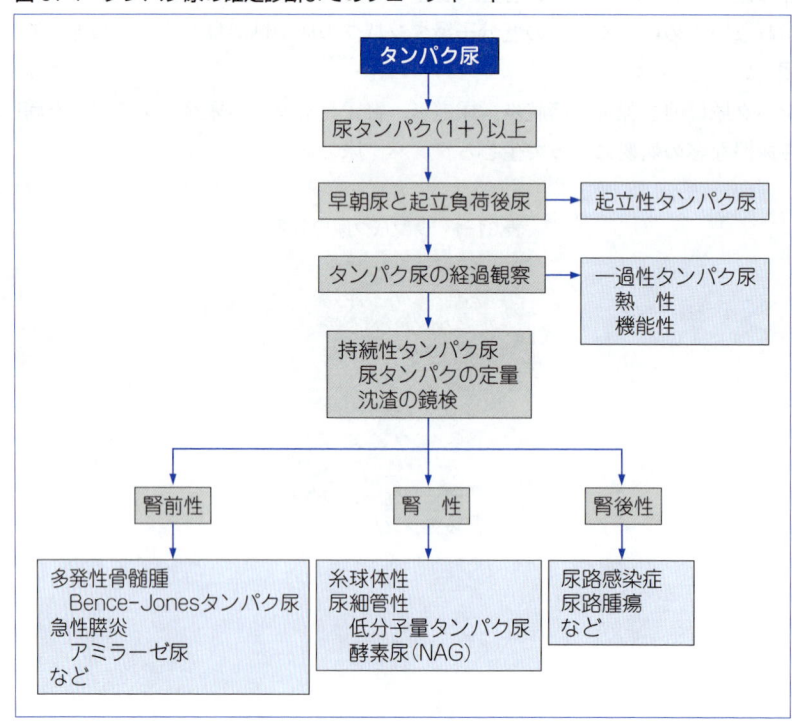

図31-1　タンパク尿の確定診断までのフローチャート

は尿タンパクの定量と沈渣の鏡検を行う。尿の沈渣で白血球が多数認められれば尿路感染症を疑う根拠となる。赤血球円柱は糸球体障害を示す所見である。また，顆粒円柱は腎実質の障害を示唆する。

5　医療面接のポイント

- 自覚症状：排尿の回数，尿量の変化，また夜間尿の有無など。むくみ（浮腫）と体重の増加など。
- 既往歴：タンパク尿を初めて指摘された時期。学校検尿や職場健診などの記録を参照する。
- 服薬歴：常用している薬剤や治療歴の聴取。
- 基礎疾患：タンパク尿をきたすことがある全身性疾患について（糖尿病，高血圧，心不全など）。

6　身体診察のポイント

- 浮腫：眼瞼や下腿の浮腫の有無と程度。また胸水や腹水，さらに必要があれば陰嚢の腫脹などを診察する。若年者に急速に生じた全身性の浮腫であれば微小変化型ネフローゼが疑われる。一方，中高齢者に潜在性に生じた浮腫の場合には膜性腎症が疑われる。糖尿病の治療歴のある患者に緩徐に生じた浮腫であれば糖尿病性腎症が考えられる。
- 血圧の測定：小児あるいは若年者に生じた検尿異常と高血圧をみた場合は急性糸球体腎炎を疑う。その他の原発性糸球体腎炎で高血圧を認めることが多いのは膜性増殖性腎炎，巣状糸球体硬化症である。

7　検査のポイント

- 随時尿を用いた尿タンパクの定量ではクレアチニン補正を行う。これは尿タンパクを測定した尿で同時に尿中クレアチニンを測定し，尿タンパク濃度をクレアチニン濃度で除した値である（mg/g・Cr）。尿中クレアチニンの1日排泄量はほぼ1gなので，尿タンパクの1日量を推定することができる。
- 新鮮尿を用いて尿沈渣の鏡検も行っておく。
- 尿細管性タンパク尿や低分子量タンパク尿は試験紙法では陽性を示さないので，別途，検査項目別に測定を行う必要がある。
- NAGは近位尿細管上皮細胞に存在するライソゾーム酵素である。尿中でのNAG活性の上昇は近位尿細管上皮細胞でのライソゾーム活性の亢進を示す所見である。血中にもNAG活性はあるが，分子量が大きいために，糸球体から濾過されて尿中に増加すること（酵素尿）は通常はない。

CaseStudy

問題 31-1　　　　　　　　　　　　　　　　　　　　　　　　　　E-72

医療面接

16歳の男子。タンパク尿を指摘されて来院した。両下腿に浮腫が認められる。
重要でない質問はどれか。

A　以前にタンパク尿を指摘されたことはありますか。
B　むくみに気が付いたのはいつごろですか。
C　尿の量はどうですか。
D　体重の変化はありますか。
E　頭痛がありますか。

選択肢考察

○A　タンパク尿の既往を確認する。初発か再発かを鑑別する。
○B　急性発症か緩徐に発症したかを鑑別する。
○C　浮腫があることから尿量は減少していると予測される。
○D　体重の経過は浮腫の客観的な指標である。
×E　頭痛は浮腫，タンパク尿とは直接の関連がない。

正解　E

問題 31-2　　　　　　　　　　　　　　　　　　　　　　　　　　E-72

身体診察

66歳の女性。糖尿病と高血圧で8年前から治療を受けている。高度のタンパク尿と浮腫を認め，来院した。
重要でない診察手技はどれか。

A　胸部聴診　　　　　B　心音聴診
C　下腿と眼瞼の触診　D　指の形状の観察
E　眼底鏡による診察

選択肢考察

○A　肺水腫や胸水の有無を診察する。
○B　心不全などの鑑別に有用。
○C　浮腫の分布と程度を診察する。
×D　指の形状は本例では関連性がない。
○E　糖尿病性網膜症の有無と程度を診察する。

正解　D

問題 31-3　　　　　　　　　　　　　　　　　　　　　　　　　　　　　　　E-72

検　査

66歳の女性。糖尿病と高血圧で8年前から治療を受けている。高度のタンパク尿と浮腫を認め，来院した。重要でない検査はどれか。

A　HbA₁c
B　尿タンパク定量
C　腎動脈撮影
D　血清アルブミン測定
E　血清クレアチニン測定

選択肢考察

○A　糖尿病の診断に必要である。また，血糖の経過を知ることができる。
○B　ネフローゼ症候群の診断に必要である。
×C　腎血管性高血圧を疑った場合に必要である。本例では必要がない。
○D　低タンパク血症による浮腫であることを明らかにする。
○E　腎機能を知るために必要である。

正解　C

問題 31-4　　　　　　　　　　　　　　　　　　　　　　　　　　　　　　　E-71

病態生理

56歳の女性。卵巣癌の診断でシスプラチンによる化学療法を続けている。担当医から軽度のタンパク尿（±）と血清クレアチニンの上昇（1.6 mg/dL）がみられるようになったとの連絡があった。

まず行うべき処置はどれか。

A　低分子量タンパク尿の定量を行い，治療を休止する。
B　腎のCT検査と血管造影検査を行い，転移性病変を検索する。
C　尿タンパクを定量して1 g/日程度になるまで経過観察を行う。
D　尿路の閉塞を疑い，逆行性腎盂撮影を行う。
E　ダブルルーメンカテーテルを留置して血液透析の準備を行う。

選択肢考察

○A　シスプラチンによる急性尿細管間質性腎炎をまず疑うべきである。本症では高度の低分子量タンパク尿が認められる。
×B　腎機能の低下が示されており，造影剤を用いる検査は当面避けるべきである。本例では卵巣癌の腎への転移を疑う根拠がない。
×C　低分子量タンパク尿は通常の尿検査では明らかにできない。経過を観察するのであれば，低分子量タンパク尿と血清クレアチニン値の経過をみるべきである。
×D　本例では利尿の異常は指摘されておらず，腎後性病変を疑う理由がない。
×E　ただちに血液浄化法を行う状況にはない。

正解　A

CHAPTER 32 血 尿

1 血尿とは

尿中に赤血球が混入した状態である。

2 病態生理

出血の部位により糸球体性血尿と非糸球体性血尿（泌尿器科的血尿）に分類できる（表 32-1）。糸球体性血尿は，糸球体毛細血管係蹄の一部が破綻することにより生じると考えられている。Alport（アルポート）症候群や菲薄基底膜病では解剖学的に基底膜が脆弱なため物理的に破綻しやすく，腎炎では炎症により糸球体基底膜が破綻して血尿を生じる。一方，非糸球体性血尿は，腎臓から尿管，膀胱，尿道などの場所からでも出血したときに起こり得る。尿 1 L に 1 mL 以上の血液が混入すれば，肉眼で判定できる（肉眼的血尿）。この場合，通常の酸性尿ではコーラ色調になり，アルカリ尿ではワインレッド様になる。

表 32-1 血尿の鑑別診断の対象疾患

A．糸球体性血尿
　①急性糸球体腎炎
　②慢性糸球体腎炎：IgA 腎症，膜性増殖性腎炎，巣状糸球体硬化症など
　③二次性糸球体疾患：ANCA 関連血管炎，Goodpasture 症候群，紫斑病性腎炎，ループス腎炎など
　④遺伝性腎炎：良性家族性血尿（菲薄基底膜病），Alport 症候群
B．非糸球体性血尿（泌尿器科的血尿）
　①急性炎症：腎盂腎炎，膀胱炎，前立腺炎，尿道炎
　②結石：腎結石，尿管結石，膀胱結石，膀胱異物，高カルシウム尿症（微小結石）
　③悪性腫瘍：腎癌，尿管癌，膀胱癌，前立腺癌
　④嚢胞性疾患：腎嚢胞，多発性嚢胞腎（遺伝性）
　⑤血管病変：ナットクラッカー現象，腎梗塞，腎動静脈奇形
　⑥その他：遊走腎，外傷
C．その他：凝固異常（抗凝固薬投与，DIC，血友病など），急性間質性腎炎

3 血尿の見方，考え方

まず年齢を考慮に入れて血尿の原疾患を想起することが重要である。小児期では家族性良性血尿に代表される遺伝性疾患，学童期ではナットクラッカー現象や急性・慢性糸球体腎炎（IgA 腎症）をまず考慮する。中・高年者の血尿では，まず尿路上皮癌を疑い検査を進める必要がある。若〜中年者では尿路結石や腎炎のほかにも鑑別すべき疾患は多い。尿路感染症は乳幼児，女性および高齢者で多く認められる。

顕微鏡的血尿の場合，早朝尿と随時尿を繰り返し検査し，持続性，間欠性あるいは反復性かを鑑別することが重要である。早朝尿で血尿がなく，随時尿で血尿が認められる場合は，遊走腎やナットクラッ

カー現象を考える。早朝尿でも随時尿でも血尿が認められる場合は持続性血尿であり，糸球体疾患や腎血管病変を疑う。この場合にタンパク尿の存在は糸球体腎炎を強く疑う根拠となる。

　肉眼的血尿の場合，凝血塊を認めれば出血量が多い可能性があり，非糸球体性血尿を疑い早期に出血部位の同定が必要になる場合がある。血尿の出現時期も出血部位を推測するためには重要で，初期血尿は前部尿道からの出血，終末時血尿は膀胱頸部あるいは後部尿道からの出血，全血尿は膀胱および上部尿路からの出血の可能性がある。肉眼的血尿と着色尿（ヘモグロビン尿，ミオグロビン尿，ビリルビン尿，ポルフィリン尿，薬剤）の鑑別には，肉眼的血尿では尿遠心後の上清の色調が通常の尿色調に変化するのに対して，着色尿では上清が変化しないことにより確認できる。

4 確定診断までのプロセス（図32-1）

　尿潜血反応陽性あるいは肉眼的血尿が疑われる場合は，尿沈渣標本により赤血球が5個/400倍視野（HPF）以上あれば血尿と診断する。尿潜血反応が陽性でも，赤血球数が5個/HPF未満の場合は，ヘモグロビン尿やミオグロビン尿の可能性がある。成人で血尿を認める場合，特に肉眼的血尿や尿路上皮癌のリスクファクター（「5．医療面接のポイント」を参照）があれば，まず尿細胞診と画像診断（腎膀胱超音波，膀胱鏡）を行う。尿路上皮癌のリスクファクターがない場合は，糸球体性血尿を疑い検査を進める。尿タンパク，変形赤血球あるいは赤血球円柱の存在は糸球体性血尿を疑う根拠となるので，尿タンパク排泄量および腎機能検査を行い，場合によっては腎生検による病理組織診断が必要になる。家族性良性血尿に代表される遺伝性疾患については家族歴の聴取が重要である。原疾患が明らかにならない場合には，定期的な経過観察が必要である。

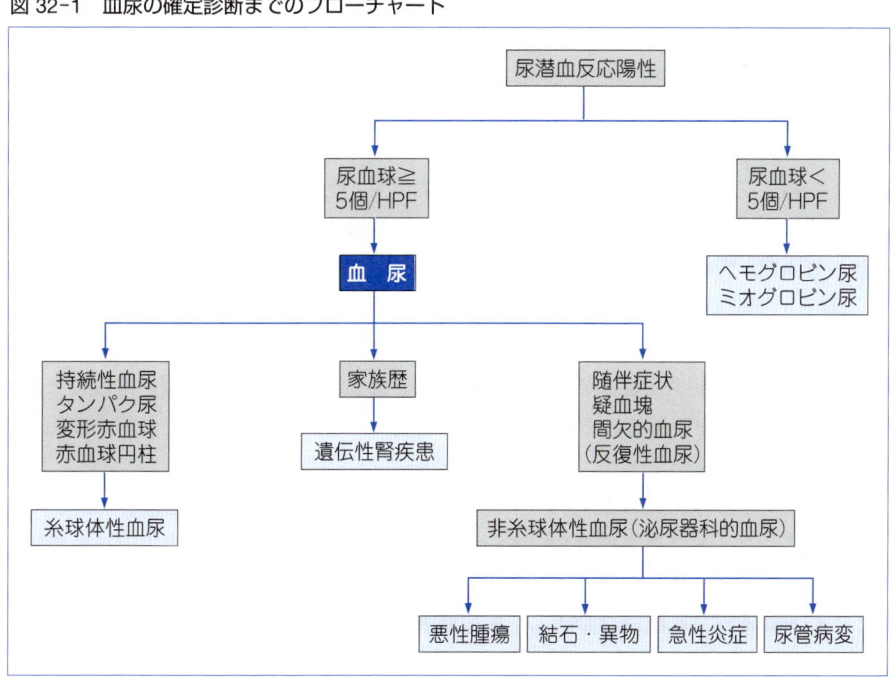

図32-1　血尿の確定診断までのフローチャート

5　医療面接のポイント

- **家族歴**：家系内の腎疾患患者を聞く。
- **既往歴**：尿検査異常の既往，肉眼的血尿の既往，腎・尿路疾患の既往。
- **薬物服用歴**：抗凝固薬服用の有無。
- **自覚症状（随伴症状）**：肉眼的血尿の場合は出現時期，凝血塊の有無，発熱，疼痛とその部位（腹痛・腰背部痛），排尿時の症状（尿混濁，残尿感，頻尿，排尿時痛，排尿困難），女性の場合は生理との関係や腟疾患の有無。
- **尿路上皮癌のリスクファクター**：40歳以上の男性，喫煙歴，職業上での発癌化学薬品（ベンジン，芳香族アミン）曝露，泌尿器科疾患の既往，排尿刺激症状，尿路感染の既往，鎮痛薬（フェナセチン：現在は供給停止）多用，骨盤放射線照射既往，シクロホスファミドでの治療歴。

6　身体診察のポイント

- **血圧**：腎炎の場合は，高血圧を合併することが多い。
- **浮腫**：腎炎の場合は，上眼瞼や下腿に浮腫を認める場合がある。
- **体重**：腎炎では水・Na貯留の結果，体重増加をきたすことがある。
- **皮疹**：紫斑病性腎炎やANCA関連血管炎では紫斑がみられる。
- **腹部腫瘤**：腎癌や多発性嚢胞腎。
- **肋骨脊柱角の叩打痛**：腎結石，水腎症，急性腎盂腎炎，腎生検後。
- **前立腺**：直腸診による腫大あるいは圧痛。

7　検査のポイント

- **尿検査**：赤血球数と形態（変形赤血球の有無），タンパク，白血球数，円柱（特に赤血球円柱），異型細胞を確認する。
- **尿細胞診**：尿路上皮癌のスクリーニング検査として重要。複数回行う。特異度は高いが，感度は低い。
- **尿培養**：尿路感染が疑われる場合は，細菌培養，結核菌培養検査を行う。
- **血液検査**：凝固能，腎機能（クレアチニン，尿素窒素），PSA，ASO，免疫グロブリン，補体（C3, C4, CH50），抗好中球細胞質抗体（ANCA），抗核抗体など
- **超音波検査**：腎臓・膀胱・前立腺を検査し，腫瘍性病変　結石，水腎症，血管病変の有無を検査する。
- **CT urography**：一度の検査で従来のCT検査の情報と静脈性尿路造影の情報を得ることができる。
- **MRI**：ヨード系造影剤を使用することなく腎尿路病変の診断ができる。膀胱・前立腺疾患にはCTより有用性が高い。
- **静脈性尿路造影**：上部尿路のスクリーニング検査として行われる場合がある。
- **逆行性腎盂造影**：ヨード系造影剤アレルギーや，腎機能の低下している患者の上部尿路の形態検査として有用。
- **膀胱鏡**：苦痛を伴うが，膀胱癌の診断，上部尿路の血尿側の診断には極めて有用。成人の無症候性肉眼的血尿では必須。

CaseStudy

問題 32-1　　　　　　　　　　　　　　　　　　　　　　　　　　　E-74

医療面接

62歳の男性。鮮紅色の尿がみられたため来院した。

<u>重要でない</u>質問はどれか。

A　腹痛はありますか。
B　残尿感はありますか。
C　降圧薬を服用していますか。
D　家族に腎臓病の人はいますか。
E　尿に血の塊が混じっていますか。

選択肢考察

○A　尿路結石，腎腫瘍や腎梗塞などを鑑別するための質問として有用である。
○B　膀胱刺激症状は膀胱結石，尿路感染や腫瘍で認められる。
×C　抗凝固薬の服用の有無は重要であるが，降圧薬については他の選択肢に比し重要度は低い。
○D　多発性嚢胞腎などの遺伝性腎疾患も重要である。
○E　凝血塊の混入は出血が多いことを意味する。

正解　C

問題 32-2　　　　　　　　　　　　　　　　　　　　　　　　　　　E-74

身体診察

16歳の男子。2週前に急性扁桃炎に罹患し，昨日から顔面のむくみを自覚し来院した。尿は暗赤色である。

<u>重要でない</u>診察手技はどれか。

A　体重測定　　　B　血圧測定
C　前脛骨部の触診　D　腹部の聴診
E　皮膚の視診

選択肢考察

○A　急性腎炎では水・Na貯留により体重が増加することがある。
○B　急性腎炎では水・Na貯留により血圧が増加することがある。
○C　急性腎炎では前脛骨部に圧痕性浮腫を認める。
×D　急性腎炎の腹部所見に特異的なものはない。
○E　溶連菌感染症では膿痂疹の原因となることがある。

正解　D

問題 32-3　　　　　　　　　　　　　　　　　　　　　　　　　　　　　　E-74

検　査

19歳の男性。2日前から全身の筋肉痛と赤褐色の尿が出現したので来院した。5日前から運動部の合宿で長距離走と筋力トレーニングを連日行った。昨夜から排尿がない。

みられない検査結果はどれか。

- A　血清クレアチンキナーゼ上昇
- B　尿中ミオグロビン増加
- C　尿中赤血球＜5個/HPF
- D　ピンク色に着色した血清
- E　血清クレアチニンの上昇

選択肢考察

- ○A　横紋筋融解症により血清クレアチンキナーゼは上昇する。
- ○B　横紋筋融解症により尿中ミオグロビンが増加し，褐色に近い尿を呈する。
- ○C　ミオグロビン尿では尿潜血が陽性で，尿中赤血球＜5個/HPFとなる。
- ×D　ヘモグロビン尿の場合は溶血によりピンク色に着色した血清を認める。
- ○E　乏尿となっており，横紋筋融解症による急性腎不全と考えられる。

正解　D

問題 32-4　　　　　　　　　　　　　　　　　　　　　　　　　　　　　　E-74

病態生理

22歳の女性。職場健診で尿潜血を指摘され来院した。特に自覚症状はなく，浮腫もない。再検査で尿潜血は早朝第一尿では陰性，来院時随時尿では陽性であった。

考えられるのはどれか。

- A　急性腎炎
- B　慢性腎炎
- C　遊走腎
- D　Alport症候群
- E　菲薄基底膜病

選択肢考察

- ×A　通常は症候性で，持続性血尿を呈する。
- ×B　無症候性のことが多いが，持続性血尿を呈する。
- ○C　本例は遊走腎やナットクラッカー現象などの体位性血尿が強く疑われる。
- ×D　家族歴があり，難聴，角膜異常などを合併し，持続性血尿を呈する。
- ×E　家族歴があり，持続性血尿を呈する。

正解　C

CHAPTER 33 尿量・排尿の異常

1 尿量・排尿の異常とは

- 一日の正常尿量の範囲を逸脱する尿量を呈する場合を尿量の異常という。
- 一日の正常の排尿回数の範囲を逸脱する場合や，蓄尿や排尿に支障がある場合を排尿の異常という。

2 病態生理

腎臓の糸球体で濾過された原尿は99％が尿細管から再吸収され，1％が尿となる。一日の尿量は生体の状態（脱水，水分の多量摂取など）により変動するが，500～2,500 mLの範囲にあれば正常である。500 mL以下であれば乏尿であり，2,500 mL以上であれば多尿であり，何らかの異常が考えられる。また100 mL以下を無尿と呼ぶ。

多尿の原因には心因性多尿（水分過量摂取），糖尿病，尿崩症（中枢性，腎性），薬剤性（利尿薬）がある。乏尿の原因には脱水，急性腎不全（腎前性，腎性，腎後性），慢性腎不全の急性増悪，ネフローゼ症候群などがある。腎不全が進行すると無尿になる。

一方，腎臓から流れ込む尿は膀胱に貯留し（蓄尿），いっぱいになると膀胱から体外に排出（排尿）される。この蓄尿と排尿のサイクルは基本的生理現象の一つであり，下部尿路（膀胱，尿道）に機能的，器質的障害が発生すると頻尿，排尿困難，尿閉，尿失禁など様々な排尿の異常の症状となる。原因としては前立腺肥大症，神経因性膀胱，過活動膀胱，腹圧性尿失禁などが多いが，膀胱結石，尿道狭窄，膀胱炎，前立腺炎などの良性疾患や膀胱癌，前立腺癌などの悪性疾患が原因になる場合もある。

3 尿量・排尿の異常の見方，考え方

尿量の異常とは一般的に一日の総尿量の異常のことであり，一回の排尿量の異常ではない。一日の尿量が正常範囲であっても一回の排尿量が異常に少ない場合は頻尿になる。一般的に正常な排尿は一回200～400 mL程度で一日5～8回程度である。

神経因性膀胱や過活動膀胱では一回尿量が50～100 mLの頻尿になる場合もある。夜間に特に排尿回数が多くなる状態は夜間頻尿と呼ぶ。

尿量と排尿の異常を生じる疾患は様々な内科的疾患や泌尿器科的疾患があるが，まず覚えておかなければならない重要な点は，無尿と尿閉は全く別の病態であるということである。すなわち，無尿は腎臓で尿が生成されず，膀胱に尿が貯まらないために排出される尿が一日100 mL以下の場合であり，尿閉は膀胱には尿が貯まるが尿道を通して排出ができない状態である。

さらに排尿の異常には排出障害と蓄尿障害があり，両者を総称して下部尿路症状（lower urinary tract symptom：LUTS）と呼ぶ。

4 確定診断までのプロセス（図 33-1）

尿量の異常：尿量が多いのか（多尿），少ないのか（乏尿，無尿）。

尿量が多い場合は，a. 心因性多尿（多飲），b. 腎性多尿（糖尿病），c. 中枢性多尿（尿崩症），d. 薬剤性（利尿薬）など，詳細な問診や基礎疾患に対する血液検査などで比較的容易に診断がつく。尿量が少ない場合は無尿なのか尿閉なのかをまず膀胱超音波などで鑑別する。膀胱内の尿が確認できない場合は，水腎症の有無を腎の超音波で確認する。膀胱尿もなく水腎症もない場合は腎性の乏尿・無尿であり，腎機能障害（腎不全）を考える。腎前性か腎性の腎不全は脱水，糸球体腎炎，糖尿病性腎症，痛風腎，腎硬化症などの疾患が原因となる。一方，腎後性では尿路に通過障害がある場合が多いので，その原因疾患がなにかを考える。尿管の異常は先天性の疾患（水腎症），単腎者に発生した尿管結石，尿管癌，後腹膜線維化症などが考えられる。膀胱の異常は神経因性膀胱，膀胱結石，膀胱癌など。前立腺の異常は前立腺肥大症，前立腺癌，急性前立腺炎など。尿道の異常は尿道狭窄，尿道結石などである。

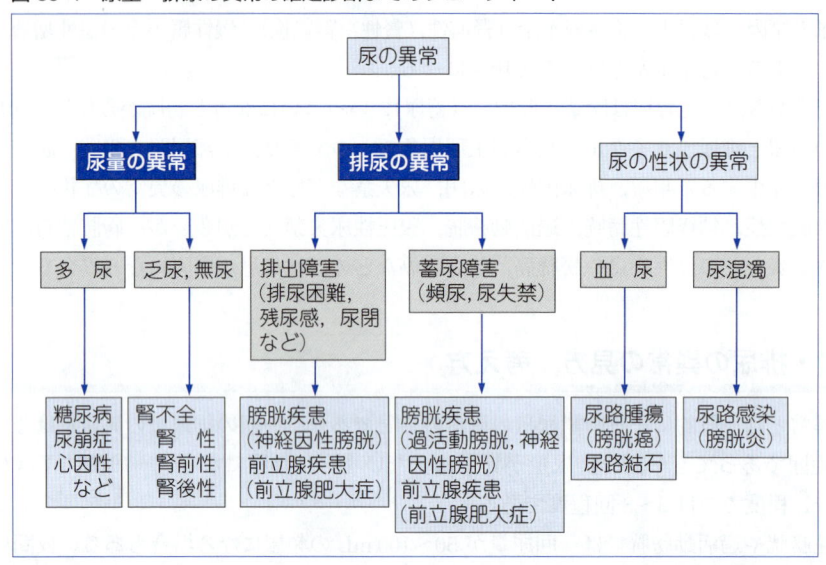

図 33-1　尿量・排尿の異常の確定診断までのフローチャート

5 医療面接のポイント

- 年齢：前立腺疾患は 50 歳代から症状が出現する。若年者の排尿障害は尿道狭窄や神経因性膀胱など。
- 自覚症状：1 日尿量，尿回数，1 回尿量，尿の性状の異常（血尿，混濁尿），排尿困難，残尿感，尿閉，尿失禁，排尿痛，尿意切迫感などの症状をみた場合，内科的疾患かあるいは泌尿器科的疾患であるかを考える。
- 既往歴：薬剤の使用歴（排尿に影響する薬剤は多い。たとえば抗うつ薬，睡眠導入薬，抗コリン薬，抗ヒスタミン薬など），内科的疾患の有無（糖尿病，高血圧，痛風など），尿路結石の既往，尿路感染症の既往など。尿閉の既往も重要。

- 家族歴：前立腺疾患や尿路結石，癌，腎機能障害の有無。
- 現病歴：急に起こったか，以前からあった症状が悪化したものか。発熱，血尿，尿混濁などの他の症状を伴っているのか。尿量や排尿の異常が重複しているか，単独の症状か。

6 身体診察のポイント

- **直腸診は重要！** 男性の場合，前立腺の大きさや硬さ，圧痛など。正常の前立腺はくるみ大で軟らかい。前立腺肥大症では硬いゴムの感触（弾性硬），進行した前立腺癌では骨（石）様の硬度に触れる（図33-2）。
- 尿閉は下腹部の膨隆として視診で確認できる。

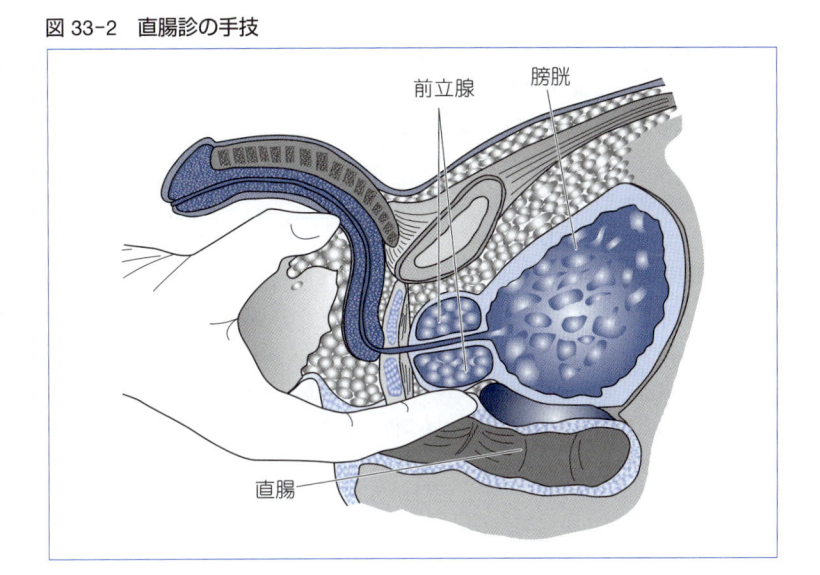

図33-2 直腸診の手技

7 検査のポイント

- 排尿日誌による1日尿量，尿回数をチェック。
- 超音波検査にて残尿量や前立腺体積を測定できる。
- 尿検査にてタンパク，糖，潜血，白血球の有無などをチェック。
- 血清生化学検査で血清クレアチニン（簡易GFR）を確認する。腫瘍マーカー（PSA）や尿細胞診も重要（**悪性疾患を見逃さないことが大事**）。

8 初期対応のポイント

- まず**無尿なのか尿閉なのかの鑑別**が重要。生命に関わる病態は無尿である。尿量が急に少なくなったのか徐々に少なくなったのか。無尿の時期がどの程度継続しているか。まず尿閉でないことを確認する（超音波検査で確認）。尿閉患者では**導尿**が必要。腎機能（血清クレアチニン，簡易GFR値）のチェックも必要。尿閉で腎後性腎不全になることもある。血液検査で腎不全があれば腎性，腎前性，腎後性の鑑別が必要。腎後性であれば尿管の異常か，膀胱の異常か，前立腺の異常か，尿道の異常かの鑑別が必要である。
- 排尿の異常では排出障害なのか蓄尿障害なのかの問診を行う。年齢，性別，基礎疾患などを考慮すれば鑑別可能。

CaseStudy

問題 33-1　　　　　　　　　　　　　　　　　　　　　　　　　　　　E-76

医療面接

65歳の男性。3年前から排尿に時間がかかり，排尿後も残尿感を感じていた。また，自然に尿が漏れることもあった。友人と宴会があり飲酒した明け方，尿意を感じてトイレに行って排尿しようとしても排尿できず，下腹部が膨隆してきたため救急外来を受診した。糖尿病や神経疾患の既往はないが，尿潜血を指摘されたことはある。

重要でない質問はどれか。

- A　普段はどんな薬を内服していますか。
- B　尿が濁ったことがありますか。
- C　PSA検診を受けていますか。
- D　血圧が高かったことがありますか。
- E　肉眼的血尿が出たことはありますか。

選択肢考察
○A，○B，○C，×D，○E

排尿障害の種類が問題点である。問診において聞いておくべき重要な点は，本章フローチャートで示したように，①尿量の異常なのか，②排尿の異常なのか，③尿の性状の異常なのか，である。これらの症状は重複する場合もある。

排尿の異常は排出障害と蓄尿障害に分類できるが，前立腺肥大症では両者が同時に発生する場合もある。尿の性状の異常（血尿，尿混濁など）の問診で結石や尿路腫瘍も鑑別しておく。排尿症状に影響を与える薬剤は多いので，基礎疾患と内服している薬剤についても聞いておく必要がある。前立腺癌は現在日本人男性で最も増加している癌であり，PSA検診の有無についても聞いておく。血圧と排尿障害とは直接関与しない。

正解　D

問題 33-2　　　　　　　　　　　　　　　　　　　　　　　　　　　　E-76

身体診察

65歳の男性。3年前から排尿困難，残尿感，夜間頻尿があった。飲酒後に尿閉状態となって受診した。以前，前立腺癌検診（PSA検診）でやや高値といわれたことがある。救急外来では導尿が行われ，約500 mLの淡黄色，透明の尿が回収された。

直腸診の所見として可能性が高いのはどれか。

- A　くるみ大の軟らかい隆起を触れる。
- B　指に熱感を感じ，局所に圧痛がある。
- C　硬いゴムのような腫大した隆起を触れる。
- D　石のような硬い結節を触れる。
- E　堤防状の隆起を触れて出血がある。

選択肢考察
×A，×B，○C，×D，×E

尿閉状態になった原因として前立腺疾患が考えられ，直腸診によって前立腺癌，前立腺炎，前立腺肥大症の特徴的な所見があれば鑑別可能であることが示されている。「PSAやや高値」は前立腺肥大症を想起させる。弾性硬の腫大した前立腺を触知すれば前立腺肥大症が考えられる。石様（あるいは骨様）硬と表現される所見は前立腺癌に特徴的であるが，前立腺癌では高度に進行した状態（PSA異常高値）でしか尿閉は起こらない。

正解　C

問題 33-3　　　　　　　　　　　　　　　　　　　　　　　　　　　　　　　　　E-76

検　査

65歳の男性。3年前から排尿困難，残尿感，夜間頻尿があった。飲酒後に尿閉状態となって受診した。導尿が行われ，約500 mLの淡黄色，透明の尿が回収された。尿所見：蛋白（－），糖（－），沈渣に赤血球2～3/視野，白血球5～9/視野，円柱なし。血清生化学検査：クレアチニン1.0 mg/dL（簡易GFR 70 mL/min），CRP 0.2 mg/mL，前立腺特異抗原（PSA）4.5 ng/mL（基準4.0以下）。

次に行うべき検査はどれか。

A　尿道造影　　　　B　超音波検査
C　膀胱内視鏡検査　D　単純MRI
E　PET-CT

選択肢考察

×A，○B，×C，×D，×E

本問は前立腺肥大症の検査に関する質問で，日常臨床においてまず行うべき検査を聞いている。検査は基本的に得られる情報が多く，しかも患者に侵襲が少ないものが理想的である。

尿道造影や内視鏡は侵襲的な検査である。MRIやPET-CTはベッドサイドで行うとしては不適である。超音波検査は日常的な検査で低侵襲であり，前立腺の大きさ，性状，膀胱，腎臓なども同時に，形態的な異常を知ることができる大変有用な検査である。

正解　B

問題 33-4　　　　　　　　　　　　　　　　　　　　　　　　　　　　　　　　　E-75

病態生理

65歳の男性。3年前から排尿困難，残尿感，夜間頻尿があった。飲酒後に尿閉状態となって受診した。導尿が行われ，約500 mLの淡黄色，透明の尿が回収された。尿所見：沈渣に赤血球2～3/視野，白血球5～9/視野。血清生化学所見：前立腺特異抗原（PSA）4.5 ng/mL（基準4.0以下）。経直腸超音波検査では前立腺は腫大しており，計測された体積は約60 mLであった。薬物療法としてα_1ブロッカーが投与されて帰宅となった。

今後の治療を評価するために**重要でない**のはどれか。

A　尿流量検査　　　B　残尿測定
C　3か月後のPSA値　D　骨シンチグラム
E　膀胱内圧測定検査

選択肢考察

○A，○B，○C，×D，○E

本問は前立腺肥大症の治療に関する設問である。初期にはα_1ブロッカーが投与されることが多く，軽度の前立腺肥大症の患者には有効である。薬物療法を行っても尿閉を繰り返すような場合には，次の段階として手術療法があるため，手術を前提とした検査を問う設問になっている。前立腺肥大症の重症度は残尿量，尿流率，膀胱内圧，癌の可能性などで決まる。骨シンチは前立腺癌が生検で確定した場合に，病期診断として行う検査である。

正解　D

CHAPTER 33　尿量・排尿の異常　●　285

CHAPTER 34 月経異常

1 月経異常とは

無月経，月経の周期・出血量・随伴症状の異常（様々な病態があるが，CBT では無月経，過多月経，月経困難症を理解すればよい）。

2 病態生理

月経のメカニズムは，視床下部からゴナドトロピン放出ホルモン（GnRH）が分泌され，下垂体からゴナドトロピン：黄体形成ホルモン（LH），卵胞刺激ホルモン（FSH）が分泌され，卵巣では FSH により卵胞が発育し，LH により排卵と黄体の形成がなされ，卵が子宮に着床しないと卵巣から産生されるエストロゲンとプロゲステロンが減少し，子宮内膜の剝脱が起こり腟から月経血が排出される。したがって月経異常は，視床下部-下垂体-卵巣-子宮-腟のいずれかに問題があれば発症し，その多くはホルモン分泌の異常，あるいは器質的疾患の存在による。

(1) 無月経

無月経は原発性と続発性に分類される。原発性とは 18 歳を過ぎても初潮がないことで，性分化異常や染色体異常を考慮する。性分化異常では，処女膜閉鎖症，半陰陽，子宮や腟の欠損などが原因となる。染色体異常の代表疾患は Turner（ターナー）症候群で，卵巣形成不全による卵巣性無月経となる。続発性とは順調にあった月経が停止することだが，妊娠・産褥・授乳・閉経による生理的無月経は含まない。視床下部-下垂体-卵巣-子宮系から続発性無月経を分類すると，視床下部性は，視床下部から分泌される GnRH の分泌低下によって起こり，心因性ストレス，体重減少，神経性食思（欲）不振症などが代表疾患となる。下垂体性は，前葉から分泌される LH，FSH の分泌低下によって起こり，分娩時大量出血による下垂体壊死に起因する Sheehan（シーハン）症候群などが代表疾患となる。卵巣性は，卵巣機能不全によるエストロゲン分泌の低下によって起こり，早発閉経などが代表疾患となる。子宮性は，剝脱する子宮内膜が存在しないために起こり，先天性子宮欠損や，炎症などによる子宮内膜の障害：Asherman（アッシャーマン）症候群（子宮腔癒着症）などが代表疾患となる。また，LH とアンドロゲンを過剰分泌し，卵巣内に囊胞を多数認める多囊胞性卵巣症候群も無月経となる代表疾患である。

(2) 過多月経

過多月経は月経血量が異常に多い状態で，凝血塊を伴うことが多い。原因としては，子宮筋腫（特に粘膜下筋腫），子宮腺筋症，子宮内膜ポリープなど，子宮内膜に影響を与えるような器質的疾患が多い。

(3) 月経困難症

月経困難症は，日常生活に支障をきたすような下腹痛，腰痛，腹部膨満感，嘔気，頭痛などの月経随伴症状を伴うことで，原因としては，器質的疾患として子宮内膜症，子宮腺筋症，子宮筋腫，子宮周囲の炎症などが挙げられ，子宮内膜からのプロスタグランジン過剰産生や過剰な子宮収縮によって生じると考えられている。器質的疾患を有さない機能性の原因としては，子宮発育不全や心因性のケースがあり，若年者に多い。

3 月経異常の見方、考え方

まず，無月経，過多月経，月経困難症のいずれかが存在することを患者の訴えや問診から把握し，それぞれの原因となる代表的な疾患の身体症状，検査所見，病態をよく理解しておくことが重要である。

(1) 無月経

無月経の原因は多数挙げられるが，性分化異常，視床下部性，下垂体性，卵巣性，子宮性といった原

表 34-1 月経異常の鑑別診断の対象疾患

A．原発性無月経の場合（図 34-1）
　①性分化異常
　　・処女膜閉鎖症：外陰部腫脹，1 か月に 1 度の下腹部痛
B．原発性の続き，または続発性無月経の場合（図 34-2）
　①高プロラクチン血症：プロラクチン高値
　②子宮性無月経：エストロゲン＋プロゲステロンを投与しても出血しない
　　・Asherman 症候群（子宮腔癒着症）など
　③卵巣性無月経：第 2 度無月経で FSH 高値，LH 高値
　　・Turner 症候群
　　・早発閉経など
　④多囊胞性卵巣症候群：LH 高値，LH/FSH＞1.0，アンドロゲン高値
　⑤下垂体性無月経：LH，FSH 低値（または正常）で，GnRH 負荷試験で LH，FSH の分泌なし
　　・Sheehan 症候群など
　⑥視床下部性無月経：LH，FSH 低値（または正常）で，GnRH 負荷試験で LH，FSH の分泌あり
　　・神経性食思（欲）不振症など
C．過多月経の場合（表 34-2）
　①子宮筋腫（特に粘膜下筋腫）
　②子宮腺筋症
　③子宮内膜ポリープ，子宮体癌
D．月経困難症の場合（表 34-3）
　①子宮内膜症
　②子宮筋腫
　③子宮腺筋症

図 34-1 原発性無月経の診断のフローチャート

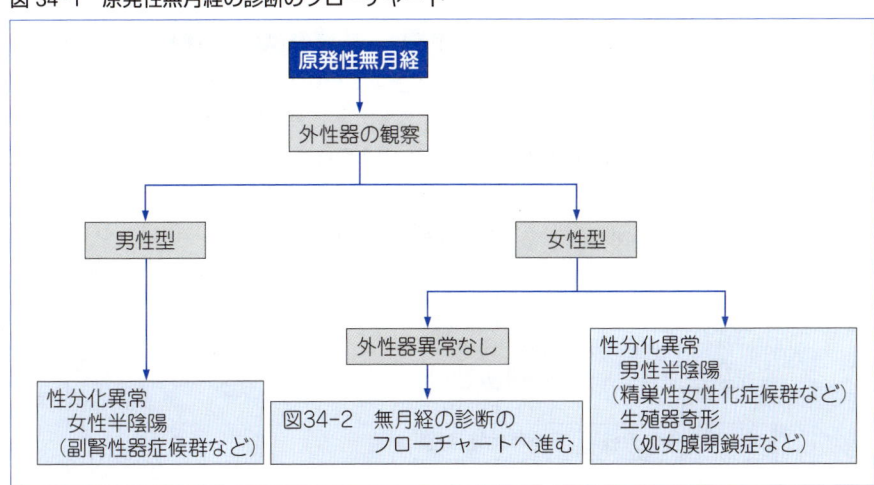

```
           原発性無月経
              │
           外性器の観察
           ／       ＼
        男性型        女性型
          │         ／    ＼
          │   外性器異常なし   性分化異常
          │                    男性半陰陽
       性分化異常                （精巣性女性化症候群など）
       女性半陰陽   図34-2 無月経の診断の   生殖器奇形
       （副腎性器症候群など）  フローチャートへ進む  （処女膜閉鎖症など）
```

因・部位別に疾患の概要を理解する。

性分化異常は，外性器の観察とホルモン検査，染色体検査で診断を進める。視床下部性，下垂体性，卵巣性，子宮性無月経の診断への考え方と代表的疾患は表 34-1 を参照。

高プロラクチン血症は下垂体腫瘍によるものが代表的で，下垂体性無月経に分類されることが多いが，下垂体の機能不全でゴナドトロピンが抑制されるのではなく，視床下部でプロラクチン分泌抑制作用を有するドパミン産生が高まることにより GnRH が抑制され，下垂体から LH，FSH の分泌が抑制されて

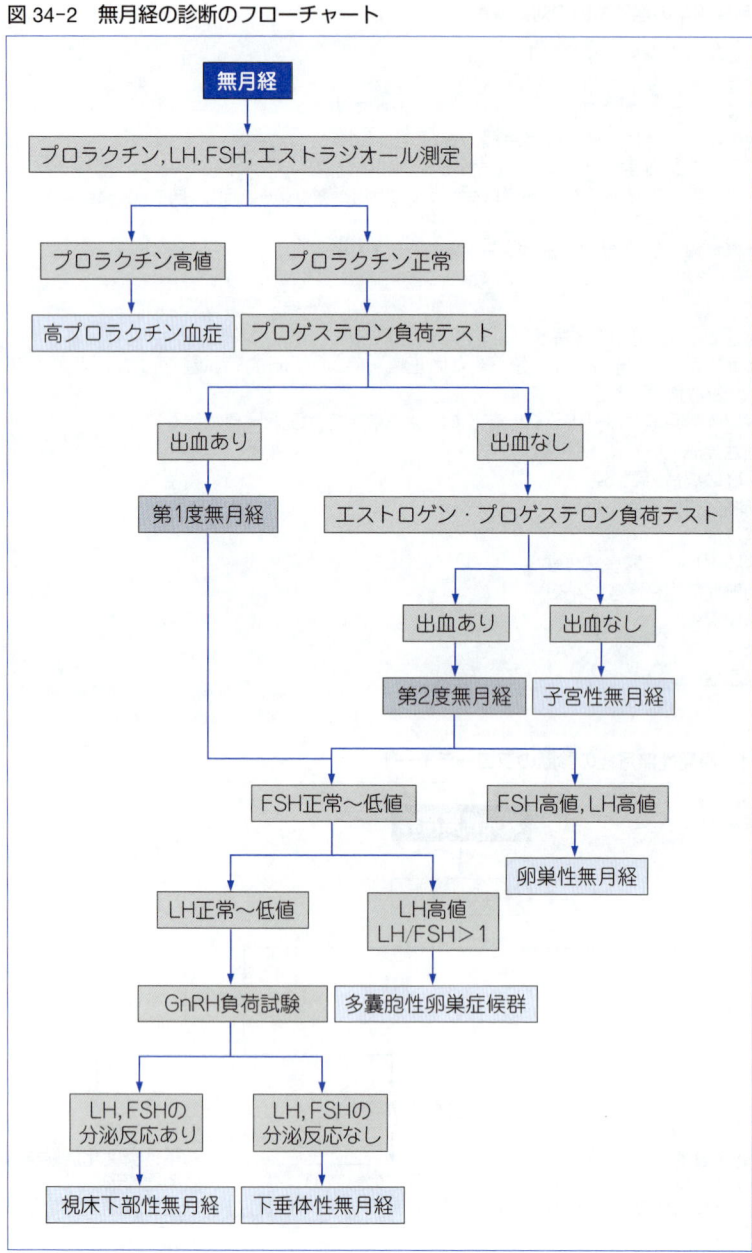

図 34-2 無月経の診断のフローチャート

```
無月経
  ↓
プロラクチン, LH, FSH, エストラジオール測定
  ├─ プロラクチン高値 → 高プロラクチン血症
  └─ プロラクチン正常 → プロゲステロン負荷テスト
       ├─ 出血あり → 第1度無月経
       └─ 出血なし → エストロゲン・プロゲステロン負荷テスト
            ├─ 出血あり → 第2度無月経
            │    ├─ FSH正常〜低値
            │    │    ├─ LH正常〜低値 → GnRH負荷試験
            │    │    │    ├─ LH, FSHの分泌反応あり → 視床下部性無月経
            │    │    │    └─ LH, FSHの分泌反応なし → 下垂体性無月経
            │    │    └─ LH高値 LH/FSH>1 → 多嚢胞性卵巣症候群
            │    └─ FSH高値, LH高値 → 卵巣性無月経
            └─ 出血なし → 子宮性無月経
```

無排卵となるので，視床下部からの影響が大きい。薬剤性のものも存在する。

多嚢胞性卵巣症候群は，卵胞の嚢胞状変化や腫大した卵巣を認め，高 LH 血症と卵巣からのアンドロゲン過剰産生をきたす。卵巣性無月経に分類されることが多いが，視床下部，下垂体，卵巣，副腎皮質などの機能異常やインスリン抵抗性などの複雑な内分泌学的異常が存在し，卵胞発育が抑制されて無排卵となる。本疾患の病態は十分に解明されていない。

障害部位別分類のほか，無月経の重症度によって第 1 度，第 2 度に分類する。第 1 度無月経はプロゲステロンの投与で消退出血を認める（内因性エストロゲンは十分存在）。第 2 度無月経はエストロゲン＋プロゲステロンを投与しないと消退出血を認めない（内因性エストロゲンが不十分）。

(2) 過多月経

過多月経の原因としては子宮筋腫や子宮腺筋症といった器質性のものが多く，これらの疾患の症状，検査所見などを総合的に判断して診断するが，超音波検査や MRI 検査といった画像検査の有用性が非常に高い（表 34-2）。

表 34-2 過多月経の診断

＜子宮筋腫，子宮腺筋症，子宮内膜ポリープ，子宮体癌などを想定＞
① 腹部診察
　・下腹部に腫瘤を触知：子宮筋腫，子宮腺筋症を疑う
② 内 診
　・子宮の腫大：子宮筋腫，子宮腺筋症を疑う
　・大小様々な弾性硬の腫瘤を触知：子宮筋腫を疑う
③ 超音波断層検査
　・子宮の腫大，辺縁明瞭な充実性腫瘤：子宮筋腫を疑う
　・子宮の腫大，明瞭な腫瘤を認めず，子宮筋層全体が肥厚：子宮腺筋症を疑う
　・子宮内膜の肥厚，子宮内腔に腫瘤：子宮内膜ポリープ，子宮体癌を疑う
④ MRI 検査
　・T2 強調画像で子宮内に辺縁明瞭な結節状低信号の腫瘤：子宮筋腫を疑う
　・T2 強調画像で子宮筋層に広がる辺縁不明瞭な低信号の病変：子宮腺筋症を疑う
　・T2 強調画像で子宮内腔に腫瘤：子宮内膜ポリープ，子宮体癌を疑う
⑤ 子宮鏡
　・内腔に突出する球状あるいは半球状の隆起性病変：子宮筋腫を疑う
　・ポリープ状，乳頭状の隆起性病変：子宮内膜ポリープ，子宮体癌を疑う
⑥ 子宮内膜組織診
　・腺癌：子宮体癌

(3) 月経困難症

月経困難症の原因は排卵周期にのみ起こる機能性と，子宮内膜症や子宮筋腫などによる器質性が挙げられる。子宮内膜症では，性交痛や排便痛，子宮や卵巣が周囲組織と癒着しての可動性不良や内診痛，卵巣の子宮内膜症性嚢胞といった症状や所見を伴う。CBT ではこのような特徴的な症状や所見が記載されるはずなので，診断は難しくないと考えるが，実際の臨床では，子宮筋腫のように明らかな病変を画像検査で同定することは難しいので，診断に苦慮することも多い。

4 診断確定までのプロセス

原発性無月経の診断には，外性器・内性器の診察と染色体検査が重要である。さらに原発性・続発性

表 34-3　月経困難症の診断

＜子宮内膜症，子宮筋腫，子宮腺筋症などを想定＞
① 腹部診察
　・硬い腫瘤を触知：子宮筋腫，子宮腺筋症を疑う
② 内　診
　・子宮腫大，大小様々な弾性硬の腫瘤を触知：子宮筋腫，子宮腺筋症を疑う
　・子宮後屈，子宮可動性不良，Douglas 窩の硬結：子宮内膜症を疑う
③ 超音波断層検査
　・子宮の腫大，辺縁明瞭な充実性腫瘤：子宮筋腫を疑う
　・子宮の腫大，明瞭な腫瘤を認めず，子宮筋層全体が肥厚：子宮腺筋症を疑う
　・卵巣の腫大と可動性：子宮内膜症を疑う
④ MRI 検査
　・T2 強調画像で子宮内に辺縁明瞭な結節状低信号の腫瘤：子宮筋腫を疑う
　・T2 強調画像で子宮筋層に広がる辺縁不明瞭な低信号の病変：子宮腺筋症を疑う
　・T1・T2 ともに不均一な高信号を示す卵巣の嚢胞性腫瘤，脂肪抑制画像で信号強度の低下なし：子宮内膜症を疑う
⑤ 子宮鏡
　・内腔に突出する球状あるいは半球状の隆起性病変：子宮筋腫を疑う
⑥ 血液検査
　・血中 CA125 が高値：子宮内膜症，子宮体癌を疑う

無月経ともに，プロラクチン・LH・FSH・エストラジオール測定→プロゲステロン負荷テスト→エストロゲン・プロゲステロン負荷テスト→FSH 測定値結果→LH 測定値結果→GnRH 負荷試験の結果で図 34-2 のフローチャートに則して鑑別診断を行う。基礎体温の記録は排卵のチェックに重要であり，超音波検査は排卵，子宮や卵巣の確認に有用である。

過多月経および月経困難症の診断には，触診，内診，超音波断層検査，MRI 検査，子宮鏡，子宮内膜組織診，血液検査などの所見を総合的に判断する。

5　医療面接のポイント

(1) 無月経

- 無月経の場合，原発性（過去に月経を認めていない）か続発性（過去に月経を認めている）かを確認する。
- 原発性無月経で，幼少期からの低身長，二次性徴の欠如（乳房発育不良）を認めれば Turner 症候群を疑う。
- 原発性無月経で，体格や二次性徴が順調で，1 か月に 1 度の下腹部痛を認めれば処女膜閉鎖を疑う。
- 続発性無月経で，向精神薬，抗うつ薬などの薬剤服用があれば薬剤性高プロラクチン血症を疑う。
- 続発性無月経で，食行動の異常（拒食や大食），やせ願望を認めれば神経性食思（欲）不振症を疑う。
- 続発性無月経で，既往歴に分娩時の大量出血を認めれば Sheehan 症候群を疑う。上記症例に，倦怠感，無気力，産褥乳汁分泌不全を認めれば Sheehan 症候群の可能性は非常に高い。
- 続発性無月経で，既往歴に人工妊娠中絶，流産術などの子宮内操作を認めれば Asherman 症候群（子宮腔癒着症）の可能性を疑う。

(2) 過多月経

- 過多月経を示唆する主訴としては，月経の量が多い，レバーの様な塊が出る，などの表現があり，子

宮筋腫や子宮腺筋症を疑う。
- 貧血症状（動悸，息切れ）は，過多月経に起因する症状として重要である。

(3) 月経困難症
- 月経困難症を示唆する主訴としては，月経痛がひどい，鎮痛薬を使用しても痛みが取れない，などの表現があり，子宮内膜症や子宮腺筋症を疑う。
- 性交痛や排便痛も子宮内膜症を疑う訴えである。

6 身体診察のポイント

(1) 無月経
- 原発性無月経で，二次性徴の欠如（乳房発育不良）を認めればTurner症候群を疑う。
- 原発性無月経で，翼状頸，樽状胸，外反肘を認めればTurner症候群を疑う。
- 原発性無月経で，外陰部に腫張を認め，暗赤色の貯留物が透見されれば処女膜閉鎖を疑う。
- 続発性無月経で，乳汁分泌を認めれば高プロラクチン血症を疑う。
- 続発性無月経で，産褥期の乳汁分泌不全，体重減少，乳房の萎縮，陰毛脱落を認めればSheehan症候群を疑う。
- 続発性無月経で，著しいやせを認めるが，乳房の萎縮や陰毛脱落を認めなければ神経性食思（欲）不振症を疑う。
- 続発性無月経で，男性化徴候（多毛，にきび，声が低い，陰核肥大），肥満を認めれば多嚢胞性卵巣症候群を疑う。

(2) 過多月経，月経困難症
- 過多月経，月経困難症で，下腹部に腫瘤を触知する所見は子宮筋腫，子宮腺筋症を疑う。
- 過多月経，月経困難症で，内診にて子宮が腫大し，大小様々な弾性硬の腫瘤を触知する所見は子宮筋腫を疑う。
- 月経困難症で，子宮後屈，子宮の可動性不良，Douglas（ダグラス）窩の硬結，といった所見は子宮内膜症を疑う。

7 検査のポイント

(1) 無月経
- 基礎体温が1相性なら無排卵である。
- 染色体検査の結果が45,XであればTurner症候群の確定診断となる。
- Sheehan症候群では，汎下垂体機能低下をきたすので，ゴナドトロピン低値のみならずACTH・TSH低値と，これに伴う副腎皮質ホルモン・甲状腺ホルモン低値となる。
- プロラクチン高値なら高プロラクチン血症を疑う。
- 視床下部性無月経では，LH，FSH低値（または正常）で，GnRH負荷試験でLH，FSHの分泌を認める。
- 下垂体性無月経では，LH，FSH低値（または正常）で，GnRH負荷試験でLH，FSHの分泌を認めない。

- 卵巣性無月経では，LH，FSH 高値で，E₂ 低値。
- 子宮性無月経では，LH，FSH，E₂ は正常。
- 多嚢胞性卵巣症候群では，LH 高値，LH/FSH＞1.0，アンドロゲン高値。
- 続発性無月経で，超音波断層検査にて卵巣の腫大と卵巣内に嚢胞を多数認めれば，多嚢胞性卵巣症候群を疑う。

(2) 過多月経，月経困難症

- 過多月経，月経困難症で，超音波断層検査にて子宮の腫大と子宮内に辺縁明瞭な充実性腫瘤を認めれば，子宮筋腫を疑う。
- 過多月経，月経困難症で，超音波断層検査にて子宮は腫大しているが明瞭な腫瘤を認めず，子宮筋層全体が肥厚した所見を認めれば，子宮腺筋症を疑う。
- 月経困難症で，超音波断層検査にて卵巣の腫大と可動性不良を認めれば，子宮内膜症を疑う。
- 貧血所見（ヘモグロビン低値，ヘマトクリット低値）は，過多月経に起因する所見として重要である。
- 子宮内膜症と子宮体癌では，血中 CA125 が高値となる場合がある。
- MRI 検査で，T2 強調画像にて子宮内に辺縁明瞭な結節状低信号の腫瘤を認めれば，子宮筋腫を疑う。
- MRI 検査で，T2 強調画像にて子宮筋層に広がる辺縁不明瞭な低信号の病変を認めれば，子宮腺筋症を疑う。
- MRI 検査で，卵巣に嚢胞性腫瘤を認め，T1・T2 ともに不均一な高信号を示し，脂肪抑制画像で信号強度の低下を認めなければ，子宮内膜症性嚢胞を疑う。

CaseStudy

問題 34-1　　　　　　　　　　　　　　　　　　　　　　　　　　　　　　E-78

医療面接

33歳の女性。出産時に弛緩出血で 3,500 mL の出血をきたしたが子宮は温存できた。退院 3 か月後に倦怠感と無気力を主訴として来院した。

まず聞くべきことはどれか。

- A 育児の時間
- B 睡眠時間
- C 乳汁分泌の有無
- D 夫が子育てをするか
- E 服薬歴

選択肢考察

×A，×B，×D，×E　問診する事項としての必要性は認めるが，選択肢の中で最優先する事項とはいえない。ほかに診断すべき器質的疾患を想定した問診の後でよい。

○C　本症例は分娩時の大量出血後に，倦怠感と無気力を主訴として来院している。まず念頭に置くべき疾患であるSheehan 症候群の初発症状として産褥乳汁分泌不全が多いので，まずこの確認を行う。

正解　C

問題 34-2　　　　　　　　　　　　　　　　　　　　　　　　　　　　　　E-78

身体診察

36歳の女性。1年前から月経血の量が増え，レバー状の塊を認めた。最近，動悸と息切れを生じており，健康診断で鉄欠乏性貧血を指摘された。

予想される所見はどれか。

- A 直腸診で大量の滞留便を認める。
- B 下腹部に小児頭大，表面平滑，弾性硬の腫瘤を触知する。
- C 内診で Douglas 窩に硬結を認める。
- D 内診で子宮の可動性が不良で，子宮を動かすと痛みを生じる。
- E 乳房の萎縮と陰毛の脱落を認める。

選択肢考察

×A，×C，×D，×E　A は便秘，C, D は子宮内膜症，E は Sheehan 症候群などを疑う所見であるが，いずれも過多月経との関連を認めない。

○B　36 歳の女性で過多月経と鉄欠乏性貧血を認めている。貧血は慢性的な過多月経によるものと考えられ，過多月経の原因としては子宮筋腫や子宮腺筋症が代表的である。下腹部に小児頭大，表面平滑，弾性硬の腫瘤を触知する身体所見は，子宮筋腫の所見として合致する。

正解　B

問題 34-3　　　　　　　　　　　　　　　　　　　　　　　　　　　　　E-78

検査

　15歳の女子。無月経を主訴に来院した。身長141 cm，体重34 kg。父親の身長は175 cm，母親の身長は160 cmである。幼少期からずっと低身長・低体重（成長曲線にて-3SD）で，急な発育停止は認めない。翼状頸，樽状胸，外反肘がみられる。

　次に行うべき検査はどれか。

A　基礎体温測定　　　B　頭部単純MRI
C　染色体検査　　　　D　血清生化学検査
E　GnRH負荷試験

● 選択肢考察 ●
×A, ×B, ○C, ×D, ×E

幼少期から身長と体重が小さく，翼状頸，樽状胸，外反肘もみられることから，Turner症候群の可能性が高い。確定診断は染色体検査である。基礎体温測定，血清生化学検査，GnRH負荷試験なども無月経の鑑別診断には有用だが，同疾患を強く疑う本症例では染色体検査が正解といえる。

● 正解　C

問題 34-4　　　　　　　　　　　　　　　　　　　　　　　　　　　　　E-77

病態生理

　15歳の女子。無月経を主訴に来院した。身長141 cm，体重34 kg。父親の身長は175 cm。母親の身長は160 cmである。幼少期からずっと低身長・低体重（成長曲線にて-3SD）で，急な発育停止は認めない。翼状頸，樽状胸，外反肘がみられる。染色体検査の結果を図に示す。

　本症の発生機序はどれか。

A　親の染色体の第一減数分裂時の相互転座
B　親の染色体の第一減数分裂時の不分離
C　子の染色体の体細胞分裂時の部分欠損
D　子の染色体の体細胞分裂時の部分重複
E　子の染色体の体細胞分裂時の相互転座

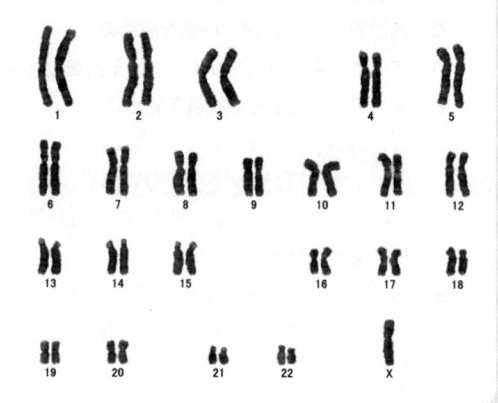

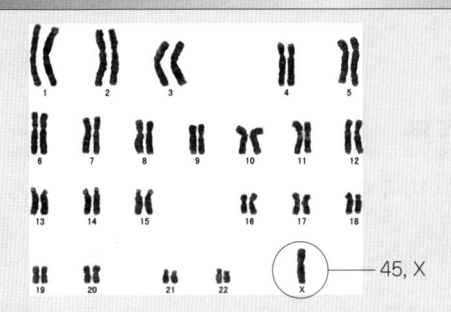

選択肢考察

45, X

×A，○B，×C，×D，×E

　染色体検査の結果は 45,X を示しており，Turner 症候群と確定診断される。45,X の Turner 症候群は，親の染色体の第一減数分裂時の不分離で，X 染色体が脱落した配偶子の受精によって発生すると考えられる。モザイク型の場合には，受精後早期の体細胞分裂異常で発生する。

正解　B

CHAPTER 35 関節痛・関節腫脹

1 関節痛・関節腫脹とは

骨と骨の接合部である関節がなんらかの原因で痛んだり腫れたりする状態である。

2 病態生理

関節痛・関節腫脹をきたす原因としては様々な要因が考えられる。骨，軟骨，関節包，滑膜，関節液，靱帯，結合組織，皮膚などの障害である。なんらかの原因で関節の構成部位に障害が生じると炎症が生じる。炎症とは生体が有害な刺激を受けたときの防御反応である。炎症の5大徴候の中に疼痛があり，これが関節痛となる。次に腫脹があり，これが関節腫脹となる。その他，発赤，熱感，機能障害で5大徴候となる。

炎症を生じる原因としては細菌・ウイルスなどによる感染，アレルギー反応，外傷などの物理的因子，有害物質などの化学的因子などがある。有害刺激が起こると生体の化学的伝達物質が活性化し，血管の拡張，血管透過性の亢進が起こる。化学物質が放出された結果として炎症が生じて，関節痛・関節腫脹が起こる。関節痛にはその他，血流が悪くなって生じる阻血痛や，原因のないのに生じる心因痛もある。また，関節痛は安静時痛，運動時痛，荷重痛などの種類があり，障害の程度や種類によって様々である。

関節腫脹では，関節水腫により生じるものがある。関節には関節腔があり，この部は滑液で満たされ，関節の潤滑と関節軟骨の栄養をつかさどる。滑液は血漿濾過液にヒアルロン酸などが加わってできている。滑液は代謝されており，通常は増減はない。しかし関節に炎症が生じると滑液を分泌する滑膜の炎症で滑液の分泌が増大し，関節液貯留となり，関節が腫脹する。これが関節水腫である。関節水腫はリウマチ性，痛風性，出血性，感染性など様々な要因で起こる。

関節痛が慢性となると関節可動域の制限，変形，動揺性などが起こり，運動時痛が生じる。

3 関節痛・関節腫脹の見方，考え方

関節痛・関節腫脹を起こす疾患は非常に多く，発症する関節も非常に多く，大関節から小関節，さらに脊椎骨の関節まである。また発症機転も急性と慢性がある。

関節の診断は，まず単発性か多発性かをみなくてはならない。単発性関節痛の見方としては外傷性，非外傷性があり，外傷性では骨折，脱臼，靱帯損傷，軟骨損傷，半月板損傷が挙げられる。非外傷性では変形性関節症，腫瘍，痛風，偽痛風，感染，アレルギー性，機械的刺激による炎症，石灰沈着などの関節痛を考える。多発性ではリウマチ性疾患，全身感染性疾患，白血病による関節痛を考える。

診察では最初に患者の主訴つまり訴えを聞き，どの関節痛かを見極め，単発か多発かなどを診断する。次にその関節痛・関節腫脹がいつどのような原因で発症したか，つまり現病歴を問診する。これによって外傷性か非外傷性かを診断することが重要である。次に既往歴を問診することも重要である。癌の既往歴があれば転移による関節痛も考えなければならない。次に現症，つまり一番重要な現在の状態を聞く。関節の診察だけでなく，全身症状である発熱などがないか，皮膚病変や爪の状態などを診察する。

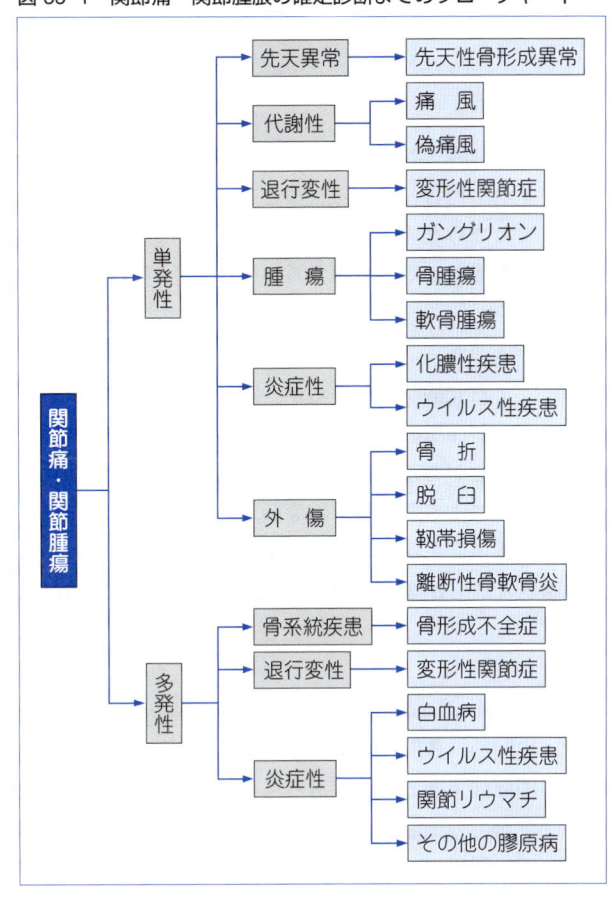

図 35-1　関節痛・関節腫脹の確定診断までのフローチャート

```
                            ┌─先天異常──先天性骨形成異常
                            │
                            ├─代謝性──┬─痛　風
                            │          └─偽痛風
                            │
                            ├─退行変性──変形性関節症
                            │
                            │           ┌─ガングリオン
                    ┌─単発性─┼─腫　瘍──┼─骨腫瘍
                    │       │           └─軟骨腫瘍
                    │       │
                    │       ├─炎症性──┬─化膿性疾患
                    │       │          └─ウイルス性疾患
                    │       │
関節痛・関節腫瘍─┤       │           ┌─骨　折
                    │       │           ├─脱　臼
                    │       └─外　傷──┼─靱帯損傷
                    │                   └─離断性骨軟骨炎
                    │
                    │       ┌─骨系統疾患──骨形成不全症
                    │       │
                    │       ├─退行変性──変形性関節症
                    └─多発性─┤
                            │           ┌─白血病
                            │           ├─ウイルス性疾患
                            └─炎症性──┼─関節リウマチ
                                        └─その他の膠原病
```

関節自体の診察は変形腫脹の有無，関節可動域の状態などをみる。多発性関節痛では，関節リウマチや強皮症などの膠原病による関節痛ではないかを見極める。そのあと検査に移行し，エックス線検査により骨折，脱臼，変形などを観察し，次に血液検査などで全身性疾患の鑑別を進める。これらの情報を元に関節痛・関節腫脹の原因を鑑別する（図 35-1）。

4　確定診断までのプロセス

　関節痛・関節腫脹の鑑別診断はまず外傷の有無が問題である。外傷があればその受傷機転や経過から損傷部位を診断する。外傷がない場合は，関節痛・関節腫脹が急性か慢性かによって診断や治療法が異なる。急性炎症で発熱や関節の熱感，発赤があれば化膿性疾患が考えられ，適切な治療がなされないと重篤となるので注意が必要である。慢性であれば腫瘍や変性疾患を考える。慢性でも先天性のものは先天異常を考える。多発性の関節痛・関節腫脹は診断に際し種々の検査が必要となってくる。関節リウマチ，その他の膠原病，白血病など整形外科だけでなく他科との連携も必要となる。いずれの疾患でもある程度の疾患の予想を立てなければならない。大まかの予想のもとに行うエックス線検査が整形外科で

は重要な確定診断の手立てであり，これによって損傷部が骨であるか否かが診断でき，次の検査の方向性も決まってくる。

5　医療面接のポイント

- **主訴**：患者の訴えである。しかし患者の訴える言葉と医師の専門用語の間には隔たりがあり，患者の訴えをしっかりと聞かなくてはならない。患者が足が痛いと訴えても股関節，大腿，膝関節，下腿，足関節，足部，足趾のすべてを患者は足と表現するので，注意が必要である。特に幼・小児では注意が必要となる。
- **現病歴**：関節痛・関節腫脹がいつから，どのように発症したかである。これによって先天性，外傷性，急性かどうかが診断できる。また安静時痛があるか，運動時痛はどのようなときに発生するかなどにより，関節痛・関節腫脹の原因が局所的にどの部分であるかが推測できる。
- **既往歴**：乳癌や胃癌などの既往歴がある場合には骨転移なども念頭に置かなければならない。また薬歴によって薬のアレルギー反応による関節痛・関節腫脹を想定しなくてはならない。
- **家族歴**：先天性疾患などは家族内発生があるため，家族歴も必要である。
- 小児患者の場合，訴えが曖昧なことが多く，親からの詳しい医療面接聴取が重要である。

6　身体診察のポイント

　関節の診察のポイントは，単関節，多関節の罹患なのか，大関節痛か小関節なのかが大事である。外傷では骨折や靱帯損傷による関節痛・関節腫脹がある場合には愛護的に診察を行わなければならない。関節痛は大関節から小関節まで全ての関節でみられるが，関節腫脹は脊椎，肩関節，股関節では診断は困難である。外傷以外による関節腫脹で一般的なものは膝関節腫脹である。変形性膝関節症では膝関節水腫が日常外来では頻繁にみられる所見である。また変形性関節症により関節が変形し，骨棘によって関節腫脹がみられる。特に指 DIP 関節の Heberden（ヘバーデン）結節などが特徴である。滑膜の肥厚で指 PIP 関節が腫脹をきたせば関節リウマチを疑って検査を進める。

　身体診察では視診，触診，関節可動域検査などがポイントとなる。

7　検査のポイント

- **エックス線検査**：関節痛・関節腫脹の検査ではまず単純撮影を行い，骨の位置関係，損傷，腫瘍性変化などを見落としのないようにチェックする。骨のエックス線変化が受傷直後や発症直後には発見されにくいこともあるので気を付ける。脱臼，骨折などの所見があれば整復などの治療となる。外傷の既往なく骨折があれば，疲労骨折や病的骨折を疑う。また変性疾患の骨棘などの有無を調べ，それが関節痛・関節腫脹となっていないかを検査する。
- **血液検査**：関節の炎症が化膿性疾患か，関節リウマチなどの膠原病疾患か，痛風などの代謝性疾患か，などの鑑別に必要である。
- **MRI**：関節の軟骨損傷，靱帯損傷，エックス線撮影でははっきりしない骨折，腫瘍性疾患などが描出される有用な検査である。

- **骨シンチグラム**：全身の病変をきたす癌の骨転移，骨髄炎，リンパ腫などの全身性疾患に有用である。
- **関節穿刺**：関節腫脹などにおいては関節液や血腫が特定に有用である（表 35-1）。関節液の性状によって変性疾患の変形性関節症，代謝性疾患の偽痛風，膠原病の関節リウマチなどが鑑別できる。血腫であれば，脂肪滴が混在していれば骨髄由来のため関節内骨折が想像できる。

表 35-1　関節疾患と関節液所見

	色調	透明性	粘稠度（曳糸性）	所見・特徴
正常	淡黄色	透明	↑↑	少量なため採取は困難
関節内骨折	新鮮損傷で血性 古い出血で黄色	混濁	↑	キラキラ光る脂肪滴
化膿性関節炎	乳白色	混濁	↓	関節の熱感が高度で発赤を伴う 抗菌薬，外固定，灌流術などで治療
変形性関節症	黄色	透明	↑	
関節リウマチ	黄色	混濁	↓	
痛風性関節炎	黄色～乳白色 （炎症時期により異なる）	透明～混濁	↓	偏光顕微鏡で針状の尿酸塩結晶
偽痛風	黄色	混濁	↓	関節液中のピロリン酸カルシウム結晶

CaseStudy

問題 35-1　　　　　　　　　　　　　　　　　　　　　　　　　　　　　　E-80

医療面接

17歳の男子。本日，バスケットボールの試合中，ジャンプのあと接触し転倒した。右膝関節痛が発症し，関節腫脹もきたしたため来院した。

最も重要な質問はどれか。

A　いままでにかかった病気はありますか。
B　家族で同じようなことがありましたか。
C　どのように転倒しましたか。
D　バスケットボールは何年ぐらいしていますか。
E　膝が腫れたことはありますか。

選択肢考察
×A，×B，○C，×D，×E

17歳の男性がスポーツで転倒受傷し右膝関節痛で来院している。このことより**外傷**が原因であることがわかる。外傷が原因であるため，外傷がどのような原因でどの方向に加わったかが重要である。既往歴，家族歴，スポーツ歴よりも受傷機転が重要である。

正解　C

問題 35-2　　　　　　　　　　　　　　　　　　　　　　　　　　　　　　E-80

身体診察

17歳の男子。本日，バスケットボールの試合中，ジャンプのあと接触し転倒した。右膝関節痛が発症し，関節腫脹もきたしたため来院した。体温 36.4℃。血圧 120/65 mmHg。全身状態は良好。右膝は腫脹して動かせず，疼痛著明である。

みられる可能性が高い診察所見はどれか。

A　発　赤　　　B　熱　感
C　多発関節痛　D　膝蓋骨跳動
E　腫瘍触知

選択肢考察
×A，×B，×C，○D，×E

発熱もなく，全身状態も良好なことから**化膿性疾患は考えにくく**，発赤，熱感は考えにくい。外傷が機転であるため多発性の関節炎となる**炎症性疾患も否定**できる。急激な発症の関節腫脹のため，腫瘍ではなく関節水腫か血腫が推察できる。関節液が貯留すると膝蓋骨下に貯まり，膝蓋骨が浮き上がる。これが**膝蓋骨跳動**である。この疾患ではこれがみられる可能性が高い。

正解　D

問題 35-3　　　　　　　　　　　　　　　　　　　　　　　　　　　　　E-80

検　査

　17歳の男子。本日，バスケットボールの試合中，ジャンプのあと接触し転倒した。右膝関節痛が発症し，関節腫脹もきたしたため来院した。体温 36.4℃。血圧 120/65 mmHg。全身状態は良好。右膝は腫脹して動かせず，疼痛著明である。エックス線単純撮影で骨折や脱臼はみられなかった。関節穿刺にて血腫が 20 mL 吸引された。血腫には脂肪滴はみられなかった。

　次に行うべき検査はどれか。

A　エックス線断層撮影　　B　単純 CT
C　関節鏡検査　　　　　　D　関節造影
E　単純 MRI

選択肢考察

×A，×B，×C，×D，○E

　単純エックス線検査で骨折・脱臼もなく，関節穿刺で脂肪滴がない血腫が穿刺されたことにより，膝関節の骨以外の損傷，つまり半月板損傷，靱帯損傷，軟骨損傷が推測される。軟部組織の検査には MRI が有用である。関節造影は以前は有用であったが，MRI の出現により頻度が減少している。関節鏡検査は半月板損傷が MRI などで確定されたあと，内視鏡治療として施行されることが多い。

正解　E

問題 35-4　　　　　　　　　　　　　　　　　　　　　　　　　　　　　E-79

病態生理

　17歳の男子。本日，バスケットボールの試合中，ジャンプのあと接触し転倒した。右膝関節痛が発症し，関節腫脹もきたしたため来院した。体温 36.4℃。血圧 120/65 mmHg。全身状態は良好。右膝は腫脹して動かせず，疼痛著明である。エックス線単純撮影で骨折や脱臼はみられなかった。関節穿刺にて血腫が 20 mL 吸引された。血腫には脂肪滴はみられなかった。膝関節 McMurray（マックマレー）test 内側陽性，外反ストレステスト陽性，前方引き出し現象陽性であった。

　考えにくい病態はどれか

A　膝後十字靱帯損傷　　　B　膝内側半月板損傷
C　膝前十字靱帯損傷　　　D　膝内側側副靱帯損傷
E　膝関節包損傷

選択肢考察

×A，○B，○C，○D，○E

　膝 McMurray test は半月板損傷の検査であり，内側が陽性とのことから内側半月板損傷が，外反ストレステスト陽性から内側側副靱帯損傷が，前方引き出し現象陽性から前十字靱帯損傷が診断できる。内側側副靱帯は関節包と密着していることから関節包損傷も想像できる。後方引き出し現象がないことから後十字靱帯損傷は否定される。

　この症例はスポーツ外傷で不幸の三主徴といわれる膝前十字靱帯損傷，内側側副靱帯損傷，内側半月損傷が合併したものである。

正解　A

CHAPTER 36 腰背部痛

1 腰背部痛とは

肩・背中から腰部にかけての疼痛である。

2 病態生理

脊椎および支持組織，神経・筋，内臓，血管，心因性障害など整形外科的疾患だけではなく内科，婦人科，泌尿器科，精神科的疾患によっても腰背部痛をきたす。脊椎では，力学的荷重負荷にさらされる椎間板は加齢とともに椎間板髄核の含水量が減少して変性が進行し，椎体に骨棘が形成され，椎間関節には関節症変化が生じる。また椎体の骨粗鬆化，外傷や感染症，癌の骨転移によっても脊椎およびその支持組織が破綻して腰背部痛の症状を呈する。神経・筋では傍脊柱筋への過度の負荷，脊髄・馬尾神経や神経根の圧迫・炎症によって症状が出現する。また，内臓疾患に由来する腰背部痛は，関連痛が主と考えられ，各臓器の痛覚刺激が求心線維を介して，同一の脊髄分節レベルの各皮膚領域に痛みが伝達される。胸部では心臓（T_1-T_4），胸部大動脈（T_1-T_5），肺（T_2-T_6），胸膜（C_2-C_4，C_8-T_1，T_1-T_{12}），食道（T_4-T_6）などが，腹部では腹部大動脈（T_5-L_2），肝臓・胆嚢（T_6-T_9），膵臓（T_5-T_{10}），脾臓（T_6-T_{10}），腎臓（T_{10}-L_1），胃・十二指腸（T_6-T_9），小腸（T_9-T_{11}），大腸（右 T_{10}-L_1，左 L_1-L_2，S_2-S_4），男性では精巣（T_{10}），前立腺（T_{10}-L_1，S_2-S_4），女性では子宮（T_{10}-L_2），卵巣（T_{10}）などの臓器が腰背部痛に関連する。心因性の場合は医学的にみて明らかな器質的原因が存在しないのに痛みを覚え，症状の発現・増悪に心理学的要因（ストレスや感情）や社会的影響が関与している。

3 腰背部痛の見方，考え方

腰背部痛は頻度の高い症状であるが，疼痛の原因は脊椎以外にも存在することをしっかりと念頭に置く必要がある。腰背部痛の原因疾患としては整形外科以外の緊急を要する疾患が含まれているので，まずそれらを除外しなければならない。整形外科以外の緊急を要する疾患としては心筋梗塞，肺梗塞，解離性大動脈瘤あるいは腹部大動脈瘤の破裂，消化管潰瘍の穿孔などに注意して除外診断する。緊急ではないが，尿管結石や腎盂腎炎などの泌尿器科的疾患，膵炎，胆石などの内科的疾患，妊娠，子宮筋腫，子宮後屈などの婦人科的疾患でも腰背部痛を呈する。

整形外科的疾患では筋・筋膜性腰痛症，姿勢性腰痛症などの非特異的腰痛症が腰痛を訴える疾患の70％以上を占めている。腰椎椎間板ヘルニア，腰椎分離症，腰椎すべり症，腰部脊柱管狭窄症，変形性脊椎症，骨粗鬆性脊椎圧迫骨折，化膿性脊椎炎などが腰背部痛の原因となる。また，腰椎椎間板ヘルニア，腰部脊柱管狭窄症ともに腰痛と下肢痛を訴えるが，腰椎椎間板ヘルニアでは tension sign，腰部脊柱管狭窄症では間欠性跛行が特徴的で，進行性の麻痺や膀胱直腸障害を呈する場合は緊急手術の対象になる。閉経後女性，ステロイド服用歴のある患者では骨粗鬆症を基盤として，軽微な外傷で骨粗鬆性脊椎圧迫骨折を発症しやすい。発熱などの炎症症状，激烈な疼痛，脊椎の不穏性は化膿性脊椎炎で認められ，糖尿病や肝硬変などの易感染性疾患を合併していると重症化する。高齢者で安静時痛を訴える場合

は悪性腫瘍（肺癌，胃癌，乳癌，膵癌，腎癌，子宮癌，前立腺癌，骨髄腫など）の脊椎への骨転移に留意しなければならない．

4 確定診断までのプロセス（図36-1）

まずは，非整形外科的疾患で緊急を要する心筋梗塞，肺梗塞，解離性大動脈瘤あるいは腹部大動脈瘤の破裂，消化管潰瘍の穿孔などを鑑別する．次に胆石，胆囊炎，膵炎などの内科的疾患，尿管結石，腎結石や腎盂腎炎などの泌尿器科的疾患，妊娠，子宮筋腫，子宮後屈，卵巣嚢腫などの婦人科的疾患を鑑別していく．

整形外科的疾患でも進行性麻痺や膀胱直腸障害を呈する場合は緊急性があり，腰椎椎間板ヘルニア，腰部脊柱管狭窄症，化膿性脊椎炎や結核性脊椎炎による膿瘍形成，転移性脊椎腫瘍（癌の骨転移），胸腰

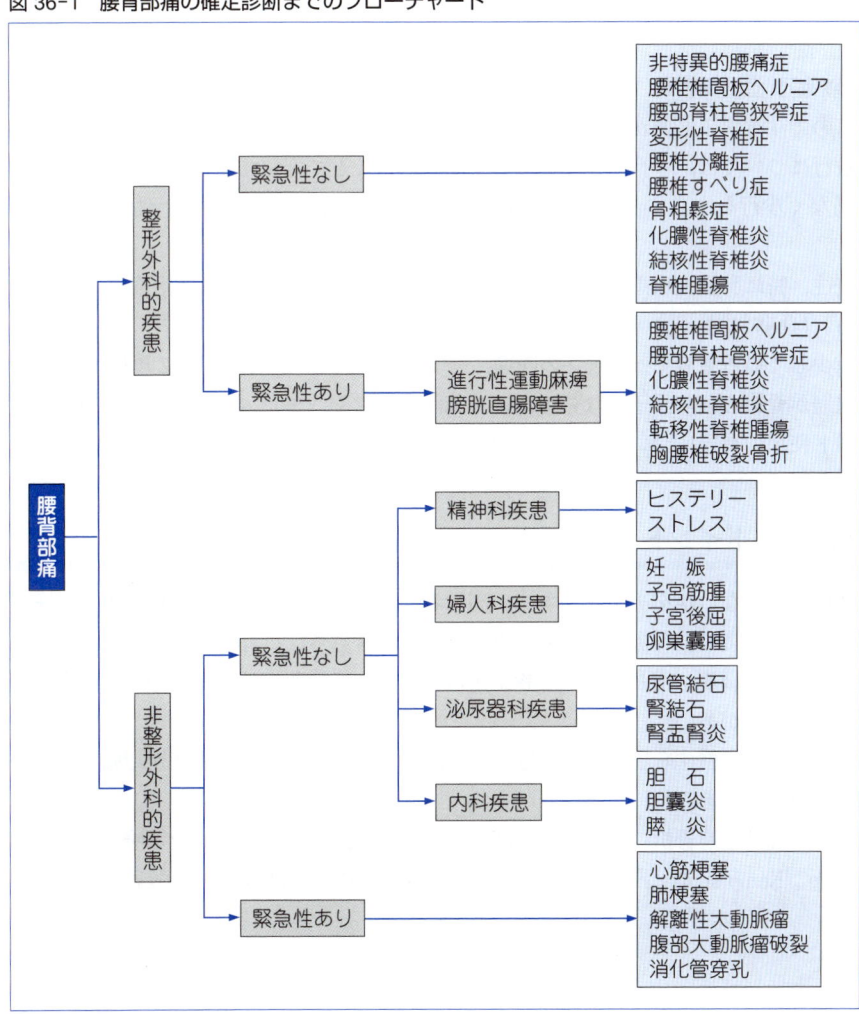

図36-1 腰背部痛の確定診断までのフローチャート

```
                                    ┌─ 非特異的腰痛症
                                    │  腰椎椎間板ヘルニア
                                    │  腰部脊柱管狭窄症
                        ┌─ 緊急性なし ─┤  変形性脊椎症
                        │           │  腰椎分離症
                        │           │  腰椎すべり症
              整形外科的疾患           │  骨粗鬆症
                        │           │  化膿性脊椎炎
                        │           │  結核性脊椎炎
                        │           └─ 脊椎腫瘍
                        │
                        │                           ┌─ 腰椎椎間板ヘルニア
                        │                           │  腰部脊柱管狭窄症
                        │           進行性運動麻痺    │  化膿性脊椎炎
                        └─ 緊急性あり ─ 膀胱直腸障害  ─┤  結核性脊椎炎
腰背部痛                                              │  転移性脊椎腫瘍
                                                    └─ 胸腰椎破裂骨折

                                    ┌─ 精神科疾患 ── ヒステリー
                                    │              ストレス
                                    │
                                    │            ┌─ 妊 娠
                                    │            │  子宮筋腫
                                    ├─ 婦人科疾患 ─┤  子宮後屈
                        ┌─ 緊急性なし ─┤            └─ 卵巣嚢腫
                        │           │
                        │           │            ┌─ 尿管結石
              非整形外科的疾患        ├─ 泌尿器科疾患 ─┤  腎結石
                        │           │            └─ 腎盂腎炎
                        │           │
                        │           │            ┌─ 胆 石
                        │           └─ 内科疾患 ──┤  胆囊炎
                        │                        └─ 膵 炎
                        │
                        │                        ┌─ 心筋梗塞
                        │                        │  肺梗塞
                        │                        │  解離性大動脈瘤
                        └─ 緊急性あり ─────────────┤  腹部大動脈瘤破裂
                                                 └─ 消化管穿孔
```

CHAPTER 36 腰背部痛 ● 303

椎破裂骨折による脊柱管内への骨片陥入などの外傷によって麻痺を生じる。進行性麻痺を呈していなければ緊急性は比較的少ないと考えられ，神経症状を認めなければ筋・筋膜性腰痛症，姿勢性腰痛症，椎間関節性腰痛症などの非特異的腰痛症を，青少年で過度のスポーツに起因していれば腰椎分離症を，中年女性では腰椎すべり症を認めることが多い。tension sign, 神経性間欠性跛行などの神経症状を呈する場合は腰椎椎間板ヘルニア，腰部脊柱管狭窄症を念頭に入れる。また，発熱，微熱などの炎症症状，脊椎の不穏性があれば化膿性脊椎炎，結核性脊椎炎（カリエス）などの感染性疾患を考え，高齢者で安静時痛を訴える場合は悪性腫瘍（癌）の骨転移を，体動時痛であれば骨粗鬆症性脊椎圧迫骨折，変形性脊椎症などを考える。最終的に明らかな器質的原因が存在しないのに難治性の腰背部痛を訴える場合は，心理社会的影響が起因していないか検討して心因性の腰背部痛も考慮する必要がある。

5 医療面接のポイント

- 発症時期，発症様式（急性，亜急性，慢性），発症誘因，職業，スポーツ歴などを聴取する。
- 症状増悪または軽快する姿勢，安静時や運動時の疼痛，下肢痛やしびれの有無についても詳しく問診する。
- 下肢麻痺や膀胱直腸障害は，急速に進行している場合には発症時期も含めて詳細に聞き取る。緊急性を要するので注意する必要がある。
- 間欠性跛行については，歩行を中止してしゃがみ込むことで軽快する神経性間欠性跛行なのか，姿勢には関係なく歩行を中止するだけで下肢症状が軽快する血管性間欠性跛行なのかをよく判別しておく。
- 手術の既往，特に胸腰椎疾患や悪性腫瘍の手術歴や内科，外科，泌尿器科，婦人科，精神科の既往歴などがあれば聞いておく。
- 骨量が減少している患者では，現在の喫煙，過度のアルコール摂取（1日2単位以上），大腿骨頸部骨折の家族歴が骨折の危険因子となるのでよく確認しておく。また，ステロイド性骨粗鬆症もあるのでステロイド使用の有無についても聞いておく。

6 身体診察のポイント

- 脊椎が弯曲していないかをチェックする。高齢者で胸椎後弯があれば骨粗鬆症性脊椎圧迫骨折が，腰椎で側弯があれば腰椎椎間板ヘルニアの可能性が考えられる。
- 前屈または後屈で腰痛が増強するかを診察する。前屈では椎間板性の，後屈では椎間関節性の要素が関与してくることが多い。
- 前屈で下肢症状が増強する場合は腰椎椎間板ヘルニアが，後屈で下肢症状が増強する場合は腰部脊柱管狭窄症の可能性がある。
- 腰背部の叩打痛は圧迫骨折，腰椎棘突起部の圧痛は腰椎分離症の可能性を示唆する所見である。
- tension sign, Kemp sign, 下肢筋力低下，知覚異常の部位，深部腱反射の所見から障害レベルを予測する。

7 検査のポイント

- まず単純エックス線撮影が施行され，胸椎では正側面 2 方向，腰椎では左右斜位を加えた 4 方向が基本となる．腰椎すべり症などで不安定性が問題になるときは，さらに最大前後屈側面を加えて 6 方向を撮影することもある．
- 骨形態の状態を詳細に把握したいときは CT 検査が追加される．例えば胸腰椎破裂骨折，骨粗鬆症性脊椎圧迫骨折における脊柱管への骨片陥入や，腰椎分離症での分離部の状態を捉えたいときなどに実施される．
- 椎体，椎間板および神経（馬尾神経，神経根）の状態や神経の圧迫の程度を知るには MRI 検査が有用である．腫瘍性病変がある場合は良性か悪性かを造影 MRI 検査で鑑別する．
- 骨粗鬆症（骨粗鬆症性脊椎圧迫骨折）では骨密度測定によって骨量の状態が分かる．腰椎または大腿骨頸部の DXA（二重エネルギーエックス線吸収法）が推奨され，骨吸収マーカー（血液または尿検査）の測定によって骨代謝回転の状態を把握できる．

CaseStudy

問題 36-1　　　　　　　　　　　　　　　　　　　　　　　　　　E-82

医療面接

38歳の男性。腰痛を主訴に来院した。中腰姿勢で重量物を運搬する仕事をしている。
最も重要な質問はどれか。

A　頸部痛はありますか。　　　　　B　足関節痛はありますか。
C　下肢痛やしびれはありますか。　D　発熱はありますか。
E　血尿や排尿痛はありますか。

選択肢考察
×A，×B，○C，×D，×E

腰背部痛を訴えてきた場合に神経症状（特に下肢痛，下肢のしびれ）の有無は腰椎椎間板ヘルニアや腰部脊柱管狭窄症などを診断するうえで非常に重要で，鼠径部に疼痛が生じることもある。非特異的腰痛症では下肢症状を呈することは少なく，椎間関節性腰痛症で時に大腿部にしびれを訴えることがある。

正解　C

問題 36-2　　　　　　　　　　　　　　　　　　　　　　　　　　E-82

身体診察

38歳の男性。腰痛を主訴に来院した。中腰姿勢で重量物を運搬する仕事をしている。歩行時に下肢痛としびれがみられる。
認められる理学的所見はどれか。

A　アキレス腱反射の亢進　　　　　B　Babinski（バビンスキー）反射陽性
C　Spurling（スパーリング）テスト陽性　D　Lasègue（ラセーグ）徴候陽性
E　足背動脈触知不能

選択肢考察
×A，×B，×C，○D，×E

深部腱反射の亢進，Babinski反射陽性は上位運動ニューロンの障害で認められる所見であり，Spuringテストは神経根刺激症状で，頸椎症性神経根症や頸椎椎間板ヘルニアでみられる。下肢動脈の拍動は閉塞性動脈硬化症（ASO）で問題となり，血管性間欠性跛行を呈する。Lasègue徴候は腰椎椎間板ヘルニアで特徴的な坐骨神経伸展テストである。

正解　D

問題 36-3

検 査

38歳の男性。腰痛を主訴に来院した。中腰姿勢で重量物を運搬する仕事をしている。歩行時に下肢痛としびれがみられ，Lasègue徴候陽性，アキレス腱反射は低下している。腰椎単純エックス線写真を示す。

次に最も必要な検査はどれか。

- A　ABI（足関節／上腕血圧比）
- B　腰部単純MRI
- C　腰部単純CT
- D　骨密度測定
- E　筋電図

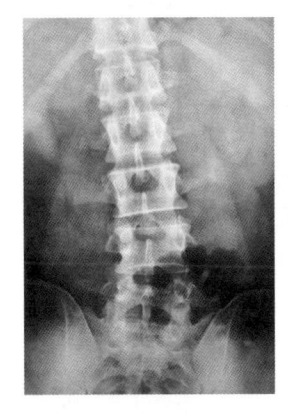

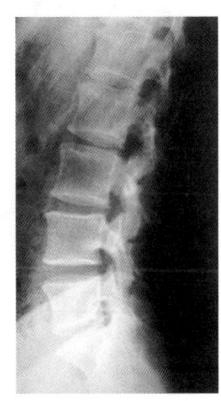

選択肢考察

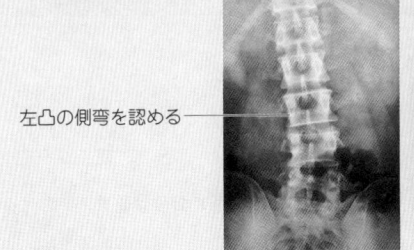

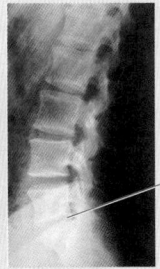

左凸の側弯を認める

L_5/S_1の椎間腔狭小化

×A，○B，×C，×D，×E

腰椎単純エックス線像で正面像では疼痛性側弯を，側面像ではL_5/S_1の椎間腔狭小化が認められた。次の検査としては神経の圧迫がどの程度であるかを知りたい。椎体，椎間板および神経（馬尾神経，神経根）の状態や関係を把握するには腰部MRIが最も適している。腰部CTは軟部組織よりむしろ骨組織形態を捉えるのに有用である。ABIは閉塞性動脈硬化症（ASO），骨密度は骨粗鬆症の診断として行われる検査で，筋電図は神経原性か筋原性かの診断には役立つが診断ツールとしては不十分である。

正解　B

問題 36-4　　　E-81

病態生理

　38歳の男性。腰痛を主訴に来院した。中腰姿勢で重量物を運搬する仕事をしている。歩行時に下肢痛としびれがみられ，Lasègue徴候陽性，アキレス腱反射は低下している。腰椎単純エックス線写真では疼痛性側弯とL₅/S₁の椎間腔狭小化が認められた。腰部MRIのT1強調像とT2強調像を示す。
　発症の成因と考えられないのはどれか。

A　力学的荷重負荷
B　中腰姿勢
C　椎間板変性
D　加齢
E　感染

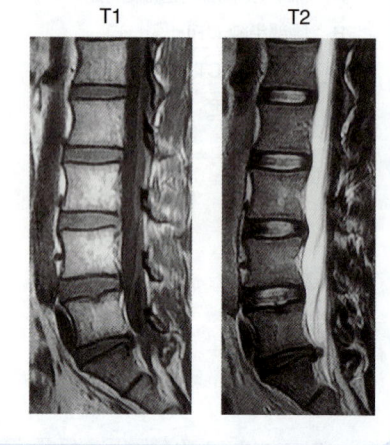

T1　　T2

● 選択肢考察

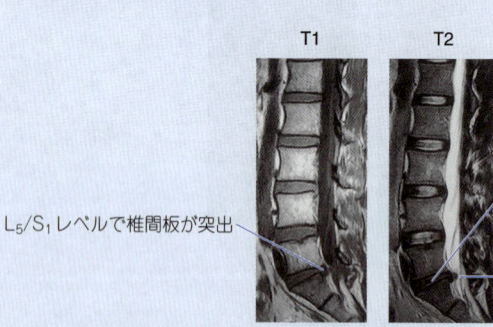

T1　　T2

L₅/S₁レベルで椎間板が突出　　椎間板の輝度が低下
　　　　　　　　　　　　　　硬膜管が圧排されている

○A，○B，○C，○D，×E

　Lasègue徴候陽性，MRI T2矢状断でL₅/S₁椎間板の輝度は低下して変性所見を呈し，さらに椎間板高位に一致して硬膜管を圧排していることからL₅/S₁の腰椎椎間板ヘルニアと診断できる。腰椎椎間板ヘルニアの発症には，年齢とともに椎間板髄核の含水量が減少する椎間板変性（degeneration）が大きく関与しているが，重量物挙上やスポーツなどの力学的負荷がきっかけとなることも少なくない。椎間板内圧は仰臥位で最低で，立位前屈姿勢（中腰）で急激に上昇し，立位よりも坐位姿勢の方が内圧は上昇する。

● 正解　E

問題 36-5　　　　　　　　　　　　　　　　　　　　　　　　　　　　　　　　　　　　　E-82

医療面接

67歳の女性。しゃがみ込もうとしたところ，強い腰背部痛が出現したため来院した。数年前から徐々に背中が丸くなっていた。

重要でない質問はどれか。

A　喫煙の有無
B　1日のアルコール摂取量
C　変形性関節症の有無
D　大腿骨頸部骨折の家族歴
E　ステロイド服用歴

● 選択肢考察 ●

○A，○B，×C，○D，○E

WHOのメタアナリシスでは現在の喫煙，過度のアルコール摂取（1日2単位以上），大腿骨頸部骨折の家族歴は骨量減少の状態で脆弱性骨折の危険因子とされている。また，ステロイドの長期服用患者ではステロイド性骨粗鬆症による骨折の危険性がある。

● 正解　C

問題 36-6　　　　　　　　　　　　　　　　　　　　　　　　　　　　　　　　　　　　　E-82

身体診察

67歳の女性。しゃがみ込もうとしたところ，強い腰背部痛が出現したため来院した。数年前から徐々に背中が丸くなっていた。タバコ，アルコールは摂取せず，ステロイド服用歴や大腿骨頸部骨折の家族歴もなかった。

理学所見として**みられない**のはどれか。

A　腰背部の叩打痛
B　安静時痛
C　腹部膨満感
D　胸椎後弯
E　胸やけ

● 選択肢考察 ●

○A，×B，○C，○D，○E

新鮮圧迫骨折では骨折部位に一致して叩打痛と体動時痛がみられることが多く，胸腰椎の後弯変形が進行すると腹部の圧迫によって腹部膨満感，逆流性食道炎による胸やけの症状も合併する。高齢者で安静時痛を訴える場合は悪性腫瘍の脊椎への骨転移をむしろ考えるべきである。

● 正解　B

問題 36-7　　　　　　　　　　　　　　　　　　　　　　　　　　　　　　　　　　　　E-82

検　査

67歳の女性。しゃがみ込もうとしたところ，強い腰背部痛が出現したため来院した。数年前から徐々に背中が丸くなり，時に胸やけや腹部膨満感の症状も出現していた。体動時痛と上位腰椎付近に叩打痛がみられた。タバコ，アルコールは摂取せず，ステロイド服用歴や大腿骨頸部骨折の家族歴もなかった。胸腰椎のエックス線単純写真を示す。

正しいのはどれか。

A　明らかな圧迫骨折はない。
B　圧迫骨折はすべて陳旧性である。
C　圧迫骨折はすべて新鮮骨折である。
D　第2腰椎は新鮮骨折である。
E　第2腰椎だけが陳旧性骨折である。

胸椎　　　　腰椎

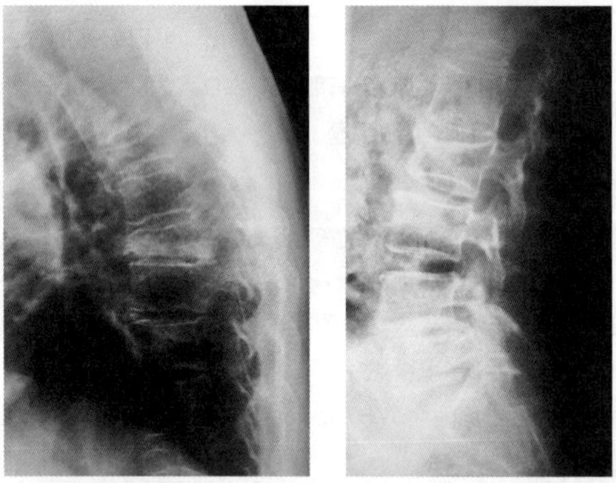

選択肢考察

胸椎　　　　腰椎

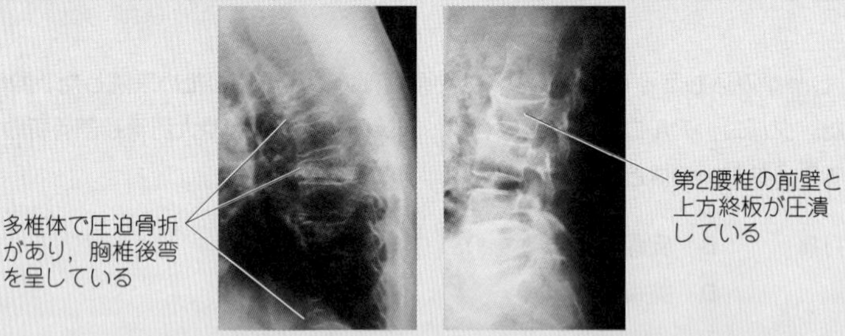

多椎体で圧迫骨折があり，胸椎後弯を呈している

第2腰椎の前壁と上方終板が圧潰している

×A，×B，×C，○D，×E

胸椎エックス線写真では多椎体で圧迫骨折が認められ，徐々に背中が丸くなっていたことから無症候性に生じる，いわゆる形態骨折で陳旧性と考えられる。腰椎エックス線写真では第2腰椎に圧迫骨折があり，叩打痛もみられることから新鮮骨折と考えるのが妥当である。

腰背部痛が強くて胸腰椎エックス線単純検査で骨折が明らかでない時には，MRIが早期診断に有用で，また偽関節や骨折の治癒過程も評価できる（右図）。

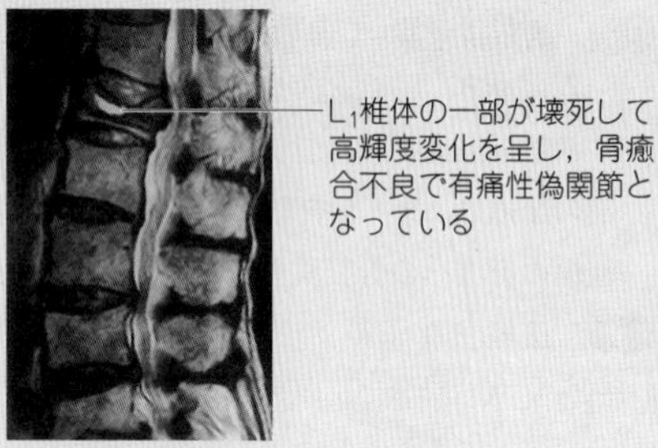

L₁椎体の一部が壊死して高輝度変化を呈し，骨癒合不良で有痛性偽関節となっている

正解　D

MRI所見の一例

問題 36-8　　　　　　　　　　　　　　　　　　　　　　　　　　　　　　　　　　E-81

病態生理

67歳の女性。しゃがみ込もうとしたところ，強い腰背部痛が出現したため来院した。数年前から徐々に背中が丸くなり，時に胸やけや腹部膨満感の症状も出現していた。体動時痛と上位腰椎付近に叩打痛がみられた。タバコ，アルコールは摂取せず，ステロイド服用歴や大腿骨頸部骨折の家族歴もなかった。胸腰椎エックス線単純写真では胸椎に形態的圧迫骨折があり，第2腰椎には新鮮圧迫骨折が認められ，腰椎DXA（二重エネルギーエックス線吸収法）にて骨密度の若年成人平均値（young adult mean：YAM）は68％であった。

基礎疾患との関連が低いのはどれか。

A　閉　経　　　　B　運　動
C　Ca摂取量　　D　骨吸収の亢進
E　骨形成の低下

選択肢考察
○A，○B，○C，○D，×E

低骨量をきたす他の疾患がなくて既に脆弱性骨折がある場合，または脆弱性骨折がなくても骨密度の若年成人平均値（young adult mean：YAM）が70％未満の場合に原発性骨粗鬆症という診断になる。

本例では胸椎に脆弱性骨折が既にあり，YAM＜70％で低骨量をきたす骨粗鬆症以外の疾患もないことから，基礎疾患としては原発性骨粗鬆症で，今回は骨粗鬆症を基盤とした軽微な外傷で第2腰椎圧迫骨折を発症したと考えられる。骨量は成長期で増加し，栄養や運動などの環境因子の影響を受ける。骨代謝回転は破骨細胞による骨吸収と骨芽細胞による骨形成によってバランスが保たれているが，閉経後の骨粗鬆症では女性ホルモンの低下によって骨吸収が亢進して高骨回転型骨粗鬆症になり，骨形成も亢進する。

正解　E

「医学教育モデル・コア・カリキュラム」E-1 項目一覧

内　容	分類番号	掲載頁
E　診療の基本		
1　症候・病態からのアプローチ		
一般目標：　※主な症候・病態の原因，分類，診断と治療の概要を発達，成長，加齢ならびに性別と関連づけて学ぶ。		
（1）ショック		
到達目標：　1）ショックの定義，原因と病態を説明できる。	E-1	3
2）ショック患者の診断の要点を列挙できる。	E-2	4
3）ショックの治療を概説できる。	E-3	6
（2）発　熱		
到達目標：　1）発熱の原因と病態生理を説明できる。	E-4	10
2）発熱患者の診断と対症療法の要点を説明できる。	E-5	13
（3）けいれん		
到達目標：　1）けいれんの種類と原因を列挙できる。	E-6	22
2）けいれん患者の診断の要点を概説できる。	E-7	23
3）けいれん発作時の初期治療を概説できる。	E-8	23
（4）意識障害・失神		
到達目標：　1）意識障害・失神の原因を列挙し，その病態を説明できる。	E-9	32, 36
2）意識障害の程度評価（コーマ・スケール）を説明できる。	E-10	34
3）意識障害・失神をきたした患者の診断の要点を説明できる。	E-11	32, 36
4）意識障害・失神をきたした患者の治療を概説できる。	E-12	35, 39
（5）チアノーゼ		
到達目標：　1）チアノーゼの原因と病態を説明できる。	E-13	45
2）チアノーゼを呈する患者の診断の要点を説明できる。	E-14	46
（6）脱　水		
到達目標：　1）脱水の原因と病態を説明できる。	E-15	52
2）脱水をきたした患者の診断と治療の要点を説明できる。	E-16	54
（7）全身倦怠感		
到達目標：　1）全身倦怠感をきたす原因を列挙できる。	E-17	64
2）全身倦怠感を訴える患者の診断の要点を説明できる。	E-18	64
（8）肥満・やせ		
到達目標：　1）肥満・やせを定義し，それぞれの原因を列挙できる。	E-19	70, 74
2）肥満・やせを呈する患者の診断の要点を説明できる。	E-20	71, 75

内　容	分類番号	掲載頁
(9) 黄　疸		
到達目標： 1) 黄疸の原因と病態を説明できる。	E-21	81
2) 黄疸患者の診断と治療の要点を説明できる。	E-22	82
(10) 発　疹		
到達目標： 1) 発疹の種類と主な原因を列挙できる。	E-23	90
2) 発疹の所見を記述して分類できる。	E-24	91
3) 発疹患者の診断の要点を説明できる。	E-25	92
(11) 貧　血		
到達目標： 1) 貧血の原因，分類と病態を説明できる。	E-26	99
2) 貧血患者の診断の要点を説明できる。	E-27	100
(12) 出血傾向		
到達目標： 1) 出血傾向の原因と病態を説明できる。	E-28	107
2) 出血傾向を呈する患者の診断の要点を説明できる。	E-29	108
(13) リンパ節腫脹		
到達目標： 1) リンパ節腫脹の原因を列挙できる。	E-30	114
2) リンパ節腫脹を呈する患者の診断の要点を説明できる。	E-31	116
(14) 浮　腫		
到達目標： 1) 全身浮腫と局所性浮腫の原因と病態を説明できる。	E-32	120
2) 浮腫をきたした患者の診断と治療の要点を説明できる。	E-33	122
(15) 動　悸		
到達目標： 1) 動悸の原因を列挙し，その病態を説明できる。	E-34	127
2) 動悸を訴える患者の診断の要点を説明できる。	E-35	128
(16) 胸　水		
到達目標： 1) 胸水の原因と病態を説明できる。	E-36	134
2) 胸水を呈する患者の診断の要点を説明できる。	E-37	134
(17) 胸　痛		
到達目標： 1) 胸痛の原因と病態を説明できる。	E-38	139
2) 胸痛患者の診断の要点を説明できる。	E-39	140
3) 胸痛患者に対する初期治療を概説できる。	E-40	143
(18) 呼吸困難		
到達目標： 1) 呼吸困難の原因と病態を説明できる。	E-41	149
2) 呼吸困難の程度に関する分類を説明できる。	E-42	150
3) 呼吸困難患者の診断の要点を説明できる。	E-43	151
4) 呼吸困難患者に対する初期治療を概説できる。	E-44	154

内 容	分類番号	掲載頁
（19）咳・痰		
到達目標：　1）咳・痰の原因と病態を説明できる。	E-45	158
2）咳・痰を訴える患者の診断の要点を説明できる。	E-46	158
（20）血痰・喀血		
到達目標：　1）血痰・喀血の原因を列挙できる。	E-47	164
2）血痰・喀血を呈する患者の診断の要点を説明できる。	E-48	165
（21）めまい		
到達目標：　1）めまいの原因と病態を説明できる。	E-49	173
2）めまいを訴える患者の診断の要点を説明できる。	E-50	175
（22）頭　痛		
到達目標：　1）頭痛の原因と病態を説明できる。	E-51	183
2）頭痛を訴える患者の診断の要点を説明できる。	E-52	183
（23）運動麻痺・筋力低下		
到達目標：　1）運動麻痺・筋力低下の原因と病態を説明できる。	E-53	191
2）運動麻痺・筋力低下を訴える患者の診断の要点を説明できる。	E-54	192
（24）腹　痛		
到達目標：　1）腹痛の原因と病態を説明できる。	E-55	199
2）腹痛患者の診断の要点を説明できる。	E-56	202
3）急性腹症を概説できる。	E-57	199
（25）悪心・嘔吐		
到達目標：　1）悪心・嘔吐の原因と病態を説明できる。	E-58	207
2）悪心・嘔吐を訴える患者の診断の要点を説明できる。	E-59	208
（26）嚥下困難・障害		
到達目標：　1）嚥下困難・障害の原因と病態を説明できる。	E-60	219
2）嚥下困難・障害を訴える患者の診断の要点を説明できる。	E-61	220
（27）食思（欲）不振		
到達目標：　1）食思不振をきたす原因と病態を説明できる。	E-62	224
2）食思不振を訴える患者の診断の要点を説明できる。	E-63	224
（28）便秘・下痢		
到達目標：　1）便秘・下痢の原因と病態を説明できる。	E-64	231
2）便秘・下痢患者の診断の要点を説明できる。	E-65	232

内容		分類番号	掲載頁
(29) 吐血・下血			
到達目標：	1) 吐血・下血の原因と病態を説明できる。	E-66	250
	2) 吐血・下血患者の診断の要点を列挙できる。	E-67	251
	3) 吐血・下血患者の初期治療を概説できる。	E-68	253
(30) 腹部膨隆（腹水を含む）・腫瘤			
到達目標：	1) 腹部膨隆（腹水を含む）・腫瘤の原因と病態を説明できる。	E-69	257, 261
	2) 腹部膨隆（腹水を含む）・腫瘤のある患者の診断の要点を説明できる。	E-70	258, 261
(31) タンパク尿			
到達目標：	1) タンパク尿の原因と病態を説明できる。	E-71	271
	2) タンパク尿を呈する患者の診断の要点を説明できる。	E-72	272
(32) 血尿			
到達目標：	1) 血尿の原因を列挙できる。	E-73	276
	2) 血尿をきたした患者の診断の要点を説明できる。	E-74	277
(33) 尿量・排尿の異常			
到達目標：	1) 尿量・排尿の異常の原因と病態を説明できる。	E-75	281
	2) 尿量・排尿の異常をきたした患者の診断の要点を説明できる。	E-76	282
(34) 月経異常			
到達目標：	1) 月経異常の原因と病態を説明できる。	E-77	286
	2) 月経異常を呈する患者の診断の要点を説明できる。	E-78	289
(35) 関節痛・関節腫脹			
到達目標：	1) 関節痛・関節腫脹の原因と病態生理を説明できる。	E-79	296
	2) 関節痛・関節腫脹のある患者の診断の要点を説明できる。	E-80	297
(36) 腰背部痛			
到達目標：	1) 腰背部痛の原因を列挙できる。	E-81	302
	2) 腰背部痛を訴える患者の診断の要点を説明できる。	E-82	303

索　引

（太字頁：主要症候）

和文索引

あ

アスペルギルス症　167
アナフィラキシーショック　4
アメーバ赤痢　167, 237
アルコール性肝炎　65
アルブミン　120
アレルギー性紫斑病　107
アレルギー性腸炎　234
アレルギー反応　121
アンフェタミン　224
亜鉛中毒　234
悪性腫瘍　10, 66, 76, 134, 302
悪性症候群　10
悪性リンパ腫　67, 115

い

イレウス　203, 211, 259, 265
医薬品による失神　37
胃潰瘍　140, 200, 251
胃癌　118, 251, 262, 264, 303
胃食道逆流　158
異常ヘモグロビン血症　47
萎縮　90
萎縮性胃炎　225
意識障害　32, 221
遺伝性メトヘモグロビン血症　47
1日必要水分量　60
一次止血　107
一次性頭痛　183, 186
一過性意識障害　37
一酸化炭素中毒　37
咽頭炎　158

う

うっ血性心不全　165, 257
うつ病　65, 68, 225, 230
右心不全　47, 121
運動ニューロン疾患　198

運動負荷心電図検査　128
運動麻痺　191

え

エストロゲン　286
壊疽　91
腋窩温　11
炎症　296
炎症性頭痛　183
嚥下異物　211
嚥下困難・障害　219
嚥下造影検査　221
嚥下中枢　219

お

悪心　207
黄体形成ホルモン　286
黄疸　81
嘔気　207
嘔吐　52, 207
　　──運動機序　207
横紋筋融解（症）　198, 280
温度眼振検査　174

か

カフェオレ斑　92
カンジダ症　69
ガス貯留　257
ガラス体温計　15
かさぶた　90
下行結腸憩室　249
下垂体　286
下垂体機能低下症　76
下部尿路症状　281
化学物質食中毒　234
化膿性脊椎炎　302
仮性膵囊胞　262
花粉症　158

家族性良性血尿　276
華氏　10
痂皮　90
過活動膀胱　281
過換気症候群　151, 157
過多月経　286
過敏性腸症候群　200, 211, 239
過敏性肺炎　158
解離性障害　26
解離性大動脈瘤　202, 302
潰瘍　90
潰瘍性大腸炎　202
外傷性横隔膜ヘルニア　151
咳喘息　158
咳嗽　158
咳嗽失神　37
覚醒剤中毒　80
喀痰　158
喀血　164
褐色細胞腫　80, 130
完全房室ブロック　127
肝炎　212
肝癌　212, 262
肝硬変　82, 121, 125, 134, 257
肝細胞障害型黄疸　82, 88
肝疾患　33
肝障害　64
肝性脳症　208
肝内胆汁うっ滞型黄疸　82
肝膿瘍　16, 262
乾性咳　158
間欠性跛行　302
間欠熱　11
間質性肺炎　151, 158
間質性肺疾患　155
間接ビリルビン優位の黄疸　83
渙散性解熱　11
感染症　10
感染性ショック　4
感染性心内膜炎　16, 19
感染性腸炎　211

感冒性頭痛　186
関節腫脹　296
関節水腫　296
関節痛　296
関節内出血　108
関節リウマチ　134，297
関連痛　199
環状紅斑　92
眼圧上昇　208
眼振　174
癌性胸膜炎　137
顔面神経障害　221
顔面痛　183

■ き ■

気管音　150
気管支炎　158
気管支音　150
気管支拡張症　158，165
気管支結石　165
気管支喘息　149，158
気胸　140，145，158
気道異物　158
起立性失神　37
起立性タンパク尿　272
起立性調節障害　43
起立性低血圧　36，64
寄生虫症　80
期外収縮　127
器質性消化器疾患　200
器質的嚥下障害　220
機能性消化器疾患　200
機能性頭痛　183
機能性タンパク尿　272
機能性便秘症　211
機能的嚥下障害　220
偽痛風　296
喫煙　158
虐待　27
丘疹　90
吸気性呼吸困難　150
急性胃粘膜病変　209，251
急性化膿性胆囊炎　262
急性肝炎　82，225
急性間質性肺炎　149
急性冠症候群　140
急性感染性腸炎　234

急性気管支炎　140
急性呼吸促迫症候群　149
急性糸球体腎炎　125，273，276
急性消化不良　234
急性心筋梗塞　3，9，139，147
急性腎盂腎炎　278
急性腎炎　279
急性腎不全　198，281
急性膵炎　121
急性大動脈解離　139
急性胆囊炎　82，259
急性中耳炎　177
急性虫垂炎　202，212，263
急性腸間膜動脈閉塞症　202
急性尿細管間質性腎炎　275
急性肺障害　149
急性白血病　105，115
急性副鼻腔炎　186
急性腹症　199
急性腹膜炎　232
急性閉塞性化膿性胆管炎　89
巨赤芽球性貧血　102，104
虚偽性発熱　18
虚血性腸炎　211
狭心症　140，211
胸水　134
　——貯留　140
胸痛　139
胸部大動脈瘤　141
　——解離　211
胸膜炎　140
胸膜摩擦音　150，153
強皮症　297
筋萎縮性側索硬化症　157，191
筋炎　64，191
筋緊張性ジストロフィー　196
筋・筋膜性腰痛症　302
筋ジストロフィー　191
筋線維の断裂　191
筋肉内出血　108
筋の収縮・弛緩のメカニズム　191
筋力低下　191
緊張型頭痛　186
緊張性気胸　6，140，145
緊満性水疱　90

■ く ■

クラミジア肺炎　158
クリオグロブリン血症　17
グルカゴン　224
グレニン　224
くも状血管腫　153
くも膜下出血　186
口すぼめ呼吸　153
群発頭痛　186

■ け ■

ケトアシドーシス　33，40，208
ケトン性低血糖　23
けいれん　22
下血　250
下痢　52，231
解熱　11
稽留熱　11
頸動脈洞マッサージ　39
欠神てんかん　25，29
血液分布異常性ショック　3
血管迷走神経性失神　36
血漿　120
血小板減少症　165
血小板無力症　107
血栓症　107
血栓性血小板減少性紫斑病　107
血痰　164
血尿　276
血友病　107，113，165
結核　16
結核性胸膜炎　134
結節　90
結腸癌　244，263
結腸憩室　249
結腸憩室炎　263
月経異常　286
月経困難症　286
月経のメカニズム　286
倦怠感　64
牽引性頭痛　183
顕微鏡的血尿　276
顕微鏡的多発血管炎　167
原発性硬化性胆管炎　82
原発性胆汁性肝硬変　82

■ こ ■

コレシストキニン 224
ゴナドトロピン 286
ゴナドトロピン放出ホルモン 286
呼気性呼吸困難 150
呼吸器疾患 127
呼吸困難 **149**
鼓腸 257
鼓膜温 11
誤嚥 158, 220, 222
誤嚥性肺炎 212, 225
口腔温 11
口腔潰瘍 94
口腔乾燥 94
口腔粘膜びらん 94
甲状腺機能亢進症 66, 76, 130, 212
甲状腺機能低下症 66, 69, 80, 121, 130, 191, 208
甲状腺クリーゼ 211
甲状腺中毒性ミオパチー 191
交差性片麻痺 192
交代性片麻痺 192
光化学スモッグ 158
抗利尿ホルモン 52
拘束性換気障害 151
後頭神経痛 187
後腹膜腫瘍 261
後腹膜線維化症 282
紅斑 90
高カリウム血症 212
高血圧 26, 127, 273
高張性脱水 52
高ナトリウム血症 54
高プロラクチン血症 288
喉頭炎 158
喉頭癌 165
硬化 90
絞扼性イレウス 259
項部硬直 23
鉤虫 211
膠原病 10, 134
黒色便 108, 250
骨髄異形成症候群 100
骨髄腫 303
骨髄線維症 100
骨折 296
骨粗鬆症 311
骨粗鬆性脊椎圧迫骨折 302
骨盤内膿瘍 16
混合性結合組織病 115

■ さ ■

サラセミア 100
サルコイドーシス 115
左心不全 9, 47, 149
詐病熱 18
再生不良性貧血 100, 105, 107, 165
細菌性気管支炎 158
細菌性食中毒 234
細菌性髄膜炎 23
細菌性肺炎 166
細胞外液 120
細胞内溢水 53
細胞内液 120
臍帯出血 108
三叉神経障害 221
三叉神経痛 187
三半規管 173
酸素吸入 48

■ し ■

システムレビュー 15, 193
ショール徴候 92
ショック 3
ショックの5P 4
ジアゼパム 31
子宮外妊娠 212
──破裂 202
子宮癌 303
子宮筋腫 263, 268, 286, 293, 302
子宮腔癒着症 286
子宮欠損 286
子宮後屈 302
子宮周囲炎 286
子宮腺筋症 286
子宮体癌 263
子宮内膜症 286
子宮内膜ポリープ 286
子宮発育不全 286
止血 107
四肢平衡機能検査 174
四肢末梢の左右対称性紫斑 108
糸球体腎炎 282
糸球体性血尿 276
糸球体性タンパク尿 271
弛緩性水疱 90
弛張熱 11
姿勢性腰痛症 302
姿勢反射 173
視運動性眼振検査 174
視床下部 286
視床下部調節系 32
視標追跡検査 174
紫斑 90, 107, 153
紫斑病性腎炎 278
耳石 173
自慰 26
自己免疫性溶血性貧血 102
持続性血尿 277
色素斑 90
失神 **36**
湿性咳 158
膝蓋骨跳動 300
膝前十字靱帯損傷 301
腫瘍 90, 296
十二指腸潰瘍 200, 251
──穿孔 205
十二指腸閉塞 209
重症筋無力症 192
縦隔炎 140
出血 3, 52
出血傾向 **107**
出血性ショック 4
出血性腸炎 211
循環血液量減少性ショック 3
処女膜閉鎖症 286
小球性貧血 100
小腸閉塞 211
小脳 174
消化管潰瘍穿孔 302
消化管穿孔 202, 259, 265
消化管閉塞 209
消化性潰瘍 211, 256
症候性頭痛 183
硝子圧法 90
上行性網様体賦活系 32
上室性期外収縮 127
上大静脈症候群 122
上腸間膜動脈症候群 211
上部消化管出血 211
上部消化管内視鏡検査 253

静脈閉塞症　121
食思（欲）不振　**224**
食道アカラシア　210
食道憩室炎　140
食道静脈瘤　251
心因性嘔吐　208
心因性月経困難症　286
心因性食欲不振　225
心因性ストレス　286
心因性頭痛　186
心因性多尿　281
心外閉塞・拘束性ショック　3
心筋炎　140
心筋梗塞　208, 302
心原性ショック　3
心室性期外収縮　127
心室中隔欠損症　127
心室頻拍　127
心タンポナーデ　3, 6
心電図検査　128
心不全　64, 126, 127, 134, 150, 158, 170, 273
心房細動　127
心房粗動　127
心房中隔欠損症　127
心膜炎　140
身体表現性障害　200
神経因性膀胱　281
神経原性ショック　8
神経循環無力症　140
神経症　225
神経障害　221
神経性食思（欲）不振症　66, 76, 79, 208, 225, 228, 286
神経線維腫症 1 型　96
神経痛　183
真珠腫性中耳炎　177
深部静脈血栓症　18, 122
進行性頭痛　183, 186
新生児低血糖症　23
滲出性胸水　134
尋常性乾癬　97
靱帯損傷　296
腎盂腫瘍　271
腎盂腎炎　16, 271, 302
腎炎　276
腎外性塩分喪失　53
腎癌　278, 303

腎結石　278
腎硬化症　282
腎後性タンパク尿　271
腎性塩分喪失　53
腎性タンパク尿　271
腎前性タンパク尿　271
腎不全　121, 134, 281
蕁麻疹　90, 98

■ す ■

スクイージング　160
ストレス　234
頭痛　183
水腎症　278, 282
水分欠乏量　60
水疱　90
水疱性類天疱瘡　96
睡眠時無呼吸症候群　65
膵炎　140, 202, 302
膵癌　225, 262, 303
髄膜炎　23, 24, 28, 186, 189, 212
髄膜刺激症状　23, 186

■ せ ■

正球性貧血　100
成人 Still 病　16
精神神経系疾患　64
精神遅滞　221
赤色皮膚描記症　94
咳　158
摂氏　10
舌咽神経障害　221
舌咽神経痛　187
舌下神経障害　221
舌小帯短縮　94
線溶亢進型 DIC　107
鮮血便　250
全身感染症　186
全身感染性疾患　296
全身倦怠感　64
全身性エリテマトーデス　17, 115, 134
全般性 3 Hz 棘徐波結合　29
前庭機能障害　212
前庭自律神経反射　174
前庭神経炎　177

前庭脊髄反射　174
前立腺炎　271, 281
前立腺癌　281, 282, 303
前立腺肥大症　281, 282, 285
喘息　130

■ そ ■

ソマトスタチン　224
組織間液　120
爪囲紅斑　92
早発閉経　286
巣状糸球体硬化症　273
僧帽弁逸脱症　140
僧帽弁狭窄症　165
僧帽弁腱索断裂　139
僧帽弁閉鎖不全症　127
側頭動脈炎　186

■ た ■

タール便　108, 250
タッピング　160
タンパク尿　271
タンパク漏出性胃腸症　121
多尿　281
多嚢胞性卵巣症候群　78, 286, 289
多発外傷　121
多発性嚢胞腎　278
多発動脈炎　17
大気汚染　158
体位性血尿　280
体位ドレナージ　160
体温調節機序　10
体性痛　199
大球性貧血　102
大泉門膨隆　23
大腸癌　211
大腸内視鏡検査　253
大動脈炎症候群　17
大動脈弁狭窄（症）　36, 127, 140
大動脈弁閉鎖不全症　127
大動脈瘤　165
　——破裂　202
代償月経　165
第 1 度無月経　289
第 2 度無月経　289
脱臼　296

脱水　3, 52, 281
　――, 高齢者の　59
　――, 小児の　59
脱毛　94
樽状胸　153
単純性イレウス　215, 264, 270
単純性紫斑　107
単純性肥満　70
単純ヘルペス脳炎　16
単神経根麻痺　192
単神経麻痺　192
単発性急性頭痛　183
単麻痺　192
胆石（症）　140, 203, 211, 302
胆道ドレナージ　86
胆嚢癌　262
痰　158
断続性ラ音　150

ち

チアノーゼ　45
蓄尿障害　281
腟欠損　286
中耳炎　186
中心性チアノーゼ　45
中心性肥満　72
中枢性顔面痛　187
中枢性めまい　177
注視眼振検査　174
腸管虚血　148
腸管伝染病　234
腸閉塞　202, 210, 232, 236, 259
蝶型紅斑　92
聴神経腫瘍　177, 182
直腸温　11
直腸診　283
鎮痛剤乱用性頭痛　186

つ

対麻痺　192
痛風　296
痛風腎　282

て

テオフィリン　26

テンシロンテスト　192
てんかん　25, 33
てんかん重積症　23, 25
低アルブミン血症　121
低栄養状態　134
低カリウム血性周期性四肢麻痺　191
低血糖　23, 25, 30, 127
　――発作　37
低酸素血症　163
低酸素性脳症　25
低髄液圧症候群　186
低張性脱水　52
低ナトリウム血症　55, 63
低分子量タンパク尿　271
鉄芽球性貧血　100
鉄欠乏性貧血　100, 104, 106
天疱瘡　96
点状出血　107
点頭てんかん　25, 29
転移性癌　115
転換性障害　26
伝染性単核球症　115
電解質異常　26
電気眼振計　174
電子体温計　15

と

トキシックショックシンドローム　8
トキソプラズマ症　115
吐血　250
徒手筋力テスト　191
凍瘡様紅斑　92
等張性脱水　52
糖原病　191
糖尿病　33, 64, 78, 281
糖尿病性ケトアシドーシス　40, 200
糖尿病性腎症　273, 282
糖尿病性多発ニューロパチー　37
頭位眼振検査　174
頭位変換眼振検査　174
頭蓋骨骨折　10
頭蓋内圧亢進　208, 228
頭蓋内占拠性病変　186, 188
頭部外傷　32
頭部神経痛　187
洞不全症候群　36, 127
動悸　127

動脈血ガス分析　151
特発性血小板減少性紫斑病　107
突発性頭痛　183, 186
突発性難聴　177

な

ナットクラッカー現象　276
泣き入りひきつけ　26
内耳機能障害　208
内臓痛　199
内側側副靱帯損傷　301
内側半月損傷　301
内分泌疾患　127
鉛中毒　234
軟骨損傷　296

に

2.5 Hz 遅棘徐波結合　29
二次止血　107
二次性頭痛　183, 186
二次性肥満　70
肉眼的血尿　276, 277
乳癌　303
尿管癌　282
尿管結石　282, 302
　――発作　208
尿細管性タンパク尿　271
尿失禁　281
尿道炎　271
尿道狭窄　281
尿道結石　282
尿毒症　107, 150, 208, 209, 225
尿閉　281
尿崩症　281
尿量の異常　281
尿路感染症　276
尿路結石　211, 276
尿路上皮癌　276
妊娠　208, 302
認知症　221

ね

ネフローゼ症候群　121, 257, 272, 281
猫ひっかき病　115
熱射病　10

熱傷　3, 52, 121
熱性けいれん　23, 24, 30
熱性タンパク尿　272
熱中症　25
粘膜出血　108

■ の ■

脳炎　23, 24, 186
脳血管障害　150, 224
脳梗塞　33, 186
脳腫瘍　10, 25, 33, 186, 190, 224
脳出血　10, 23, 25, 33, 186
脳症　23, 24
脳卒中　33
脳膿瘍　24
脳浮腫　25
膿胸　16, 140
膿疱　90
嚢腫　90

■ は ■

ハッフィング　160
バソプレッシン　52
パニック障害　127, 186
パルスオキシメーター　6
ばち状指　153
羽ばたき振戦　153
波状熱　11
肺炎　140, 158, 211
　——胸膜炎　134
肺化膿症　158
肺癌　17, 137, 138, 140, 167, 303
肺気腫　67, 130, 158
肺吸虫症　167
肺血栓塞栓症　165
肺結核　137, 158, 167, 172
肺高血圧症　165
肺梗塞　211, 302
肺真菌症　167
肺水腫　50, 158, 167
肺塞栓（症）　3, 18, 47, 139, 140
肺動脈塞栓　165
肺膿瘍　166
肺胞呼吸音　150
排出障害　281
排尿困難　281

排尿失神　37
排尿の異常　281
排便失神　37
敗血症　121
廃用性筋萎縮　191
白色皮膚描記症　95
白色便　88
白斑　90
白血病　64, 165, 296
発熱　10
発熱性サイトカイン　10
反復性慢性頭痛　183
半陰陽　286
半月板損傷　296
汎下垂体機能低下症　225
汎発性腹膜炎　259
斑状出血　108

■ ひ ■

ヒステリー　26
ヒプスアリスミア　29
ビタミン B$_{12}$ 欠乏症　66
ビタミン B$_{12}$ 欠乏性貧血　104
ビタミン K 欠乏症　107
ビタミン K 欠乏性脳出血　23
ビリルビンの代謝経路　81
びまん性出血　108
びまん性汎細気管支炎　158, 167
びらん　90
比較的徐脈　15
皮膚描記法　94
泌尿器科的血尿　276
肥満　70
非 Hodgkin リンパ腫　17
非結核性抗酸菌症　167
非糸球体性血尿　276
非ステロイド性抗炎症薬内服　107
非特異的腰痛症　302
疲労　64
菲薄基底膜病　276
脾腫　262
微小変化型ネフローゼ　273
鼻翼呼吸　153
貧血　37, 64, 99, 127
頻尿　281

■ ふ ■

プロゲステロン　286
不安神経症　65, 127, 186
不顕性黄疸　81
不随意運動　26
不整脈　36, 127
不眠症　64
不明熱　12
浮腫　120
副腎機能不全　64
副腎皮質機能低下症　225
副腎皮質刺激ホルモン　224
副鼻腔炎　165, 211
腹圧性尿失禁　281
腹腔内膿瘍　16
腹水　257
腹痛　199
腹部腫瘤　257, 261
腹部大動脈瘤　261, 262
　——破裂　302
腹部膨隆　257
腹壁腫瘤　263
腹壁瘢痕ヘルニア　258
腹膜炎　200, 205, 236
宿酔　209
憤怒けいれん　47
糞線虫幼虫　211
分利性解熱　11

■ へ ■

ヘリオトロープ紅斑　92
平均赤血球容積　100
閉塞性黄疸　82, 88
閉塞性換気障害　151, 162
片頭痛　186, 188, 211
片麻痺　192
変形性関節症　296, 298
変形性膝関節症　298
変形性脊椎症　302
便秘　200, 231

■ ほ ■

ポルフィリア　200
放散痛　199
乏尿　281

房室ブロック　127
膀胱炎　271, 281
膀胱癌　271, 281
膀胱結石　281
膨疹　90
発作性上室性頻拍（症）　127, 133
発疹　90

■ ま ■

マイコプラズマ肺炎　158
膜性腎症　273
膜性増殖性腎炎　273
末梢血管反応性低下による失神　36
末梢性チアノーゼ　45
慢性肝炎　82
慢性気管支炎　51, 130, 158
慢性硬膜下血腫　33, 186, 208
慢性糸球体腎炎　276
慢性腎疾患　33
慢性腎不全の急性増悪　281
慢性中耳炎　177
慢性肺疾患　64
慢性疲労症候群　66
慢性閉塞性肺疾患（COPD）　33, 138, 149, 156, 159
慢性リンパ性白血病　115

■ み ■

水中毒　53

■ む ■

無気肺　140, 171
無月経　286
無トランスフェリン血症　100
無尿　281

■ め ■

メトヘモグロビン血症　47
めまい　173
迷走神経障害　221

■ も ■

毛細血管拡張　90

■ や ■

やせ　74
夜間頻尿　281
薬剤性多尿　281
薬剤性腸炎　246
薬剤熱　17
薬物　64, 127
薬物中毒　32
薬物副作用　208

■ ゆ ■

癒着性イレウス　215
有効循環血液量　52
幽門狭窄　209
遊走腎　276, 280

■ よ ■

腰椎圧迫骨折　311
腰椎すべり症　302
腰椎椎間板ヘルニア　302, 308
腰椎分離症　302
腰背部痛　302
腰部脊柱管狭窄症　302
溶血性黄疸　83
溶血性貧血　102

■ ら ■

ラ音　150
雷鳴頭痛　183, 186, 189
落屑　90
卵巣　286
卵巣癌　263
卵胞刺激ホルモン　286

■ り ■

リウマチ性疾患　296
リウマチ性多発筋痛症　17
リンパ管閉塞　121
リンパ球幼弱化試験　82
リンパ節結核　115
リンパ節腫脹　114
隆起性皮膚描記症　95
良性タンパク尿　272
良性発作性頭位めまい症　177, 180
緑内障　186, 212
鱗屑　90

■ る ■

るいそう　74

■ れ ■

連続性ラ音　150, 153

■ ろ ■

老人性紫斑　107, 108
漏出性胸水　134
肋軟骨炎　139
肋間神経痛　139

欧文索引

A

Adams-Stokes 症候群　36
Addison 病　76, 80, 229
ADH　52
AGML　251
AIDS　115
ALI　149
Alport 症候群　276
ANCA 関連血管炎　278
ARDS　149
Aschner 試験　39
Asherman 症候群　286
Auspitz 現象　95
AVP　52

B

Bardet-Biedl 症候群　72
Basedow 病　78
Bence-Jones タンパク尿　271
Biot 呼吸　150
Brudzinski 徴候　23
Budd-Chiari 症候群　122

C

Cheyne-Stokes 呼吸　150
CO_2 ナルコーシス　33, 154
coarse crackles　150, 153
COPD　33, 138, 149, 156, 159
Courvoisier 徴候　84
CO 中毒　33
Crohn 病　202
Cushing 症候群　72, 77, 78, 130

D

Darier 徴候　95

E

ENG　174

F

factitious fever　18
Fallot 四徴症の低酸素発作　48
fine crackles　150, 153
Fröhlich 症候群　72
FSH　286

G

Glasgow Coma Scale　35
GnRH　286
Goodpasture 症候群　167
Gottron 丘疹　92

H

Hamman 徴候　150, 153
Hering-Breuer 反射　149
HIV 感染症　66
Hodgkin リンパ腫　17, 119
Holter 心電図検査　128
Hoover 徴候　153

I

IgA 腎症　276
ITP　107

J

Japan Coma Scale　34

K

Kernig 徴候　23
Köbner 現象　95

L

Lambert-Eaton 症候群　192
Laurence-Moon-Biedl 症候群　78
Lennox-Gastaut 症候群　25, 29
LH　286

M

Mallory-Weiss 症候群　211, 251
MCTD　115
MCV　100
Ménière 病　177, 211, 212
Münchhausen 症候群　18
Murphy 徴候　82

N

Nikolsky 現象　95
NSAID 内服　107

O

Osler 結節　19, 153

P

PBC　82
Pel-Ebstein 熱　119
Prader-Willi 症候群　72
PSC　82

R

Ramsay Hunt 症候群　177
Reynolds 五徴　86
rhonchi　150

S

Schloffer 腫瘤　261
Schönlein-Henoch 紫斑病　107
Sheehan 症候群　76, 286, 293
Sjögren 症候群　17
SLE　115, 134
S 状結腸癌　244

T

tension sign　302
Tietze 病　140
Trousseau 徴候　153

324 ● 索　引

TSS　8
TTP　107
Turner 症候群　286, 295

■ V ■

Valsalva 手技　39

Valsalva 洞動脈瘤破裂　139, 145
Virchow 転移　118
von Recklinghausen 病　96
von Willebrand 病　107

■ W ■

Wallenberg 症候群　223
Wegener 肉芽腫症　167
West 症候群　25, 29
wheezes　150
WPW 症候群　133

シリーズ こあかり Plus
主要症候・医療面接がわかる

2010年 8月30日 第1版第1刷発行
2016年 9月13日 第1版第3刷発行

編 集　安田　幸雄
　　　　やすだ　ゆきお
発行所　株式会社 テコム 出版事業部
　　　　〒169-0073　東京都新宿区百人町
　　　　1-22-23　新宿ノモスビル2F
　　　　（営業）TEL 03（5330）2441
　　　　　　　　FAX 03（5389）6452
　　　　（編集）TEL 03（5330）2442
　　　　URL　http://www.tecomgroup.jp/books/
印刷所　三報社印刷株式会社

ISBN 978-4-86399-040-1　C3047